utb 5946

Eine Arbeitsgemeinschaft der Verlage

Brill | Schöningh – Fink · Paderborn
Brill | Vandenhoeck & Ruprecht · Göttingen – Böhlau · Wien · Köln
Verlag Barbara Budrich · Opladen · Toronto
facultas · Wien
Haupt Verlag · Bern
Verlag Julius Klinkhardt · Bad Heilbrunn
Mohr Siebeck · Tübingen
Narr Francke Attempto Verlag – expert verlag · Tübingen
Psychiatrie Verlag · Köln
Ernst Reinhardt Verlag · München
transcript Verlag · Bielefeld
Verlag Eugen Ulmer · Stuttgart
UVK Verlag · München
Waxmann · Münster · New York
wbv Publikation · Bielefeld
Wochenschau Verlag · Frankfurt am Main

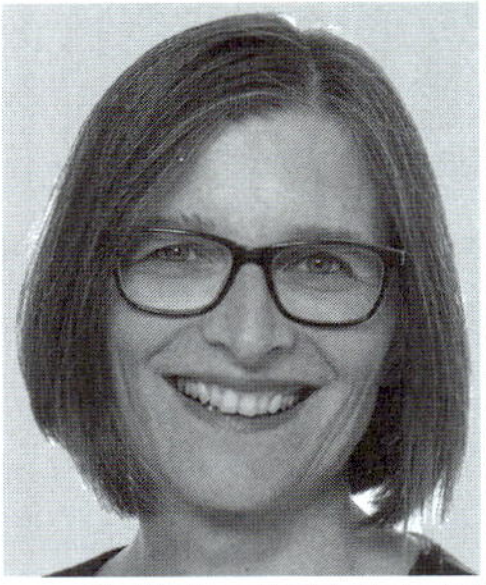
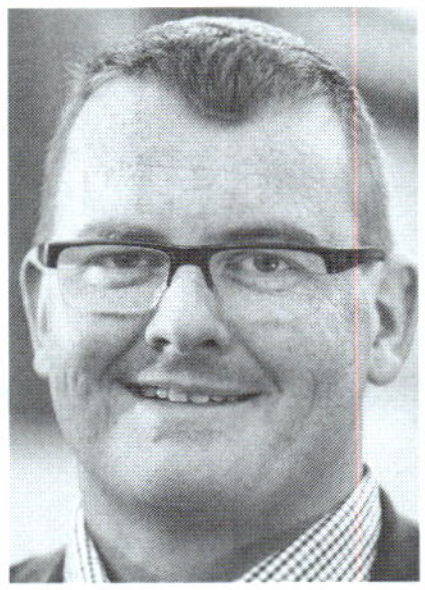
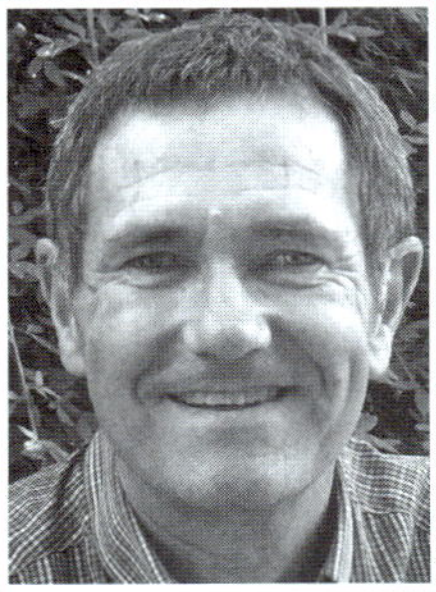
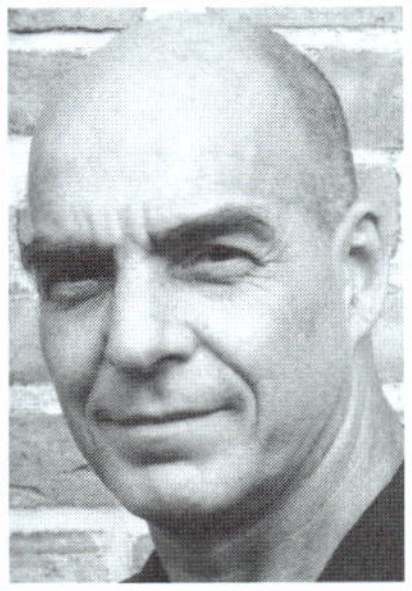

Prof. Dr. phil. Jeannette Bischkopf ist Diplom-Psychologin, sie vertritt an der Fachhochschule Kiel die Lehrgebiete Psychologie und Gruppendynamik.

Prof. Dr. phil. Daniel Deimel, Sozialarbeiter, M. Sc., Suchttherapeut, Supervisor, vertritt die Klinische Sozialarbeit an der Katholischen Hochschule Nordrhein-Westfalen, Abteilung Aachen.

Prof. Dr. phil. Christoph Walther ist Diplom-Sozialpädagoge und Professor für Soziale Arbeit an der Technischen Hochschule Nürnberg mit Schwerpunkt Sozialpsychiatrie und Beratung.

Prof. Dr. med. Ralf-Bruno Zimmermann ist Facharzt für Psychiatrie, Professor für Sozialpsychiatrische und Sozialmedizinische Grundlagen an der Katholischen Hochschule für Sozialwesen Berlin und psychiatrischer Sachverständiger der Berliner und Brandenburger Sozialgerichtsbarkeit.

Soziale Arbeit in Psychiatrie und Suchthilfe. Fallbuch

Jeannette Bischkopf, Daniel Deimel,
Christoph Walther, Ralf-Bruno Zimmermann (Hg.)

Mitarbeit

Andrea Ahrndt
Peter Brückner
Raphaela Deichmann
Dario Deloie
Hilke Dirks
Gülzade Düzgün-Suttner
Ilse Eichenbrenner
Susanne Fricke
Oliver Göbel
Gernot Hahn
Kai Hauprich
Johannes Mertens
Henrike Schecke
Norbert Scherbaum
Bernd Schmidt
Kristin Schneider
Nathalie Schnoor
Elisabeth Schreieder
Monika Staemmler
Tobias Teismann
Matthias Tenten
Eva Wunderer
Vanessa von Wyschetzki

Psychiatrie Verlag

Jeannette Bischkopf, Daniel Deimel,
Christoph Walther, Ralf-Bruno Zimmermann (Hg.)
Soziale Arbeit in Psychiatrie und Suchthilfe. Fallbuch

1. Auflage 2023

Bibliografische Information der Deutschen Nationalbibliothek
Die Deutsche Nationalbibliothek verzeichnet diese Publikation
in der Deutschen Nationalbibliografie;
detaillierte bibliografische Daten sind im Internet über
http://dnb.d-nb.de abrufbar.

Lektorat: Karin Koch, Köln
Umschlagkonzeption: siegel konzeption | gestaltung, Stuttgart
unter Verwendung eines Fotos von Godruma / shutterstock.com
Typografiekonzeption und Satz: Iga Bielejec, Nierstein
Druck und Bindung: Plump Druck & Medien GmbH, Rheinbreitbach

utb-Band 5946
ISBN: 978-3-8252-5946-4
eISBN: 978-3-8385-5946-9

FACHWISSEN

Allen Downloadmaterialen zu diesem Buch finden Sie auf:
https://psychiatrie-verlag.de/product/soziale-arbeit-in-psychiatrie-undsuchthilfe-fallbuch/
Den Zugangscode finden Sie auf S. 38

Vorwort

Wir legen mit dem Band »Soziale Arbeit in Psychiatrie und Suchthilfe. Fallbuch« erstmals im deutschsprachigen Raum ein Buch mit 17 Lernfällen für die Soziale Arbeit mit psychisch erkrankten Menschen vor. Dieses Fallbuch mit seiner konsequenten Anwendungsperspektive ist gut kombinierbar mit den zwei Lehrbüchern »Soziale Arbeit in der Psychiatrie« und »Soziale Arbeit in der Suchthilfe«, die jeweils ein umfassendes Grundlagenwissen bieten. Je nach Zielsetzung in Lehre, Studium und Praxis können Fallbuch und Lehrbücher modular aufeinander aufbauend genutzt werden, doch sie müssen es nicht.

In einem Einführungskapitel werden die Charakteristika und Zielsetzungen der psychosozialen Einzelfallhilfe in der Klinischen Sozialarbeit beschrieben. Zudem stellen wir dar, wie die Lernfälle in diesem Buch aufgebaut sind und welche theoretischen Paradigmen ihnen zugrunde liegen.

In den Lernfällen selbst werden – ausgehend von den Lebensgeschichten und Situationsbeschreibungen aus Sicht der Betroffenen wie der Fachkräfte – Theorien, Konzepte und Methoden Sozialer Arbeit beispielhaft diskutiert und die daraus resultierenden möglichen Interventionen aufgezeigt und konkret angewendet. Bei den Fällen haben wir uns einerseits an der Systematik der ICD orientiert, andererseits Schwerpunkte in jenen Bereichen gesetzt, die uns für die Soziale Arbeit in der Psychiatrie besonders praxisrelevant und herausfordernd erscheinen. Ziele dieses Buches sind:

- das Verständnis für psychisch erkrankte Menschen, ihr Erleben und ihre soziale Situation zu wecken;
- theoretische und methodische Zugänge auf der praktischen Ebene aufzuzeigen;
- Interventionsmöglichkeiten Sozialer Arbeit und daraus resultierende mögliche Veränderungen über einen längeren Zeitraum deutlich zu machen;
- Vergleiche mit eigenen Erfahrungen aus Praktikum oder Beruf zu ermöglichen.

Hintergrund aller Fallbeispiele sind konkrete Erfahrungen von psychisch erkrankten Menschen, die den jeweiligen Autor*innen bekannt sind und die auch die Zustimmung zur Verwendung ihrer Erfahrungen gegeben haben. Gleichwohl wurden einzelne Lebensumstände so verfremdet, dass die betreffenden Personen nicht wiederzuerkennen sind. Auch haben wir aus didaktischen Gründen teilweise typische Fragestellungen eingearbeitet, die in der jeweiligen Biografie so nicht alle vorgekommen sind, auf die sich aber Sozialarbeiter*innen in ihrem Berufsalltag einstellen müssen. Wir sprechen deshalb von »Lernfällen«.

Alle Lernfälle sind nach demselben Muster aufgebaut: Zunächst erzählt der jeweilige Mensch mit einer psychischen Störung von seiner Lebenssituation. Diese Perspektive wird erweitert durch Informationen aus den vorliegenden Akten oder einem Erstgespräch. Die Lebenssituation wird dann nach verschiedenen, in allen Lernfällen wiederkehrenden Aspekten aufgeschlüsselt (Soziale Diagnostik), um auf dieser Grundlage die soziale Teilhabe (wieder) herzustellen, zu erhalten, abzusichern oder auszubauen. Zudem werden in allen Kapiteln diagnosespezifisches Fachwissen sowie einzelne theoretische oder methodische Fragestellungen vertieft.

Am Ende eines jeden Lernfalls geben wir Hinweise auf Internetseiten und weiterführende Literatur. Manche Lernfälle haben einen Downloadbereich, in dem sich Abbildungen und ergänzende Materialien befinden. Die Vertiefungsmöglichkeiten sind mit Signets gekennzeichnet:

- ⤓ steht für den Downloadbereich,
- ••• für Internetquellen,
- 📖 für Literaturhinweise und
- 🎥 für Filmmaterial.

Wir Herausgeber*innen kommen aus der Sozialen Arbeit, der Psychologie und der Medizin. Uns vereinen der Rahmen einer lebenswelt- und teilhabeorientierten Sozialen Arbeit, die Erfahrung der Lehre im Studiengang Sozialer Arbeit und der Forschung an unterschiedlichen Hochschulen. In vielen Treffen, Onlinekonferenzen und E-Mails mit Studierenden haben wir erfahren, wie wichtig die Verknüpfung und der gegenseitige Transfer von Theorie und Praxis sind. Mithilfe der didaktisch aufgearbeiteten Lernfälle kann dieser Aspekt in besonderer Weise in Studium und Lehre aufgenommen werden. Die von uns Herausgeber*innen bewusst gesuchte Mitwirkung vieler Autor*innen aus der Praxis ermöglicht einen je spezialisierten Blick auf bestimmte praktische oder methodische Entwicklungen und Herausforderungen der Sozialen Arbeit in Psychiatrie und Suchthilfe. Wir danken für die Zusammenarbeit und viele wertvolle Hinweise und Rückmeldungen. Wir hoffen, dass die Lernfälle zu einem »Dialog zwischen Lehre und Praxis« einladen und eine trialogische und ressourcenorientierte Perspektive sowie ein strukturiertes wissenschaftlich fundiertes Handeln unterstützen.

Jeannette Bischkopf, Daniel Deimel, Christoph Walther und Ralf-Bruno Zimmermann

Kiel, Aachen, Nürnberg und Berlin im Februar 2023

1 Psychosoziale Einzelfallhilfe in Psychiatrie und Suchthilfe

Daniel Deimel und Christoph Walther

In diesem Kapitel erfahren Sie, was die Charakteristika und Zielsetzungen der psychosozialen Einzelfallhilfe in der Klinischen Sozialarbeit sind und wie diese strukturiert wird. Zudem stellen wir dar, wie die Lernfälle in diesem Buch aufgebaut sind und welche theoretischen Paradigmen ihnen zugrunde liegen.
Schlagworte: **Einzelfallhilfe, Fallarbeit, Klinische Sozialarbeit, Suchthilfe, Psychiatrie**

1.1 Einzelfallhilfe als Handlungskonzept der Sozialen Arbeit

Einzelfallhilfe ist neben der sozialen Gruppenarbeit und Gemeinwesenarbeit eines der drei klassischen Handlungskonzepte und der davon abgeleiteten Methoden in der Sozialen Arbeit.

Historisch lassen sich Ansätze der Einzelfallhilfe bis in das 18. Jahrhundert zurückverfolgen (Wendt 2021). In der Armenfürsorge in den USA im frühen 20. Jahrhundert wurde »case-work« etabliert. Mary Richmond (1917, 2023) systematisierte in ihrem 1917 erschienenen Buch »Social Diagnosis« diese Methode, in der es um eine planmäßige, zielgerichtete Erfassung und begründete Hilfestellung bei Problemlagen geht. In den 1950er-Jahren wurde Case Work auch in Deutschland eine Standardmethode der Sozialen Arbeit.

Kritisiert wird seit den 1960er-Jahren bis heute an der Einzelfallhilfe immer wieder der individuelle Ansatzpunkt, der den Anteil sozioökonomischer Verhältnisse und sozialer Gegebenheiten an der Problemstellung von Betroffenen nicht oder zu wenig berücksichtigt (vgl. Urban-Stahl 2010; Bingel 2011). Mittlerweile hat die Einzelfallhilfe auch unter Berücksichtigung dieser Kritik eine konzeptionelle Neuausrichtung bekommen: Partizipation, Mitwirkung, Subjektorientierung, Datenschutz, Ressourcenaktivierung, Empowerment, Unterstützte Entscheidungsfindung und Sozialraumorientierung sind Schlagwörter, die die Einzelfallhilfe nicht mehr als ein von Expert*innen gesteuertes und ausschließliches individuelles Handeln nach Erfordernissen der Diagnosestellung definieren.

Im Wesentlichen wird unter Einzelfallhilfe ein partizipativer Aushandlungsprozess subjektdefinierter Teilhabeziele unter Einbezug des jeweiligen Sozialraums verstanden.

Voraussetzungen der gelingenden Einzelfallhilfe sind ein Mindestmaß an Freiwilligkeit und Mitwirkungsbereitschaft der Klient*innen. Letztere zielt hier auf den eigenen oder von außen kommende Wunsch nach Verbesserung der aktuellen Situation. Dies muss aber nicht bedeuten, dass Sozialarbeiter*innen und Klient*innen deckungsgleiche Vorstellungen davon haben, was eine Verbesserung der Teilhabe in dem konkreten Fall bedeutet.

Eine einführende Übersicht und Verortung verschiedener Methoden im Handlungskonzept der psychosozialen Einzelfallhilfe ist bei Wendt (2021), Galuske (2013) oder bei Meinhold (2012) zu finden.

1.2 Psychosoziale Einzelfallhilfe in der Klinischen Sozialarbeit

Klinische Sozialarbeit definiert sich als eine Fachsozialarbeit, die in Behandlungskontexten erfolgt und eigene Beratungs- und Behandlungsaufgaben wahrnimmt (vgl. DGSA 2022; Pauls 2013). »Klinische Sozialarbeit hat die Prävention und Reduktion von psychosozialen Belastungen und die Erhöhung des Handlungsrepertoires der Klient*innen zum Ziel. Sie fokussiert auf die Überwindung psychosozialer Folgen akuter und chronischer Erkrankungen und soll zu einer besseren Passung im Person-Umwelt-System beitragen. Darüber hinaus strebt sie die Realisierung von gesellschaftlicher Teilhabe an und fördert die Partizipation ihrer Klient*innen am gesellschaftlichen Leben sowie deren Ermächtigung, die eigenen Bedürfnisse zu artikulieren und zu realisieren (Empowerment)« (Walther & Deimel 2023, S. 41).

Die psychosoziale Einzelfallhilfe stellt eine der zentralen methodischen Zugänge und Unterstützungsleistungen in der Klinischen Sozialarbeit dar. Im Gegensatz zur sozialen Gruppenarbeit oder Gemeinwesenarbeit fokussiert die Einzelfallhilfe auf die individuelle Situation und die Bedarfe der jeweiligen

Klient*innen. Das Individuum steht im Fokus, mit all seinen Eigenarten, Bedürfnissen und Kontexten, in denen es eingebunden ist. Die Berücksichtigung des Kontextes, also der sozioökonomischen Verhältnisse, der Lebenslage und des Sozialraums der Klient*innen ist im Verständnis der Klinischen Sozialarbeit konstitutiver Bestandteil von Einzelfallhilfe.

In der Suchthilfe und der Psychiatrie ist die psychosoziale Einzelfallhilfe eine etablierte Methode, die je nach Setting in unterschiedlichen Angeboten und Diensten, wie z.B. der Suchtberatung, dem ambulant Betreuten Wohnen oder auch im Sozialpsychiatrischen Dienst verortet ist. Als Grundlage für das weitere praktische Vorgehen braucht die psychosoziale Einzelfallhilfe zunächst die ICD zur Klassifizierung von Krankheiten und dann die ICF (BfArM, 2022a), die nach Einführung des Bundesteilhabegesetzes (BTHG) Bezugspunkt der Bedarfsermittlung zur (Wieder-)Herstellung, Sicherung oder Förderung von gesellschaftlicher Teilhabe ist. Die ICF ist wie die ICD-10 ein Teil der Internationalen Klassifikationen der WHO. Während die ICD Krankheiten klassifiziert, fokussiert die ICF auf dieser Grundlage die Teilhabesituation des Menschen mit seinen gesundheitlichen Problemen in seiner jeweiligen Lebenswelt.

Die Diagnose der psychischen Störung und/oder Suchterkrankung, die nach der ICD-10 bzw. in Zukunft nach der ICD-11 gestellt wird (BfArM 2022b), stellt mehr als nur ein Einordnungselement in eine medizinische Krankheitsklassifizierung dar. Der Typ und die Eigenart der jeweiligen psychischen Störung oder Suchterkrankung haben einen Einfluss auf die psychosoziale Einzelfallhilfe, z.B. in der Beziehungsgestaltung oder in Bezug auf die in der psychosozialen Diagnostik zu erhebenden Daten. Gleichzeitig entwickeln sich Methoden in der Einzelfallhilfe weiter, indem Forschungsbefunde zur Wirksamkeit von psychosozialen Interventionen für spezifische Erkrankungen berücksichtigt werden.

Eine Diagnose nach ICD bietet für Behandler*innen nicht nur eine Orientierung sowie Kommunikations- und Handlungssicherheit in der Fallarbeit, sondern auch die Möglichkeit, Interventionen finanziert zu bekommen, da spezifische Behandlungen oder Assistenzleistungen eine entsprechend gestellte Diagnose voraussetzen. Bedeutsam ist eine valide Diagnostik zudem in der interdisziplinären Zusammenarbeit, wenn in der täglichen Arbeit und in Fallkonferenzen berufsgruppenübergreifend über Behandlungs- und Begleitungskonzepte beraten wird.

Für Klient*innen kann eine Diagnose hilfreich sein, wenn diese als klärend in dem Sinne erlebt wird, dass sie endlich wissen, was mit ihnen los ist. Gleichzeitig kann eine Diagnose auch mit einem Unbehagen verbunden sein und als Stigma empfunden werden. Eine Diagnose sollte deshalb nur für die oben genannten Punkte genutzt und kein Mensch auf einen Fall reduziert werden, da jeden Menschen deutlich mehr als eine Krankheitsdiagnose auszeichnet.

In der ICD-10-GM werden psychische und Verhaltensstörungen als sogenannte F-Diagnosen klassifiziert (vgl. Abb. 1.1).

Abbildung 1.1 **Psychische Verhaltensstörungen** (nach BfArM 2022a)

Code	Diagnosegruppen
F00-F09	Organische, einschließlich symptomatischer psychischer Störungen
F10-F19	Psychische und Verhaltensstörungen durch psychotrope Substanzen
F20-F29	Schizophrenie, schizotypische und wahnhafte Störungen
F30-F39	Affektive Störungen
F40-F48	Neurotische, Belastungs- und somatoforme Störungen
F50-F59	Verhaltensauffälligkeiten mit körperlichen Störungen und Faktoren
F60-F69	Persönlichkeits- und Verhaltensstörungen
F70-F79	Intelligenzstörung
F80-F89	Entwicklungsstörungen
F90-F98	Verhaltens- und emotionale Störungen mit Beginn in der Kindheit und Jugend
F99-F99	Nicht näher bezeichnete psychische Störungen

Zwar ist die 11. Version der ICD bereits von der WHO verabschiedet, in Deutschland wird die Einführung aber noch einige Zeit in Anspruch nehmen, daher wird in der Praxis weiter die ICD-10 verwendet. Deshalb führen wir unsere Lernfälle in dieser Auflage entlang der Systematik der ICD-10 auf. Die ICD-10 umfasst im Bereich »Psychische und Verhaltensstörungen« elf Diagnosegruppen von F00 bis F99.

Psychosoziale Einzelfallhilfe kann als ein strukturierter Unterstützungsprozess verstanden werden. Je nach den Beratungskompetenzen der Sozialarbeiter*innen, die meist nach dem Studium durch Weiterbildung erworben werden, lassen sich Unterstützungsprozesse unterschiedlich strukturieren. Das von uns vorgeschlagene Vorgehen orientiert sich an dem Modell von Haye und

Kleve (2002). Uns geht es hierbei nicht um die Vermittlung einer spezifischen Beratungsrichtung, sondern wir halten dieses Vorgehen und die Strukturierung der Fallarbeit für sinnvoll und gut in der Berufspraxis anwendbar.

Die Struktur des Unterstützungsprozesses lässt sich in die folgenden sieben Schritte unterteilen (vgl. Abb. 1.2):

Abbildung 1.2 Unterstützungsprozess in der psychosozialen Einzelfallhilfe

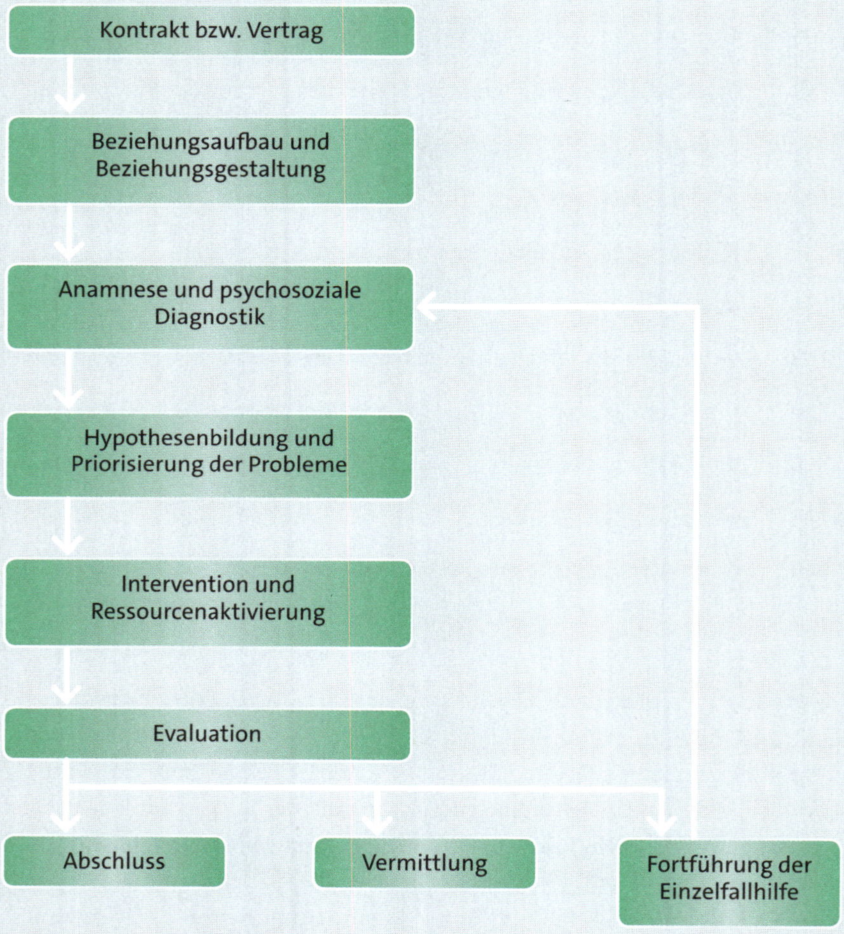

1. Kontrakt oder Vertrag Zu Beginn gibt es meist eine Klärungsphase, die auf den Aufbau einer Arbeitsbeziehung zielt (siehe 2. Schritt) oder auf einen Vertrag im Rahmen von Kosten- bzw. Zuständigkeitsklärung. Bei Letzterem gilt es, den Arbeitsauftrag bzw. die Ziele der Hilfen abzustimmen und formale Aspekte abzuklären. Hierzu gehören die Übernahme der Kosten für die Einzelfallhilfe beim zuständigen Leistungsträger, Information zur Schweigepflicht bzw. die Entbindung der Schweigepflicht gegenüber anderen zentralen Institutionen und Personen sowie die Information über Dauer, Frequenz und Ort (Beratungsstelle, Hausbesuch) der Unterstützungsmaßnahmen. Diese formalen Aspekte werden in der Regel in mündlicher Absprache oder in einem schriftlichen Vertrag bzw. Kontrakt zwischen Einrichtung und Klient*in festgeschrieben.

2. Beziehungsaufbau und Beziehungsgestaltung Ein für den weiteren Verlauf und die Qualität des Unterstützungsprozesses bedeutsamer Aspekt ist die Arbeitsbeziehung zwischen Berater*in und Klient*in (Bischkopf & Lütjen 2023). Zu Beginn des Prozesses zielen die Bemühungen darauf, eine gute Beziehung zwischen Sozialarbeiter*in und Klient*in aufzubauen. Später gilt es, diese zu halten. Am Ende kommt es darauf an, sich überflüssig zu machen und, wenn möglich, die Unterstützung in Abstimmung mit dem*der Klient*in auszuschleichen.

In jeder Phase orientiert sich die Beziehungsgestaltung an den drei Grundeinstellungen (»way of being«) nach Carl Rogers (2020), nämlich bedingungslose Wertschätzung, Echtheit und empathisches Verstehen.

Beginnt der Unterstützungsprozess mit dem Beziehungsaufbau, folgt nun der Kontrakt bzw. der Vertrag (siehe 1. Schritt).

3. Anamnese und psychosoziale Diagnostik Einen innerhalb des Unterstützungsprozesses integrierten Teilprozess stellt die psychosoziale Diagnostik dar, die über die Diagnosestellung nach ICD-10 hinausgeht. Bei diesem Schritt werden systematisch gesundheitsrelevante Informationen gesammelt (Anamnese), welche dann in räumliche und zeitliche Sinnzusammenhänge verortet werden. Hieraus ergeben sich dann psychosoziale Diagnosen.

Das Ziel dieses Teilprozesses ist es, den Menschen mit seinen Belastungen und Ressourcen in seiner Umwelt zu verstehen (Person-in-Environment-Perspektive) und den Fall aus einer biopsychosozialen Perspektive zu rekonstruieren (Deimel & Deloie 2023).

Es stehen unterschiedliche Instrumentarien für eine psychosoziale Diagnostik zur Verfügung, doch alle orientieren sich im Bereich der Suchthilfe und Psychiatrie an der ICF.

4. Hypothesenbildung und Priorisierung der Probleme Auf der Basis der psychosozialen Diagnostik werden Arbeitshypothesen gebildet, die als Erklärungsmodelle für die Entstehung und Aufrechterhaltung der Störung und der psychosozialen Problemlage dienen. Diese Hypothesen stellen Annahmen über Ursache-Wirkungs-Zusammenhänge dar, aus denen sich mögliche Ansätze für Veränderungsprozesse ableiten lassen.

Arbeitshypothesen sind immer nur vorläufige Annahmen. Ob sie sich verifizieren lassen, zeigt der weitere Verlauf im Unterstützungsprozess. Insofern ist es notwendig, die Arbeitshypothesen immer wieder zu überprüfen und gegebenenfalls zu korrigieren.

Wenn in der Diagnostik in unterschiedlichen Lebensbereichen Belastungen, Konflikte, aber auch Ressourcen identifiziert wurden, sollten diese priorisiert werden. In der psychosozialen Einzelfallhilfe lassen sich nicht gleichzeitig alle Konfliktfelder bearbeiten. Akute und massive Belastungen wie z.B. drohende Wohnungslosigkeit, drohende Inhaftierung oder akute Verschuldungsgefahr sollten prioritär betrachtet und bearbeitet werden, um eine noch stärkere Belastungssituation abzuwenden und zugleich möglichst schnell einen Erfolg für die Klient*innen in der Einzelfallhilfe erzielen zu können. Insbesondere ein Erfolgserlebnis am Anfang des Unterstützungsprozesses hat einen positiven motivationalen Effekt für beide Seiten und stärkt das Arbeitsbündnis für die folgenden eigentlichen Interventionen.

5. Intervention und Ressourcenaktivierung Unter Interventionen werden alle Maßnahmen gefasst, die die Problem- und Symptomlast reduzieren, den psychopathologischen Status, die Coping-Strategien, die Lebensqualität und die gesellschaftliche Teilhabe verbessern. Hierzu gehören explizit auch solche Ansätze, die auf die Ressourcenaktivierung zielen, da sie das Selbstwirksamkeitserleben der Klient*innen fördern.

Die Fokussierung auf aktuelle Belastungen führt zu einer Engführung von Perspektiven und Spielräumen – sowohl bei den Klient*innen als auch bei den Sozialarbeiter*innen. Durch die Wahrnehmung von Kompetenzen und Ressourcen verändert sich der Blick sowohl auf die Probleme als auch auf mögliche Ansatzpunkte zu ihrer Lösung. Methodische Zugänge zur Ressourcenaktivierung sind in Flückiger & Wüsten (2021) zu finden.

Da im Rahmen der Einzelfallhilfe häufig unterschiedliche Fachdienste eingebunden sind, bedarf es im Sinne des Case Managements einer Steuerung der Unterstützungsleistungen und einer interdisziplinären Zusammenarbeit (Kahl 2023).

6. Evaluation Im weiteren Verlauf des Unterstützungsprozesses bedarf es im Austausch mit den Betroffenen einer wiederkehrenden Überprüfung, ob und inwiefern die angestrebten Ziele erreicht werden. Gegebenenfalls müssen die Ziele modifiziert oder die eingesetzten Methoden angepasst werden.

7. Abschluss, Vermittlung oder Fortführung der Einzelfallhilfe Der Unterstützungsprozess kann vom eigenen Team oder von einem anderen Dienst fortgesetzt oder beendet werden. Wurden die vereinbarten Ziele erreicht und besteht kein weiterer Unterstützungsbedarf, wird die Einzelfallhilfe regulär beendet. Sollte Bedarf an einer spezifischen Maßnahme oder Behandlung in einer anderen Institution bestehen, z.B. einer Fachberatungsstelle, stationären Wohneinrichtung, Fachklinik, endet die Einzelfallhilfe mit der Vermittlung in eben diese Einrichtung. Sollte weitere Unterstützung erforderlich sein, kann die psychosoziale Einzelfallhilfe fortgeführt werden. Gegebenenfalls bedarf es dann einer erneuten Zieldefinition, Diagnostik und Interventionsplanung.

1.3 Struktur der Lernfälle

Die Lernfälle in diesem Buch sind ein didaktisch aufbereitetes Angebot, um daran eine systematische und begründete Einzelfallhilfe mit Diagnosestellung und Interventionsplanung zu entwerfen, zu üben, zu reflektieren und zu diskutieren.

Um einem möglichen Missverständnis vorzubeugen: Mit dem Ausdruck »Lernfall« wollen wir keineswegs einen Menschen auf einen Fall reduzieren. Der Begriff »Fall« im Kontext von Einzelfallhilfe oder Lernfall leitet sich vom lateinischen Begriff »casus« ab, der zufällig oder schicksalhaft Vorzufindendes oder Vorgefundenes bedeutet. In diesem Wortsinn verstehen wir unsere Lernfälle, es handelt sich um Menschen in spezifischen Lebenssituationen, die so in der Sozialen Arbeit »vorgefunden« wurden bzw. die Studierende später so »vorfinden« werden – zumindest dem Prinzip nach, wenn auch im Detail verfremdet. Im klassischen Verständnis handelt es sich um eine Kasuistik, also die Betrachtung von Einzelfällen, die durch die ICD-Diagnose strukturiert, systematisiert und geordnet sind. Kasuistik, Fallarbeit und Fallverstehen sind allgegenwärtige Themen in der Sozialen Arbeit, die ihren Platz im Fachdiskurs sowie in Lehre und Ausbildung haben. Mit diesen Quellen können Sie das Thema vertiefen: Heiner (2010), Hollenstein und Kunz (2019) oder Uhlendorff (2022).

Die Lernfälle in diesem Buch entsprechen Lebensläufen von psychisch und suchtkranken Menschen, die in dieser oder sehr ähnlicher Form psychosoziale Unterstützung erhalten haben. Alle Namen und personenbezogenen Daten sowie solche, die Rückschlüsse auf die jeweilige Person zuließen, wurden aus Datenschutzgründen geändert.

Als theoretische Paradigmen beziehen wir uns auf den Ansatz der Lebensweltorientierung (Thiersch 2014). Die Zielsetzung der psychosozialen Einzelfallhilfe ist die (Wieder-)Herstellung, Sicherung oder Verbesserung einer gesellschaftlichen Teilhabe, wie sie in der aktuellen Sozialgesetzgebung mit Bezug auf die ICF vorgegeben wird. Teilhabesicherung oder -verbesserung reduziert die Problem- und Symptomlast und verbessert den psychopathologischen Status, die Coping-Strategien, die Lebensqualität und den eigenen Ressourceneinsatz.

Uns ist es wichtig, die individuelle Perspektive der Betroffenen in den jeweiligen Fällen in den Vordergrund zu rücken. Daher beginnen die Fälle mit einer Darstellung der Fallgeschichte aus der Ich-Perspektive. Im weiteren Verlauf wird der Fall aus Sicht der Sozialarbeiter*innen präsentiert.

Am Anfang stehen der Beziehungsaufbau und die konkrete Beziehungsgestaltung. Dies ist ein unspezifischer Faktor in der Interventionsgestaltung. Im Abschnitt »Soziale Diagnostik und Teilhabe« gehen wir auf die unterschiedlichen Dimensionen und Befunde einer psychosozialen Diagnostik ein, die auf die soziale Teilhabe der Klient*innen abzielt. Dann folgt die Darstellung der spezifischen sozialarbeiterischen Interventionen.

Aufbauend auf die lebensweltorientierte Soziale Arbeit nach Thiersch (2014) haben wir aus Gründen der Übersichtlichkeit und Praktikabilität einen Handlungsleitfaden für die Interventionen erstellt. Dieser unterscheidet acht Alltagsbereiche, um den Unterstützungsbedarf zu beschreiben, zu begründen, durchzuführen und zu evaluieren (Bischkopf u. a. 2023). Die acht Lebensweltbereiche werden im Folgenden kurz erläutert und mit einer oder zwei Leitfragen versehen.

Materielle Absicherung Wie ist die Klientin derzeit und zukünftig materiell abgesichert? Sozialrechtliche Ansprüche müssen identifiziert, beantragt und durchgesetzt werden.

Rechtliche Position Gibt es eine besondere Rechtssituation zu beachten, z.B. gesetzliche Betreuung, Asylstatus, Zwangsunterbringung, bestehender Behandlungsvertrag?

Wohnsituation und Selbstversorgung Ein »Zuhause« kann die eigene Wohnung sein, ein Heimplatz, aber auch ein Stammplatz im Park. Eng damit verbunden sind die Möglichkeit der Gestaltung und Pflege des Zuhauses, des eigenen Körpers und die Möglichkeit der Selbstversorgung mit Nahrung und Kleidung. Wo und wie wohnen die Klient*innen und wie können sie sich versorgen?

Tagesstruktur, Arbeit und Beschäftigung Wie sieht der Tagesablauf aus? Welche Ausbildungs-, Beschäftigungs- und Arbeitsmöglichkeiten werden von den Klient*innen angestrebt und sind umsetzbar?

Soziales Netz Welche und wie viele Beziehungen bestehen zu Verwandten, Lebenspartner*innen, Freund*innen, Kolleg*innen, Bekannten, Nachbar*innen, Ehrenamtlichen, anderen Betroffenen und professionellen Helfer*innen inklusive Peers als Quelle und Sicherung von sozialer Unterstützung? Hilfreich sind Netzwerkkarten, die das soziale Netz systematisch quantitativ und qualitativ veranschaulichen.
Kulturelle Teilhabe Wieweit können persönliche Interessen, Talente, Lebenspläne inklusive Elternschaft umgesetzt werden und wieweit ist der Zugang zu Mobilitätsangeboten, zu digitalen Angeboten, Informationen, Kommunikation, zu Veranstaltungen, Freizeit-, Sport- und Vereinsangeboten, staatsbürgerlichen Aktivitäten gegeben oder muss er erst (wieder) geschaffen werden?
Sicherstellung der Wirksamkeit der ärztlichen, nicht ärztlichen und ärztlich verordneten Leistungen Ist der Zugang zu den benötigten Behandlungs- und Versorgungsangeboten gesichert und können die Leistungen genutzt werden?
Umgang mit der Erkrankung Welche Einstellung besteht zu der Erkrankung? Wie wird mithilfe welcher Unterstützungsangebote mit ihr umgegangen? Welche individuell angemessenen Coping-Strategien werden entwickelt? Der Zugang zu entsprechenden Unterstützungsangeboten ist gegebenenfalls zu erschließen, zu erweitern und sicherzustellen.

Die Auswahl der Lebensweltbereiche mag auf den ersten Blick als willkürlich und beliebig erscheinen. Sie ist jedoch kompatibel zu wesentlichen Koordinaten der Sozialen Arbeit in der Sozialpsychiatrie: der ICF, an der sich die Entwicklung aller Instrumente zur Ermittlung des Teilhabebedarfs orientiert, und dem SGB IX, in dem die Leistungen der Eingliederungshilfe verankert sind.

Die acht Lebensweltbereiche sind nicht trennscharf zu unterscheiden, sie stehen vielmehr in Wechselwirkung miteinander. Kulturelle Teilhabe kann sich mit dem sozialen Netz überschneiden, wenn sich z.B. durch den Besuch eines Fußballspieles der Bekanntenkreis erweitert oder sogar Freundschaften entstehen. Wechselwirkungen ergeben sich auch dadurch, dass der Zugang zu Geld z.B. den Zugang zu bestimmten Freizeitaktivitäten erst ermöglicht.

Zu berücksichtigen ist auch, dass kaum Klient*innen Unterstützung in allen Bereichen benötigen oder wünschen. Dafür ist bei bestimmten Störungen und Problemlagen spezifisches Fachwissen hilfreich, das als Exkurse in die Lernfälle integriert wurde.

Alle Fälle schließen mit Fragen und Übungen ab, die zur Reflexion der Beziehungsgestaltung und Intervention sowie zur Überprüfung des Gelernten dienen.

Prof. Dr. phil. Daniel Deimel *ist Diplom-Sozialarbeiter, M. Sc., Suchttherapeut, Supervisor und vertritt die Klinische Sozialarbeit an der Katholischen Hochschule Nordrhein-Westfalen, Abteilung Aachen.*

Prof. Dr. Christoph Walther *ist Dipl.-Sozialpädagoge und Professor für Soziale Arbeit an der Technischen Hochschule Nürnberg mit Schwerpunkt Sozialpsychiatrie und Beratung.*

1.4 Vertiefungsmöglichkeiten

1.4.1 Literatur

Bischkopf, J.; Deimel, D.; Walther, C.; Zimmermann, R.-B. (Hg.) (2023): Soziale Arbeit in der Psychiatrie. Lehrbuch. Stuttgart: utb / Psychiatrie Verlag.

Deimel, D.; Moesgen, H.; Schecke, H. (Hg.) (2024, in Vorbereitung): Soziale Arbeit in der Suchthilfe. Lehrbuch. Stuttgart: utb / Psychiatrie Verlag.

1.5 Fragen und Übungen

1. Beschreiben Sie einen Fall aus Ihrer praktischen Erfahrung entlang der vorgestellten Struktur aus diesem Buch.
2. Welche Erkenntnisse ziehen Sie aus der strukturierten Fallbeschreibung und -analyse?
3. Welche Implikationen kann ein strukturiertes Vorgehen in der psychosozialen Einzelfallhilfe für Ihre eigene Arbeit in der Suchthilfe oder Psychiatrie haben?

1.6 Referenzen

BfArM (2022a): International Classification of Functioning, Disability and Health (ICF). https://www.bfarm.de/DE/Kodiersysteme/Klassifikationen/ICF/_node.html (30.08.2022).

BfArM (2022b): Internationale statistische Klassifikation der Krankheiten und verwandter Gesundheitsprobleme. 10. Revision, German Modification (ICD-10-GM). https://www.bfarm.de/DE/Kodiersysteme/Klassifikationen/ICD/ICD-10-GM/_node.html (30.08.2022).

Bingel, G. (2011): Sozialraumorientierung revisited. Geschichte, Funktion und Theorie sozialraumbezogener Sozialer Arbeit. Wiesbaden: VS.

Bischkopf, J.; Deimel, D.; Walther, C.; Zimmermann, R.-B. (Hg.) (2023): Soziale Arbeit in der Psychiatrie. Lehrbuch. Stuttgart: utb / Psychiatrie Verlag.

Bischkopf, J.; Lütjen, R. (2023): Beziehungsaufbau und Beziehungsgestaltung. In: Bischkopf, J.; Deimel, D.; Walther, C.; Zimmermann, R.-B. (Hg.): Soziale Arbeit in der Psychiatrie. Lehrbuch, S. 230–248. Stuttgart: utb / Psychiatrie Verlag.

Deimel, D.; Deloie, D. (2023): Psychosoziale Diagnostik. In: Bischkopf, J.; Deimel, D.; Walther, C.; Zimmermann, R.-B. (Hg.): Soziale Arbeit in der Psychiatrie. Lehrbuch, S. 249–267. Stuttgart: utb / Psychiatrie Verlag.

DGSA – Deutsche Gesellschaft für Soziale Arbeit (2022): Sektion Klinische Sozialarbeit. https://www.dgsa.de/sektionen/klinische-sozialarbeit (30.08.2022).

Flückiger, C.; Wüsten, G. (2021): Ressourcenaktivierung. Ein Manual für Psychotherapie, Coaching und Beratung. Göttingen: Hogrefe.

Galuske, M. (2013): Methoden der Sozialen Arbeit. Eine Einführung. 10. Aufl. Weinheim: Beltz.

Haye, B.; Kleve, H. (2002): Die sechs Schritte helfender Kommunikation. Eine Handreichung für die Praxis und Ausbildung Sozialer Arbeit. https://www.fachportal-paedagogik.de/literatur/vollanzeige.html?FId=748010 (19.10.2022).

Heiner, M. (2010): Soziale Arbeit als Beruf: Fälle – Felder – Fähigkeiten. München, Basel: Reinhardt.

Hollenstein, L.; Kunz, R. (Hg.) (2019): Kasuistik in der Sozialen Arbeit: an Fällen lernen in Praxis und Hochschule. Opladen, Berlin, Toronto: Verlag Barbara Budrich.

Kahl, Y. (2023): Case Management in der sozialpsychiatrischen Eingliederungshilfe. In: Bischkopf, J.; Deimel, D.; Walther, C.; Zimmermann, R.-B. (Hg.): Soziale Arbeit in der Psychiatrie. Lehrbuch, S. 364–380. Stuttgart: utb / Psychiatrie Verlag.

Meinhold, M. (2012): Über Einzelfallhilfe und Case Management. In: Thole, W. (Hg.): Grundriss Soziale Arbeit, S. 635–647. Wiesbaden: VS. DOI: 10.1007/978-3-531-94311-4_40

Pauls, H. (2013): Klinische Sozialarbeit. Grundlagen und Methoden psycho-sozialer Behandlung. 3. Aufl. Weinheim: Beltz.

Richmond, M. (1917): Social Diagnosis. New York: Russell Sage.

Richmond, M. (2023): Soziale Reform und Soziale Diagnose: Soziale Arbeit im Spannungsfeld von Gerechtigkeit und Sozialer Verantwortung. Hg. von Rita Braches-Chyrek. Leverkusen: Verlag Barbara Budrich.

Rogers, C. (2020): Eine Theorie der Psychotherapie, der Persönlichkeit und der zwischenmenschlichen Beziehungen. 3. Aufl. München: Reinhardt.

Thiersch, H. (2014): Lebensweltorientierte Soziale Arbeit: Aufgaben der Praxis im sozialen Wandel. Weinheim, Basel: Beltz.

Uhlendorff, U. (2022): Methoden Sozialpädagogischen Fallverstehens in der Sozialen Arbeit: Ein Grundkurs. Weinheim, Basel: Beltz Juventa.

Urban-Stahl, U. (2010): Sozialraumorientierung in Berlin – Überlegungen zur Betroffenenperspektive. In: DBSA – Deutscher Berufsverband für Soziale Arbeit e.V. (Hg.): Der kostensparende Sozialraum? Berufs- und fachpolitische Perspektiven des Sozialraumansatzes in der Sozialen Arbeit, S. 49–58. Berlin: Selbstverlag.

Walther, C.; Deimel, D. (2023): Theorie Klinischer Sozialarbeit in der Psychiatrie. In: Bischkopf, J.; Deimel, D.; Walther, C.; Zimmermann, R.-B. (Hg.): Soziale Arbeit in der Psychiatrie. Lehrbuch, S. 40–70. Stuttgart: utb / Psychiatrie Verlag.

Wendt, P.-U. (2022): Lehrbuch Methoden der Sozialen Arbeit. 3. Aufl. Weinheim, Basel: Beltz Juventa.

Wendt, W. R. (2021): Einzelfallhilfe. In: Amthor, R.-C.; Goldberg, B.; Hansbauer, P.; Landes, B.; Wintergerst, T. (Hg.): Wörterbuch Soziale Arbeit. 9. Aufl., S. 210–212. Weinheim, Basel: Beltz Juventa.

2 Lernfall Demenz

Ilse Eichenbrenner und Ralf-Bruno Zimmermann

In diesem Kapitel lernen Sie das Krankheitsbild Demenz in seinen unterschiedlichen Aspekten für die hier beschriebene Familie und den Betroffenen selbst kennen. Es werden ganz unterschiedliche Hilfen benötigt, die es zu organisieren, zu koordinieren und über unterschiedliche Kostenträger zu finanzieren gilt. Da die vorgestellte Familie aus Russland eingewandert ist, sind zusätzliche sprachliche und kulturelle Hürden zu überwinden. Sozialarbeiter*innen werden an verschiedenen Stellen des Hilfeprozesses als Fallmanager*innen und »Lotsen« aktiv. In der Zusammenarbeit mit Pflegekräften, Ärzt*innen und Richter*innen werden die Schnittstellen zu anderen Professionen deutlich.
Schlagworte: **Demenzen, Pflegebedürftigkeit, kultursensible Pflege, häusliche und stationäre Pflege, Umgang mit Demenzerkrankten, Angehörigenarbeit**

2.1 Lebensgeschichte und aktuelle Situation aus Sicht von Ljudmila Michailowa

Mein Name ist Ljudmila Michailowa, ich bin 73 Jahre alt, mein Mann Pjotr Michailow ist 77. Wir sind 1997 als Spätaussiedler aus dem zentralrussischen Smolensk nach Deutschland gekommen. Wir haben die deutsche Staatsbürgerschaft, weil Pjotrs Familie deutschstämmig ist. Wir bekommen beide eine Rente nach dem Fremdrentengesetz. Ich bin von Beruf Bauzeichnerin, mein Mann war Dreher. Unsere Tochter Julia Behrendt ist 1977 in Smolensk geboren, seit Kurzem geschieden und hat zwei Töchter.

Eigentlich war es nur ein Routineeingriff – an Pjotrs Herzschrittmacher musste die Batterie ausgewechselt werden –, den Schrittmacher hat er schon über zehn Jahre. Pjotr war im Krankenhaus, und ich habe ihn natürlich jeden Tag besucht. Glücklicherweise gibt es auf der Station eine Helferin, Irina, die Russisch spricht. Gestern hat sie mich angesprochen, weil es Ärger mit Pjotr gab. Ich habe einen furchtbaren Schreck bekommen. Sie erzählte mir, dass Pjotr in einem anderen Zimmer in eine offen stehende Schublade uriniert, na ja gepinkelt hat. Er hätte wohl die Toilette nicht gefunden. Irina hat mit der Stationsärztin überlegt, ob man Pjotr wirklich wie geplant übermorgen nach Hause entlassen könnte. Sie hat mir angeboten, mich zu Frau Petzold vom Sozialdienst zu begleiten, um mich beraten zu lassen. Ich war sofort einverstanden. Irgendwie war ich auch erleichtert, dass ich endlich alles erzählen konnte. Es wird ja schon seit drei Jahren immer schlimmer mit ihm. Vielleicht können die guten deutschen Ärzte ihm doch noch helfen?

Frau Petzold hörte mir aufmerksam zu, Irina hat übersetzt. Frau Petzold kennt sich offensichtlich gut aus mit diesen Problemen, obwohl sie gar keine Ärztin ist, sondern Sozialarbeiterin. Sie konnte mir aber wegen der Behandlung nicht viel Hoffnung machen. Sie hat gefragt, ob es eine Vorsorgevollmacht gibt. Ich wusste gar nicht, was das ist, aber sie hat es mir erklärt. Leider ist es jetzt wohl zu spät, eine zu machen, Frau Petzold sagt, Pjotr sei wahrscheinlich nicht mehr geschäftsfähig.

Frau Petzold hat geprüft, ob Pjotr auch pflegeversichert ist. Ich muss nun ganz schnell bei der Pflegekasse einen Antrag wegen Pflege stellen. Dann wird Pjotr untersucht und eingestuft. Dann bekomme ich Geld, oder es kommt eine Pflegekraft. Das Formular hatte die Sozialarbeiterin schon vorbereitet. Ich habe Pjotr überlistet, und er hat das Blatt unterschrieben. Pjotr soll schon übermorgen entlassen werden. Frau Petzold wird die Firma »Abendrot« anrufen, dort gibt es russischsprachige Krankenschwestern. Zunächst bezahlt die Krankenkasse die häusliche Krankenpflege. Schon am Entlassungstag wird jemand zu mir in die Wohnung kommen. Ich bin so dankbar.

2.2 Lebensgeschichte und die aktuelle Situation aus Sicht der Fachleute

Es stellt sich heraus, dass Pjotr Michailow seit ca. drei Jahren immer auffälliger wurde. Zunehmend vergesslich, verkennt er seine Frau immer häufiger, ist manchmal sogar körperlich aggressiv. Sie schildert ihn als großen, kräftigen Mann, dem sie nicht gewachsen sei. Er sei bereits mehrfach weggelaufen. Er finde immer häufiger die Toilette nicht und uriniere manchmal auf den Balkon.

Frau Michailowa selbst leidet unter Diabetes Typ 2 und einer schweren Arthrose in den Knie- und Hüftgelenken. Sie ist auf einen Rollator angewiesen. Die gemeinsame Tochter Julia Behrendt ist geschieden, hat zwei Kinder und wenig Zeit. Der Arzt, der nach dem Batteriewechsel am Herzschrittmacher Dienst hatte, notierte:

> *»Patient nach Batteriewechsel am Herzschrittmacher in der Nacht zunehmend unruhig und ängstlich-getrieben. Kam immer wieder ins Stationszimmer und fragt, wo er sei, wo seine Frau sei und wann er nach Hause könne. Alle Beruhigungsversuche hielten jeweils nur Minuten an. Schließlich wandert Pat. durch andere Krankenzimmer, weckt die anderen Patienten auf und uriniert in eine Schublade eines Nachttisches. Ein geordnetes Gespräch ist nicht möglich, der Pat. ist desorientiert, ängstlich-aufgewühlt, begehrt auf, als er in sein Zimmer zurückgeführt werden soll. Er lässt sich nur kurzfristig beruhigen, weint dann plötzlich jämmerlich, umarmt die Schwester und bittet sie um Hilfe. Er nimmt dann freiwillig die Bedarfsmedikation: 5 mg Diazepam [Beruhigungsmittel]. Verordnung: bei weiterer Unruhe 10 ml Pipamperon-Saft« [niederpotentes Neuroleptikum, das vor allem sedierend wirkt].*

Die am kommenden Tag hinzugerufene psychiatrische Konsiliarärztin notiert folgenden psychopathologischen Befund:

> *»Wacher, bewusstseinsklarer Patient mit deutlichen Störungen der Orientierung (zeitlich, örtlich, situativ und phasenweise zur Person). Tag-Nacht-Rhythmus gestört. Das Denken ist formal verlangsamt und eingeengt. Aktuell keine Wahnvorstellungen, anamnestisch wird von paranoiden Ideen berichtet. Kurzzeitgedächtnis deutlich eingeschränkt, Langzeitgedächtnis weitgehend intakt. Keine Halluzinationen oder illusionären Verkennungen. Die Stimmung ist stark wechselnd: von depressiv-zurückgezogen bis zu aufgeregt-agitiert. Phasenweise deutliche Angstsymptome, wenn die Desorientierung ausgeprägt ist, in solchen Momenten auch aggressive Affekte. Zeichen der Affektinkontinenz. Antrieb und Psychomotorik stark wechselnd: zwischen fast apathischer Zurückgezogenheit bis zur aufgeregten Antriebssteigerung. Keine Hinweise auf stoffgebundene Abhängigkeit. Urteils- und Kritikfähigkeit deutlich reduziert: Der Patient überblickt wesentliche Bereiche seines Lebens nicht hinreichend und kann keine entsprechenden Entscheidungen treffen. Kein Hinweis auf akute Suizidalität. Der Sozialdienst wird informiert, dass Herr M. vermutlich geschäftsunfähig ist. Diagnose: Verdacht auf Demenz bei Alzheimerkrankheit (ICD-10: F00) – nähere Spezifizierung bei Vorliegen der weiteren Befunde. Zur Sicherung der ärztlichen Behandlung, aber auch zur Verkürzung des Krankenhausaufenthaltes wird häusliche Krankenpflege verordnet.«*

2.3 Beziehungsaufbau und Beziehungsgestaltung

Frau Petzold hat mit der Ehefrau von Herrn Michailow, der sich zurzeit in stationärer Behandlung befindet, notfallmäßig gesprochen. Die zierliche, sehr gepflegte und elegant gekleidete Dame spricht nur rudimentär Deutsch, die Pflegehelferin Irina übersetzt.

Frau Michailowa weint lange. Sie ist froh, dass sie sich endlich einmal aussprechen kann. Es wird deutlich, dass sie aus Scham versucht hat, alles allein zu bewältigen. Sie profitiert von der Möglichkeit, in ihrer Muttersprache offen berichten zu können und so auch eine emotionale Entlastung zu finden.

Sehr behutsam stellt Frau Petzold ihr Fragen zu ihrer sozialen Situation und zum Alltag, die Frau Michailowa beantwortet, so gut sie kann. Sie wird von Frau Petzold zum Thema Demenz und Pflege beraten. Es wird aber deutlich, dass Frau Michailowa viel zu aufgeregt ist, um die vielen Informationen aufzunehmen: »Frau Michailowa, wir können uns sehr gut vorstellen, wie anstrengend und schwierig die letzten Monate für Sie waren. Sicher waren Sie manchmal wütend auf Ihren Mann und verzweifelt. Sie haben alles getan, was in Ihren Kräften stand. Doch nun ist es an der Zeit, dass Sie Hilfe von außen erhalten. Es ist unsere Aufgabe, diese Hilfe für Sie zu organisieren. Die vielen Papiere sind kompliziert, aber gemeinsam werden wir das schaffen. Vielleicht können Sie morgen noch einmal mit Irina auf der Station ein Gespräch führen.«

Frau Michailowa weint immer wieder und drückt die Hand von Irina. Es wird deutlich, dass die beiden Frauen sich verstehen. Die Sozialarbeiterin hofft, dass eine weitere muttersprachliche Entlastung und Begleitung durch die Pflegedienstleitung eines örtlichen Pflegeanbieters erfolgen kann, der über viel Erfahrung in der kultursensiblen Pflege dieses Personenkreises verfügt.

EXKURS

Kultursensible Pflege und Soziale Arbeit

Nicht erfasst ist, wie viele alte Menschen mit Migrationshintergrund in Deutschland auf Pflege angewiesen sind. Geschätzt wird, dass von den aktuell ca. 3,4 Millionen pflegebedürftigen Menschen in Deutschland rund 10% Menschen mit einem Migrationshintergrund sind (Zentrum für Qualität in der Pflege 2022). Auch in der Gruppe der Menschen mit Migrationshintergrund steigt die Zahl der

Pflegebedürftigen kontinuierlich, sodass sich Studium und Ausbildung mit der Frage der Kultursensibilität beschäftigen müssen.

Soziale Arbeit und Pflege orientieren sich immer an der in einen kulturellen Hintergrund eingebundenen individuellen Person. Sozialarbeiter*innen und Pflegepersonen informieren sich über die Herkunft ihrer Patient*innen, über die kulturellen und spirituellen Besonderheiten in deren Heimat und erwerben so interkulturelle Kompetenzen. Sie befragen, soweit möglich, die Klient*innen selbst, ihre Familie und die vertrauten Bezugspersonen. Biografiearbeit bekommt hier eine enorme Bedeutung.

Beim Konzept der kultursensiblen Pflege wird davon ausgegangen, dass alle Pflegenden in der Lage sind, sich mit ausreichender Vorbereitung und gutem Einfühlungsvermögen auf die individuellen Bedürfnisse und Gewohnheiten der zu pflegenden Person einzustellen. Im Pflegealltag ist es weitaus komplizierter: In vielen Kulturen gibt es enge Vorgaben zum Geschlecht der Pflegeperson, manchmal spielt auch das Alter eine Rolle. Vor allem Demenzkranke fühlen sich häufig in ihre Kindheit und Jugend zurückversetzt. Sie verlieren eine spät erworbene Zweitsprache und sind nur noch in ihrer Muttersprache erreichbar. Deshalb spielt die Pflege durch die Angehörigen bei Menschen mit Migrationshintergrund eine noch größere Rolle, als dies ohnehin der Fall ist. In vielen Regionen gibt es jedoch inzwischen muttersprachlich arbeitende Pflegedienste, bei denen sorgfältig die passenden Pflegekräfte ausgewählt werden, die bestenfalls sogar im vertrauten Dialekt der Kindheit mit den Klient*innen kommunizieren können.

Kultursensibel gearbeitet werden sollte in allen Bereichen der Sozialen Arbeit und Pflege. Während bei jungen Menschen die Integration angestrebt wird, liegt der Fokus bei alten Menschen auf der kulturspezifischen Betreuung. In Krankenhäusern und Pflegeheimen gehört das Konzept der kultursensiblen Pflege inzwischen zu den unverzichtbaren Qualitätsstandards. In Städten mit einer türkischen, polnischen, lateinamerikanischen oder russischen Community ist ein differenziertes Angebot von ambulanter und stationärer Pflege die Regel.

2.4 Soziale Diagnostik und Teilhabe

Materielle Absicherung Herr Michailow bezieht eine Altersrente in Höhe von ca. 1.120 Euro, Frau Michailowa verfügt über eine eigene Altersrente in Höhe von ca. 750 Euro. So kann das Ehepaar die Miete von 920 Euro für die gemeinsame

Wohnung gut finanzieren; sie leben sehr sparsam und Frau Michailowa deutet an, dass es erhebliche Ersparnisse gibt.

Die Tochter, Julia Behrendt, hat zwei schulpflichtige Töchter, 12 und 14 Jahre alt, und ist seit Kurzem von ihrem alkoholabhängigen Ehemann geschieden. In der Folge dieser Beziehung ist sie erheblich verschuldet. Deshalb wird sie von den Eltern aktuell finanziell unterstützt.

Rechtliche Position Herr Michailow hat bis vor drei Jahren seine Angelegenheiten selbst regeln können. Nun ist er dazu nicht mehr in der Lage. Frau Michailowa ist allein damit überfordert und hat sich bisher ausschließlich von ihrer Tochter helfen lassen.

Bis zum Krankenhausaufenthalt hat Herr Michailow alle notwendigen Unterschriften geleistet, doch dies wird immer schwieriger, da er den Inhalt von Schriftstücken nicht mehr erfassen kann. Leider liegt keine Vorsorgevollmacht vor und im aktuellen Zustand kann Herr Michailow nicht mehr rechtsverbindlich zustimmen. Deshalb erscheint die Einleitung einer rechtlichen Betreuung erforderlich. Die Sozialarbeiterin rät, einen Antrag auf rechtliche Betreuung beim zuständigen Amtsgericht zu stellen.

Frau Michailowa will dies zunächst mit ihrer Tochter Julia besprechen. Glücklicherweise kann Frau Michailowa in der Zwischenzeit ihren Mann dazu bewegen, den Antrag auf Anerkennung eines Pflegegrads zu unterschreiben.

Wohnsituation und Selbstversorgung Das Ehepaar bewohnt eine große und schöne Neubauwohnung mit Balkon in der zweiten Etage, ein Fahrstuhl ist nicht vorhanden. Frau Michailowa kann ihren Rollator im Treppenhaus abstellen. Noch bewältigt sie die Treppen. Die Wohnung der Tochter Julia ist nur wenige Minuten fußläufig entfernt.

Tagesstruktur und Beschäftigung Der Tag-Nacht-Rhythmus von Herrn Michailow ist erheblich gestört. Frau Michailowa steht auf, wenn er das Bett verlässt, oft mehrfach in der Nacht. Manchmal kann sie ihn dazu bewegen, sich noch einmal hinzulegen. Sie hilft ihm beim Waschen und Anziehen, was aufgrund ihrer körperlichen Einschränkung extrem anstrengend für sie ist. Immer häufiger lässt er es aber gar nicht zu, beschwert sich und schimpft lauthals.

Wenn Frau Michailowa ihre Morgentoilette beendet hat, bereitet sie das Frühstück vor und setzt sich mit ihm an den Küchentisch. In dieser vertrauten Situation kommen beide in der Regel ein wenig zur Ruhe. Da ihr Mann einen starken Bewegungsdrang hat, verlässt Frau Michailowa mit ihm danach oft die Wohnung, um ihn bei seinen Spaziergängen zu begleiten, für die sie den Rollator benutzen muss.

Seit ihr Mann sich ein paarmal verirrt hat, versucht Frau Michailowa immer an seiner Seite zu bleiben, manchmal vergeblich. Auf diese Weise erledigt sie auch ihre Einkäufe; ab und zu kommt es in den Geschäften zu problematischen Szenen, wenn Herr Michailow fremde Menschen anspricht oder einfach den Laden verlässt. Bisher konnte Frau Michailowa ihren Mann meist beruhigen oder ablenken. Inzwischen kennt man in manchen Geschäften den »verwirrten Russen«, doch das ist Frau Michailowa peinlich, und sie erweitert ihren Radius.

Soziales Netz Herr Michailow hat eine Familie, die zusammenhält. Tochter und Enkeltöchter kommen regelmäßig zu Besuch und unterstützen vor allem Frau Michailowa bei der Versorgung ihres Ehemannes. Die beiden Enkeltöchter sind Frau Michailowas größte Freude.

In der Stadt gibt es eine kleine russischsprachige Community. Man trifft sich regelmäßig, vor allem die Frauen sind gut befreundet. Früher war die Familie in die russisch-orthodoxe Gemeinde in Berlin eingebunden. Da die russisch-orthodoxe Sonntagsmesse bis zu drei Stunden dauert und Herr Michailow keinesfalls so lange ruhig bleiben kann, hat das Ehepaar schon seit Jahren nicht mehr daran teilgenommen. Gelegentlich kommen Gemeindemitglieder zu Besuch, einige Male sogar der Priester, um die Eheleute zu segnen und mit ihnen zu beten.

Frau Michailowa hat sich bisher gescheut, offen über den Zustand ihres Mannes zu sprechen, und musste immer häufiger Einladungen absagen, da sie bei ihrem Mann bleiben musste. Schließlich wurde sie nicht mehr eingeladen. Darunter leidet Frau Michailowa sehr. Wenn erst der Pflegedienst regelmäßig kommt, will sie auf jeden Fall wieder zum gemeinsamen Kaffeetrinken ihrer Landsleute gehen.

Kulturelle Teilhabe Herr Michailow hatte sich im ehemaligen Kinderzimmer eine kleine Werkstatt eingerichtet. Kleine Reparaturen hat er immer selbst erledigt. Manchmal sitzt er dort und nimmt sein Werkzeug in die Hand, ohne aber etwas Konkretes damit anfangen zu können. Dennoch scheint er sich dann am wohlsten zu fühlen.

Das Ehepaar hat nur wenige gemeinsame Interessen, die aber mit dem Älterwerden ganz in den Vordergrund gerückt sind: die gemeinsamen Spaziergänge in der Umgebung und zum Volkspark und die Treffen mit den Landsleuten, zu denen typisch russische Mahlzeiten mitgebracht und russische Volksweisen gesungen werden. Seit es auch möglich ist, russische Sender zu empfangen, läuft das Fernsehgerät in der Wohnung fast den ganzen Tag.

Sicherstellung der Wirksamkeit der ärztlichen, nicht ärztlichen und ärztlich verordneten Leistungen Kurz vor der Entlassung aus der stationären Behandlung verordnet der behandelnde Arzt häusliche Krankenpflege (§ 37 SGB V) in Form von Grund- und Behandlungspflege. Damit sind vor allem die Medikamentengabe und die Überwachung des somatischen Zustandes gewährleistet.

Umgang mit der Erkrankung Herr Michailow hat zu Beginn sehr darunter gelitten, dass er so vieles vergaß. Es war ihm selbst aufgefallen, dass er manchmal verwirrt ist. Er hat mit allen Kräften versucht, die Fassade des tüchtigen Familienoberhaupts aufrechtzuerhalten. Inzwischen lebt er manchmal in einer ganz eigenen Welt. Ab und zu meint er, im Russland seiner Kindheit zu sein, dann wieder möchte er morgens zur Arbeit in seinen alten Betrieb gehen.

Frau Michailowa fällt es schwer, die Verwirrtheit ihres Mannes als dauerhafte Erkrankung zu akzeptieren. Dass er sie sogar einmal nachts geschlagen hat, als er sie nicht erkannte, hat sie sehr getroffen. Sie hat es auch nie jemandem erzählt, noch nicht einmal ihrer Tochter. Sie dachte lange, er müsse sich nur zusammenreißen oder sein Zustand würde sich von ganz allein wieder verbessern. Durch das Gespräch mit der Sozialarbeiterin ist ihr erst klargeworden, wie ernst sein Zustand ist. Und sie weiß jetzt, dass sie ihren Mann nicht mehr erziehen kann. Sie ist froh, dass sie sich nun nicht mehr allein um ihren Mann kümmern muss, und freut sich über die Unterstützung.

2.5 Fachwissen Demenz

Etwa 1,6 Millionen Menschen leiden in Deutschland an einer Demenz, jährlich kommen rund 300.000 Neuerkrankungen hinzu. Bis zum Jahr 2050 wird mit einer Anzahl von 2,4 bis 2,8 Millionen Betroffenen in Deutschland gerechnet. Das Risiko, an einer Demenz zu erkranken, erhöht sich mit zunehmendem Lebensalter, das Alter stellt also den wichtigsten Risikofaktor dar (Deutsche Alzheimer-Gesellschaft 2021).

Prävalenz Die Prävalenzrate beträgt bei den 65- bis 69-Jährigen rund 1,3%, liegt bei den 85- bis 89-Jährigen bei 21,8% und bei den über 90-Jährigen bereits bei 40,9%. Aufgrund der steigenden Lebenserwartung nimmt die Zahl der Demenzkranken zu. Frauen sind häufiger als Männer betroffen, weil Frauen eine höhere Lebenserwartung als Männer haben. Frauen pflegen demgegenüber viel häufiger demenzkranke Angehörige als Männer, etwa zwei Drittel der Erkrankten sind weiblich. Nach vielen Prognosen wird sich die Anzahl der Erkrankten in Deutschland in den kommenden 30 Jahren fast verdoppeln, es sei denn, es erfolgt ein therapeutischer Durchbruch. Demenzen stellen mittlerweile den Hauptgrund für eine Einweisung in ein Pflegeheim in Deutschland dar (Schäufele u.a. 2013).

Bei 60–70% aller Demenzkranken liegt eine Alzheimererkrankung vor, deren Ursache noch nicht genau bekannt ist. Am zweithäufigsten ist die vaskuläre Demenz, die durch Störungen der Blutzirkulation im Gehirn entsteht. Als dritte Ursache ist die Alkoholabhängigkeit zu nennen. Seltener sind die Lewy-Körper-Demenz, die Demenz bei Parkinsonkrankheit und weitere besondere Formen.

Diagnose Bei entsprechendem Verdacht werden eine psychiatrische Untersuchung, verschiedene neurologische Testverfahren wie z.B. der Mini Mental Status Test (MMST) und weitere medizinische Untersuchungen durchgeführt, bevor eine Demenz diagnostiziert wird.

> *»Demenz (F00–F03) ist ein Syndrom als Folge einer meist chronischen oder fortschreitenden Krankheit des Gehirns mit Störung vieler höherer kortikaler Funktionen, einschließlich Gedächtnis, Denken, Orientierung, Auffassung, Rechnen, Lernfähigkeit, Sprache und Urteilsvermögen. Das Bewusstsein ist nicht getrübt. Die kognitiven Beeinträchtigungen werden gewöhnlich von Veränderungen der emotionalen Kontrolle, des Sozialverhaltens oder der Motivation begleitet, gelegentlich treten diese auch eher auf. Dieses Syndrom kommt bei Alzheimer-Krankheit, bei zerebrovaskulären Störungen und bei anderen Zustandsbildern vor, die primär oder sekundär das Gehirn betreffen.« (DIMDI 2022)*

Seit einigen Jahren können im Liquor (»Nervenwasser«) von Betroffenen für eine Alzheimerkrankheit typische Eiweiße (Beta-Amyloid und Tau-Protein) bestimmt werden und so mit einer Wahrscheinlichkeit von rund 90% die Diagnose einer Alzheimerkrankheit gestellt werden. Meist wird die Diagnose dieser Demenzform aber im Ausschlussverfahren gestellt: Wenn sich keine Hinweise auf eine andere Demenzursache finden lassen, wird eine Alzheimerkrankheit diagnostiziert.

Behandlung Medikamente, sogenannte Antidementiva, haben die mit ihrer Entwicklung verbundenen Hoffnungen bislang nicht erfüllen können und sind nur in der Anfangsphase hilfreich, indem sie den Krankheitsverlauf verlangsamen (sogenannte Cholinesterase-Hemmer). Psychopharmaka (etwa Antidepressiva, Neuroleptika wie Pipamperon, Benzodiazepine wie Diazepam) werden häufig eingesetzt, um Stimmung und Verhalten positiv zu beeinflussen oder den Tag-Nacht-Rhythmus wieder zu normalisieren. Allerdings ist die sorgfältige Abwägung von erwünschten und unerwünschten Arzneiwirkungen unbedingt erforderlich. Nicht zu verantworten ist die hochdosierte Medikation zur Sedierung unruhiger Demenzkranker.

Bewährt haben sich verschiedene therapeutische Ansätze und Pflegekonzepte, z.B. die Validation nach Naomi Feil (Feil & Klerk-Rubin 2017), das psychobiografische Modell nach Erwin Böhm (2012) oder der personenzentrierte Ansatz nach Tom Marris Kitwood (2019).

Verlauf Die Verläufe der Erkrankung sind individuell sehr verschieden. Bei der Alzheimerkrankheit werden früh (vor dem 65. Lebensjahr) und spät (nach dem 65. Lebensjahr) beginnende Demenzen von atypischen Verläufen unterschieden.

Zu Beginn der Erkrankung werden die Veränderungen von Betroffenen und Angehörigen kaum bemerkt oder die Auffälligkeiten werden bagatellisiert. Das Gedächtnis ist früh beeinträchtigt, wobei das Langzeitgedächtnis länger erhalten bleibt als das Kurzzeitgedächtnis. Dinge werden verlegt, Termine vergessen, Namen fallen nicht ein und die Orientierung wird unschärfer. Die Betroffenen »konfabulieren«, d.h., sie füllen ihre Gedächtnislücken mit mehr oder weniger sinnvollen Floskeln oder Geschichten (»Fabeln«). Die prozedurale Erinnerung bleibt länger erhalten als die deklarative Erinnerung, gewohnte Handlungen können also noch lange ausgeführt werden, während Ereignisse und Wissen nicht mehr erinnert bzw. aktiviert werden können. Recht früh im Verlauf können Störungen des Geruchs- und Geschmackssinns auftreten, diese werden aber häufig nicht erkannt bzw. eingeordnet. Mit Notizen, Gedächtnishilfen durch Angehörige und anderem mehr können Betroffene zunächst ihre Defizite kompensieren. Allmählich wird jedoch mehr Unterstützung erforderlich.

Häufig unterschätzt werden die auftretenden Sprachstörungen, u. a. Wortfindungsstörungen, Verminderung des Sprachverständnisses und der Sprachproduktion: Die Betroffenen sprechen weniger, werden weniger verstanden und verstehen andere Menschen weniger. Die Merkfähigkeit wird immer schlechter und die Orientierung zu Zeit, Ort, Situation und Person verschlechtert sich meist in dieser Reihenfolge. So kann es zu Fehlhandlungen, Verkennungen, Weglaufen und Verirren kommen.

Die Betroffenen leiden besonders in der Phase, in der sie sich des zunehmenden Verlusts ihrer Fähigkeiten bewusst sind. Nicht selten entwickelt sich dann eine depressive Störung, die bei bis zu 50% der Betroffenen gefunden wird. Gefühle der Scham, Wut und Depression können zu Verhaltensänderungen führen, die auch für Angehörige nur schwer zu ertragen sind. Die Schuld, z.B. wenn Dinge verlegt wurden, wird oft anderen zugeschrieben, es kommt nicht selten zu paranoiden Ideen. Dramatisch für die Angehörigen ist stets, wenn sie nicht mehr erkannt werden und sich schließlich die Betroffenen auch selbst nicht mehr erkennen und etwa mit ihrem Spiegelbild sprechen, weil sie hier einen anderen Menschen sehen.

In fortgeschrittenem Stadium sind – eher selten – Sicherungsmaßnahmen (Bettgitter, Verschließen der Tür) erforderlich. Allmählich kommt es zu einem weiteren, neurologisch bedingten Verlust von Fähigkeiten wie Gehen, Aufstehen, Sitzen, Schlucken und schließlich zur umfassenden Pflegebedürftigkeit. Der Tod wird meist durch eine allgemeine Entkräftung, nicht zu beherrschende Infekte oder durch Sturzfolgen verursacht.

Versorgung Ambulante Hilfe zur Pflege, Tages- und Kurzzeitpflege, Demenz-Wohngemeinschaften, Betreutes Wohnen und Pflegeheime werden über die Soziale Pflegeversicherung (SGB XI) teilweise oder ganz finanziert. Kosten für niedrigschwellige Betreuungsleistungen, z.B. Gruppenangebote, werden gemäß § 45b SGB XI übernommen.

Eine Begutachtung durch den Medizinischen Dienst der Krankenkassen (MDK) und eine Zuordnung zu einem der fünf Pflegegrade sind für alle Leistungen nach SGB XI Voraussetzung. Wenn bei fehlendem Vermögen die Leistungen der Pflegeversicherung nicht ausreichen oder trotz Hilfebedarf kein Pflegegrad anerkannt wird, können Leistungen der Hilfe zur Pflege nach § 61 SGB XII (Sozialhilfe) gewährt werden.

Umgang mit Demenzkranken Der Umgang mit Demenzkranken ist herausfordernd, gute Kenntnisse über die Erkrankung sowie die Erfahrung mit elaborierten Methoden sind sehr hilfreich. Fast alle Verhaltensweisen der Betroffenen werden verständlich, wenn man sich etwas eingehender mit der Erkrankung und ihren Auswirkungen auf das subjektive Erleben befasst. Angehörige sollten deshalb nach Möglichkeit eine (Selbsthilfe-)Gruppe besuchen, in der sie nicht nur Entlastung, sondern auch umfangreiche Informationen erhalten.

Ärger, Wut, Verletzung, Überforderung und Verzweiflung beeinträchtigen den Alltag enorm und sind zu einem Teil vermeidbar. Vor allem die oft gravierenden Fehlhandlungen der Betroffenen können dann besser eingeordnet und verstanden werden. So kommt es etwa nicht selten zu Konflikten über die Mahlzeiten, die nicht mehr so gut schmecken wie früher. Der Vorwurf der Erkrankten, die pflegende Person koche schlecht, obwohl sie sich immer mehr Mühe gibt, kann sehr kränkend sein. Tatsächlich kann aber die demenzbedingte Geruchs- und Geschmacksstörung ursächlich für dieses Erleben sein.

Ausgehend von der Erforschung der Lebensgeschichte durch Biografiearbeit kann die Umgebung übersichtlich und gleichzeitig anregend gestaltet werden. Gegenstände und Fotos erinnern an Familie und frühere Berufstätigkeit. Insbesondere an Mahlzeiten, Rituale und Bezugspersonen aus früheren Lebensspannen kann man im Alltag gut anknüpfen. Viele Demenzkranke leben – mindestens zeitweise – in früheren Phasen ihres Lebens und die Berücksichtigung früherer Gewohnheiten kann Geborgenheit und eine bessere Lebensqualität bedeuten. Auch wenn viele kognitive Fähigkeiten nachlassen, so erinnern sich viele Demenzkranke doch an Lieder, Musik, Gerüche oder den Geschmack bestimmter Speisen.

Sinnvoll ist ein klar strukturierter Tagesablauf mit wiederkehrenden Ritualen und Tätigkeiten. Nur zu Beginn der Erkrankung ist es sinnvoll, die abnehmenden Fähigkeiten zu trainieren. Im weiteren Verlauf setzt dies Betroffene unnötig unter Druck und ruft oft Enttäuschungen und Ärger hervor. Eher sollte an den noch vorhandenen Ressourcen und Vorlieben angesetzt werden.

Demenzkranke haben eine hohe Sensibilität für Stimmungen und reagieren stark emotional. Diskutieren, Argumentieren, Korrigieren sollte man deshalb vermeiden. Eine besondere Methode im Umgang mit Demenzkranken ist die von Naomi Feil entwickelte Validation (lat. validare = für gültig erklären). Bei dieser Methode steht Wertschätzung im Vordergrund. Die Sozialarbeiter*innen (oder Pflegekräfte) würdigen die Gesprächsinhalte der Demenzkranken, korrigieren diese nicht, sondern steigen auf die angebotenen Inhalte ein (Feil & Klerk-Rubin 2017).

Angehörige von Menschen mit Demenz Jede zweite demenzkranke Person wird in Deutschland von Angehörigen betreut, besonders häufig von Frauen, etwa von Ehefrauen oder (Schwieger-)Töchtern. Auf diesen Umstand müssen Sozialarbeiter*innen eingestellt sein und die damit verbundenen besonderen Herausforderungen für die pflegenden Frauen aufgreifen.

Expert*innen weisen vor allem darauf hin, dass die Körperpflege, und hier speziell die Intimpflege, für Familienangehörige oft sehr schambesetzt ist und die Übernahme durch professionelle Pflegekräfte für beide Seiten eine große Entlastung darstellen kann.

Die Pflege eines demenzkranken Angehörigen ist nicht nur physisch, sondern auch psychisch eine große Belastung: Oft werden Lebenspläne geopfert, müssen Vereinbarkeitsleistungen geschafft werden (etwa zwischen Pflege und Beruf), das soziale Netzwerk leidet und destruktive Gefühle wie Wut und Verzweiflung belasten die Pflege. »Alte Rechnungen« werden beglichen oder ungeklärte Beziehungsprobleme aktualisiert. Angehörige benötigen neben Information und konkreter Unterstützung deshalb stets die Möglichkeit, sich vorbehaltlos emotional entlasten zu können.

2.6 Soziale Arbeit mit Frau Michailowa

An dem Tag, an dem Herr Michailow nach Hause entlassen wird, kommt um 13 Uhr die Leiterin des regionalen Pflegedienstes, Frau Tamara Krylow, in Begleitung von Schwester Olga Nikitin. Verordnet und geplant ist die häusliche Krankenpflege in Form von Grund- und Behandlungspflege. Die Wunde (Herzschrittmacher) muss kontrolliert und der Verband gewechselt werden. Frau Krylow gibt Frau Michailowa auch einige Tipps für den Umgang mit ihrem Mann und nimmt Informationen für die Pflegedokumentation auf. Am folgenden Tag wird Schwester Olga den ersten Einsatz durchführen und die Pflegedokumentation mitbringen. Diese bleibt in der Wohnung und wird immer aktualisiert.

Eine Woche später kommt der Bewilligungsbescheid der Krankenkasse für sieben Tage häusliche Krankenpflege zur Verkürzung der stationären Behandlung und vier Wochen Behandlungspflege. Frau Michailowa ist sehr erleichtert. Leider kann Olga immer nur kurz bleiben, doch Frau Michailowa hofft, dass sich das nach der Begutachtung durch den Medizinischen Dienst der Krankenkassen ändert. Diese findet einen Monat später statt und führt zu einer Einstufung in den Pflegegrad 2. Nun können Schwester Olga und ihre Kolleginnen Frau Michailowa deutlich stärker bei der Pflege unterstützen.

Außerdem kommt einmal wöchentlich ein junger Sozialassistent und beschäftigt sich mit Herrn Michailow, wobei die beiden vor allem DVDs mit alten russischen Filmen anschauen. Herrn Michailows Begeisterung für »rote Western« hat der Krankenpfleger dem Biografieheft entnommen. Die Kosten dieser zusätzlichen Betreuungsleistung werden von der Pflegekasse übernommen. Frau Michailowa ist deutlich entlastet.

Ungefähr zur gleichen Zeit wird die Tochter von Frau Michailowa, Frau Behrendt, von der Betreuungsbehörde angeschrieben und zu einem Gespräch eingeladen. Die Sozialarbeiterin der Betreuungsbehörde, Frau Adler, erstellt für das Amtsgericht, das über die beantragte Betreuung entscheidet, einen Sozialbericht nach § 8 BtBG[1]. Die enthält die wichtigsten Daten aus der Lebensgeschichte, über die aktuelle finanzielle Situation, die Angehörigen, die häusliche Situation und Aussagen zum Fürsorgebedürfnis.

Der vom Gericht bestellte psychiatrische Sachverständige untersucht daraufhin Herrn Michailow in Anwesenheit seiner Frau, der Tochter und von Schwester Olga. Er kommt zu dem Ergebnis, dass der Patient seit Jahren unter den fortschreitenden Symptomen einer Demenz, wahrscheinlich einer Alzheimer-

1 Gesetz über die Wahrnehmung behördlicher Aufgaben bei der Betreuung Volljähriger (Betreuungsbehördengesetz)

Demenz leidet. Die Symptomatik sei so weit fortgeschritten, dass der Patient nicht mehr in der Lage sei, wesentliche Bereiche seines Lebens hinreichend zu überblicken und entsprechende Entscheidungen zu treffen. Deshalb sei die Einrichtung einer rechtlichen Betreuung nach § 1903 BGB für die Bereiche Aufenthaltsbestimmungsrecht, Vermögenssorge, Vertretung vor Behörden und Gerichten und Zustimmung zur Heilbehandlung indiziert. Die Geschäftsfähigkeit des Patienten sei wegen der krankheitsbedingt fehlenden Einsichtsfähigkeit und der fehlenden Freiheit der Willensbestimmung aufgehoben. Ein Einwilligungsvorbehalt wird vom Gutachter nicht für nötig gehalten, da nicht damit zu rechnen sei, dass der Patient eine Geschäftsfähigkeit vortäuschen und Verträge abschließen würde.

Bei der wenig später stattfindenden richterlichen Anhörung von Herrn Michailow, bei der ihn seine Frau und seine Tochter begleiten, folgt der Amtsrichter dem Sachverständigen und die Tochter von Herrn Michailow, Frau Behrendt, wird vom Amtsgericht zur rechtlichen Betreuerin für die Wirkungskreise Aufenthaltsbestimmungsrecht, Vermögenssorge, Vertretung vor Behörden und Gerichten sowie Zustimmung zur Heilbehandlung bestellt und erhält ihren Betreuerinnenausweis (Beschluss und Bestellung im Downloadbereich des Buches).

Ein Jahr später rammt Herr Michailow mit dem Einkaufswagen seine Frau und einige Kund*innen eines Supermarkts. Frau Michailowa ist völlig hilflos und weint. Mitarbeitende rufen die Polizei, Herr Michailow lässt sich widerwillig zur nächsten Rettungsstelle bringen. Frau Michailowa ruft sofort mit dem Handy ihre Tochter an, die ihre Zustimmung zu einer stationär-psychiatrischen Behandlung gibt. Nach kurzer körperlicher Untersuchung wird Herr Michailow von der Rettungsstelle in die zuständige psychiatrische Abteilung verlegt. Schon nach wenigen Tagen empfiehlt der Stationsarzt, umgehend einen Platz in einem Pflegeheim zu suchen.

Die Sozialarbeiterin der Klinik füllt den Erhebungsbogen aus, der MDK hält aufgrund der Unterlagen und der Angaben im Erhebungsbogen stationäre Pflege bei Pflegegrad 3 (PG 3) für erforderlich. Dieser vorläufige Bescheid ergeht nach Aktenlage, die gutachterliche Untersuchung wird nachträglich im Pflegeheim erfolgen. Frau Michailowa findet mithilfe der Sozialarbeiterin des Krankenhauses rasch ein auf Demenzkranke spezialisiertes Pflegeheim, in dem auch viele russischsprachige Pflegebedürftige wohnen. Die Sozialarbeiterin ist erleichtert, da es nicht die Regel sei, so rasch ein spezialisiertes Pflegeheim zu finden.

Die finanzielle Situation der Familie ist durch die Heimkosten schwierig. Obwohl sich die Pflegekasse beim Pflegegrad 3 mit 1.550 Euro monatlich beteiligt, ist ein erheblicher Eigenanteil zu leisten. Er übersteigt die Rente von Herrn Michailow um ca. 500 Euro. Frau Behrendt, Tochter und rechtliche Betreuerin, greift deshalb auf das angesparte Vermögen des Ehepaars zurück. Auch für den Lebensunterhalt von Frau Michailowa überweist sie regelmäßig 200 Euro. Frau Behrendt weiß aber, dass sie »Hilfe zur Pflege« gemäß § 63 SGB XII beim Sozialamt beantragen kann, sobald nur noch das Schonvermögen (2 × 5.000 Euro = 10.000 Euro) vorhanden ist.

In der Folge sucht und findet Frau Michailowa mit Unterstützung ihrer Tochter eine günstige Wohnung in ihrer Nähe, in der sie zu ihrer eigenen Überraschung gut zurechtkommt. Nahezu täglich besucht sie ihren Mann. Manchmal freut er sich, sie zu sehen, dann wieder ignoriert er sie oder ist kaum zu wecken. Sein geistiger und sein körperlicher Zustand verschlechtern sich allmählich.

Durch die vielen Besuche und die Veranstaltungen im Pflegeheim hat Frau Michailowa Kontakt zu anderen Angehörigen gefunden. Mit zwei Frauen, die ebenfalls aus Russland stammen, hat sie sich sogar angefreundet. Sie lebt sehr sparsam, wie sie es gewohnt ist. Doch ab und zu leistet sie sich mit ihren neuen Freundinnen eine Tagesreise mit dem Bus.

2.7 Zusammenfassung

Auch die wachsende Zahl der Demenzkranken gehört zu den Klient*innen psychiatrischer Sozialer Arbeit. Besonders zu berücksichtigen ist hierbei die steigende Zahl von pflegebedürftigen Menschen mit Migrationshintergrund. Das Versorgungssystem der geriatrischen und gerontopsychiatrischen Pflege expandiert im Zuge der demografischen Entwicklung enorm; vor allem die Pflegeberufe stehen vor einer großen Herausforderung. Doch noch immer tragen die Angehörigen die Hauptlast, denn sie versorgen meist Demenzkranke zu Hause in der gewohnten Umgebung, unterstützt von den ambulanten Pflegediensten. Die Krankheitsverläufe sind individuell sehr unterschiedlich und nicht immer ist eine stationäre Unterbringung im Pflegeheim zu vermeiden.

Sozialarbeiter*innen im Sozialdienst des Krankenhauses, in der Sozialstation, in Beratungsstellen oder im Pflegestützpunkt knüpfen entlastende Netze und beraten zur Finanzierung durch die unterschiedlichen Kostenträger. Für demenzkranke Pflegebedürftige mit Migrationshintergrund organisieren sie muttersprachliche Angebote. Sie begleiten die betroffenen Familien und ermutigen die pflegenden Angehörigen, vernachlässigte Lebenspläne wieder aufzugreifen oder ganz neue zu entwickeln.

Ilse Eichenbrenner *ist Sozialarbeiterin und beteiligt am Berliner Archiv für Sozialpsychiatrie.*

Prof. Dr. med. Ralf-Bruno Zimmermann *ist Facharzt für Psychiatrie, Professor für Sozialpsychiatrische und Sozialmedizinische Grundlagen an der Katholischen Hochschule für Sozialwesen Berlin und psychiatrischer Sachverständiger der Berliner und Brandenburger Sozialgerichtsbarkeit.*

2.8 Vertiefungsmöglichkeiten

2.8.1 Downloadmaterial

Formular zur Verordnung häuslicher Krankenpflege
Betreuungsbeschluss für Herrn Michailow
Betreuerbestellung für Herrn Michailow

Alle Downloadmaterialien zu diesem Buch finden Sie auf Seite: https://psychiatrie-verlag.de/product/soziale-arbeit-in-psychiatrie-und-suchthilfe-fallbuch/ Der Zugangscode lautet Fallbuch_2023

2.8.2 Internet

Informationsseite des Bundesministeriums für Familie, Senioren, Frauen und Jugend: http://www.wegweiser-demenz.de

Begutachtungsrichtlinien der Pflegebedürftigkeit: https://www.mds-ev.de/richtlinien-publikationen/richtlinien-/-grundlagen-der-begutachtung/pflegebeduerftigkeit.html

Deutsche Alzheimer Gesellschaft: www.deutsche-alzheimer.de/

Mini Mental State Examination (MMSE): https://www.dimdi.de/static/de/klassifikationen/icd/icd-10-gm/kode-suche/htmlgm2012/zusatz-mmse.htm

Russischsprachige Downloads zu Demenz: http://www.naschdom.de/russischsprachige-materialien.html

Vorschläge und ein Muster für ein Biografieheft: https://lzg-rlp.de/de/pressemitteilungen-detail/wieder-erhaeltlich-biografieheft-damals-und-heute-fuer-menschen-mit-demenz.html

Verbraucherzentrale: Umzug ins Pflegeheim – so gelingt der Schritt ins neue Leben. https://www.verbraucherzentrale.de/wissen/gesundheit-pflege/pflege-im-heim/umzug-ins-pflegeheim-so-gelingt-der-schritt-ins-neue-leben-35521

2.8.3 Literatur

Büschi, E.; Calabrese, S. (Hg.) (2019): Herausfordernde Verhaltensweisen in der Sozialen Arbeit. Stuttgart: Kohlhammer.

Dörner, K. (2012): Leben und sterben, wo ich hingehöre: Dritter Sozialraum und neues Hilfesystem. 7. Aufl. Neumünster: Paranus Verlag.

Feil, N.; Klerk-Rubin, V. de (2017): Validation. Ein Weg zum Verständnis verwirrter alter Menschen. 11., durchges. Aufl. München: Reinhardt.

Kastner, U.; Löbach, R. (2018): Handbuch Demenz. 4. Aufl. München: Urban & Fischer/Elsevier.

Philipp-Metzen, H. E. (2015): Soziale Arbeit mit Menschen mit Demenz. Grundwissen und Handlungsorientierung für die Praxis. Stuttgart: Kohlhammer.

2.8.4 Film

»Mein Vater« (Deutschland 2003), Regie: Andreas Kleinert.

2.9 Fragen und Übungen

1. Recherchieren Sie in Ihrer Region bzw. Ihrer Gemeinde, wo Angehörige Demenzkranker Beratung und Hilfe erhalten. Gibt es Pflegestützpunkte? Gibt es eine Stelle, die Plätze in Pflegeeinrichtungen vermittelt?
2. Welche Angebote kultursensibler Pflege werden für die verschiedenen Gruppen von Migrant*innen bzw. deren Angehörige vorgehalten?
3. Recherchieren Sie die Konzepte und Modelle zur Unterstützung demenzkranker Menschen in anderen Ländern, z.B. in Skandinavien.
4. Ist die Versorgung Demenzkranker für Angehörige immer belastend? Diskutieren Sie die Erfahrungen aus Ihrem eigenen Umfeld oder Ihrem beruflichen Kontext.
5. Wir alle können an Demenz erkranken. Was wünschen Sie sich für diesen Fall?
6. Welche Probleme ergeben sich aus den unterschiedlichen Zuständigkeiten der Kostenträger für die Versorgung Demenzkranker?
7. Die meisten Menschen möchten im Fall einer Pflegebedürftigkeit nicht in ein Pflegeheim umziehen. Mit welchen Maßnahmen könnten Verlegungen in Pflegeheime vermieden werden?

2.10 Referenzen

Böhm, E. (2012): Verwirrt nicht die Verwirrten. Neue Ansätze geriatrischer Krankenpflege. 15. Aufl. Bonn: Psychiatrie Verlag.

Deutsche Alzheimer-Gesellschaft (2021): Demenz-Wissen. https://www.deutsche-alzheimer.de/demenz-wissen (06.08.2022).

DGPPN, DGN – Deutsche Gesellschaft für Psychiatrie und Psychotherapie, Psychosomatik und Nervenheilkunde, Deutsche Gesellschaft für Neurologie (2016): S3-Leitlinie Demenzen. https://www.dgppn.de/leitlinien-publikationen/leitlinien.html (18.08.2021).

DIMDI – Deutsches Institut für Medizinische Dokumentation und Information (2022): ICD-10-GM Version 2022. Kapitel V: Psychische und Verhaltensstörungen (F00–F99). www.dimdi.de/static/de/klassifikationen/icd/icd-10-gm/kode-suche/htmlgm2022/block-f00-f09.htm (18.08.2022).

Feil, N.; Klerk-Rubin, V. de (2017): Validation. Ein Weg zum Verständnis verwirrter alter Menschen. 11., durchges. Aufl. München: Reinhardt.

Kitwood, T. M. (2019): Demenz: Der person-zentrierte Ansatz im Umgang mit verwirrten Menschen. Bern: Hogrefe.

Schäufele, M.; Köhler, L.; Hendlmeier, I.; Hoell, A.; Weyerer, S. (2013): Prävalenz von Demenzen und ärztliche Versorgung in deutschen Pflegeheimen: eine bundesweite repräsentative Studie. Psychiatrische Praxis, 40 (4), S. 200–206. DOI: 10.1055/s-0033-1343141

Zentrum für Qualität in der Pflege (2022): Projekt Migration und Pflege. https://www.zqp.de/migration-pflege/cookieBanner (16.08.2022).

3 Lernfall Alkoholabhängigkeit

Dario Deloie und Daniel Deimel

In diesem Kapitel stellen wir einen Klienten mit einer schweren Alkoholabhängigkeit vor, der unter weiteren psychischen Störungen und psychosozialen Belastungen leidet. Studierende lernen die Komplexität eines Falles kennen, der – basierend auf einer tragfähigen Arbeitsbeziehung – eine Vielzahl von sozialarbeiterischen Kompetenzen erfordert, um adäquate Unterstützungsleistungen bereitstellen zu können.
Schlagworte: **Sucht, Komorbidität, Entzug, Diagnostik, Beziehungsgestaltung, Beratung**

3.1 Lebensgeschichte und aktuelle Situation aus Sicht von Hajo Werner

Ich bin echt ziemlich verzweifelt über meine aktuelle Lebenssituation, und wenn ich über mein Leben nachdenke, macht mich das wütend und traurig zugleich und eigentlich mag ich darüber nicht reden, denn dann wird meine Stimmung immer schlechter, aber ich versuche es mal.

An meinen Vater habe ich keine Erinnerung. Der hat sich aus dem Staub gemacht, als meine zwei Jahre jüngere Schwester geboren wurde. Das Thema wurde auch nie angerührt. Als ich älter wurde, habe ich meine Oma auf meinen »Alten« angesprochen, die hat aber nichts gesagt und irgendwann habe ich auch nicht mehr gefragt.

Meine Mutter war wie ein Kind, die hat sich nie richtig um meine Schwester und mich gekümmert. Sie war immer in ihrer eigenen Welt gefangen. Sie litt unter einer Schizophrenie, war immer komisch und fühlte sich durch andere Menschen bedroht. Manchmal flippte sie total aus und brüllte nur rum, zeitweise lief sie die ganze Nacht herum und redete mit irgendwelchen Leuten, die nicht da waren. Meine Schwester hatte dann immer Angst und wir haben uns zusammen unter dem Bett versteckt und ich habe versucht, sie zu beruhigen. Meine Verwandten und Nachbarn haben immer wieder Hilfe angeboten, da meine Mutter auch mit der Haushaltsführung überlastet war, aber sie nahm keine Hilfe an. In schlimmen Krankheitsphasen durften wir Kinder außer zur Schule das Haus nicht verlassen und keine Kinder mit nach Hause bringen. Dies war für mich sehr belastend. Aber ich hätte mich auch geschämt, Freunde einzuladen, da meine Mutter auf andere Menschen skurril wirkte und wir arm waren. Meine Freunde hatten einen besseren Fernseher und eine schönere Wohnung. Wir lebten damals von Sozialhilfe in einem sozialen Brennpunkt.

Als ich älter wurde, habe ich viel Verantwortung für den Haushalt, meine Schwester und meine Mutter übernommen, begleitet von der ständigen Sorge um meine Mutter. Als ich 14 Jahre alt war, kamen meine Schwester und ich bei meiner Oma unter, nachdem meine Mutter aufgrund einer Verschlechterung der Psychose länger in die Klapse kam. Und dann begann der Albtraum richtig: Meine Mutter brachte sich in der Klinik um und meine Oma kam mit uns nicht mehr zurecht. Ständig tauchten Mitarbeiter des Jugendamtes auf und brachten uns letztendlich, da war ich dann 15 Jahre alt, getrennt in unterschiedlichen Kinderheimen unter. Ich habe die wirklich dafür gehasst.

In dieser ersten Zeit im Kinderheim habe ich dann mit den anderen Jungs Shit geraucht und immer wieder gesoffen. Ich wollte einfach nichts mehr mitbekommen und Alkohol und Haschisch waren echt gut. Außerdem wollte ich mit den anderen, die viel tranken, mithalten. Alkohol und Haschisch begleiteten mich dann bis heute, zuletzt wurden aber aus den »Freunden« echte »Feinde«. Lichtblicke waren die seltenen Besuche im Heim meiner Schwester und der Kontakt zu einer Erzieherin, zu der ich heute noch, leider selten, Kontakt pflege. Sie war einfach da, hatte ein Ohr für mich und hat mich einfach mal in den Arm genommen.

Nach der Hauptschule, die ich mit der Mittleren Reife beendete, wollte ich so schnell wie möglich viel Geld verdienen, um mit 18 Jahren aus dem Heim rauszukönnen. Ich habe zunächst in unterschiedlichen Industriebetrieben als ungelernte Kraft im Schichtdienst gearbeitet. Erst mit 32 Jahren absolvierte ich eine Umschulung zum Maler und Lackierer. Ich arbeitete mehrere Jahre in dieser Branche als Malergeselle, später besuchte ich die Meisterschule. Dann habe ich als Malermeister im Rohbau gearbeitet, vor meiner Krankschreibung oft zwölf Stunden am Tag. Um runterzukommen, waren Alkohol und Cannabis super, aber es wurde leider immer mehr, bis zum Zusammenbruch. Seither, und das ist zwei Jahre her, geht nichts mehr. Die Ärzte sagen, dass ich eine Suchterkrankung und Depression hätte und psychisch instabil sei. Belastend kommt mein körperliches Leiden hinzu, durch eine Arthrose im Knie kann ich nicht gut laufen.

In letzter Zeit kam ich oft zum Nachdenken, da ich viel im Krankenhaus und in der Reha war, und ich muss sagen, dass ich nicht viel im Leben gepackt habe: Bin jetzt 45, ich habe keine Frau und keine Kinder, durch meine Krankheiten kann ich nicht arbeiten und ich habe richtig Angst, in die Grundsicherung abzugleiten. Zurzeit habe ich auch keine Wohnung, die habe ich gekündigt, da ich nach der Adaptionsphase der Suchttherapie in ein Wohnheim ziehen wollte. Aber das hat nicht geklappt und ich lebe nun übergangsweise bei meiner Schwester. Da gibt es ständig Streit mit meinem Schwager. Manchmal habe ich keine Lust mehr, möchte mich nur wegbeamen oder einfach Schluss machen. Aber dann denke ich, ich packe es. Ich will auch meine liebe Schwester nicht im Stich lassen.

3.2 Lebensgeschichte und die aktuelle Situation aus Sicht der Fachleute

Hajo Werner hat nach erneuter Alkoholrückfälligkeit und unklarer Wohnperspektive Kontakt mit der Sucht- und Wohnungslosenberatungsstelle aufgenommen. Er ist dem Sozialarbeiter Herrn Mönter schon bekannt. Dieser kennt ihn aus der Informations- und Motivationsgruppe für Abhängige und hat mit ihm den Antrag für die Entwöhnungsbehandlung (Suchtrehabilitation) gestellt.

Aktuell ist Herr Werner alkoholrückfällig. Er hat vor Kurzem seine 16-wöchige Entwöhnungsbehandlung regulär beendet, aber die anschließende 13-wöchige stabilisierende Rehabilitationsmaßnahme (Adaptionsmaßnahme) zur Klärung der wohnlichen und beruflichen Situation frühzeitig beendet und befindet sich nun in einer prekären Wohnsituation. Gegen den Rat der Therapeut*innen in der Suchtrehabilitation hatte er seine Wohnung gekündigt, um nach der Adaptionsmaßnahme ins stationär Betreute Wohnen zu wechseln. Weil er in der Adaptionsphase nicht zurechtkam, hat er die Maßnahme frühzeitig beendet und ist zu seiner Schwester, seinen Neffen und dem ebenfalls alkoholkranken Schwager gezogen.

3.3 Beziehungsaufbau und Beziehungsgestaltung

Im ersten Gespräch dieser zweiten Beratungsphase wirkt Herr Werner zunächst sehr verzweifelt, niedergeschlagen und unterschwellig gereizt. Da er

Herrn Mönter bereits kennt und die Zusammenarbeit mit ihm schätzt, geht er trotz gedämpfter Stimmung direkt auf den Sozialarbeiter zu, gibt ihm die Hand und fragt, wie es ihm, den anderen Kolleg*innen der Beratungsstelle und ehemaligen Klient*innen aus der Informations- und Motivationsgruppe gehe. Schließlich lässt er sich in den bekannten »heimischen« Sessel fallen. Im weiteren Gesprächsverlauf berichtet er von suizidalen Gedanken und Absichten, die kurzfristig schon zu einer Krisenintervention in einem psychiatrischen Krankenhaus geführt haben. Bei der Schilderung seiner Wohnsituation flackert der Ärger auf sich selbst und seinen Schwager auf. Er wird lauter und die Stimmung wechselt stark.

Hajo Werner äußert seinen Unmut über seinen Schwager, der keine Rücksicht auf andere, insbesondere auf seine Schwester und seine Neffen, nehme. Als die Sprache auf die Adaptionsphase kommt, wird er richtig wütend auf die Einrichtung. Er beschimpft die Mitarbeiter*innen, die er für unfähig hält, und betont, dass er unter keinen Umständen in ein Wohnheim dieses Trägers wechseln werde. Herrn Mönter fällt auf, dass er zum einen außenstehende Personen und Institutionen stark entwertet und zum anderen die hiesige Beratungsstelle idealisiert und lobt.

In weiteren Gesprächen zeigt sich ein ähnliches Stimmungsbild und Beziehungsverhalten. Wenn Herr Mönter ihn auf sein Kommunikationsverhalten anspricht, wird auch er beschimpft. Herr Mönter bespricht dann mit Herrn Werner immer wieder, welche Situationen und Belastungen diese Gereiztheit bei ihm auslösen und was man gemeinsam tun kann. Er bietet ihm an, wenn notwendig kurzfristig Termine zu vereinbaren und sich entsprechend Zeit zu nehmen. Parallel lädt Herr Mönter ihn ein, das der Beratungsstelle angegliederte Abstinenz-Café aufzusuchen. Wenn Herr Werner zwischendurch kurz ins Büro kommt, »um mal Guten Tag zu sagen«, wie er sich ausdrückt, nimmt Herr Mönter sich wenn möglich ein paar Minuten, um mit ihm zu »plaudern«.

3.4 Soziale Diagnostik und Teilhabe

Materielle Absicherung Als Malermeister hat Hajo Werner in der Vergangenheit viel Geld verdient, aktuell bezieht er Krankengeld. Mit dem geringeren Einkommen kommt er nur schlecht zurecht. Durch seinen Alkohol-, Zigaretten- und Drogenkonsum hat er seine finanziellen Reserven aufgebraucht. Hinzu kommt, dass er in Kürze ausgesteuert wird, d.h., sein Anspruch auf Krankengeld läuft aus. Diese finanziellen Unsicherheit und Sorge mindert sein Betreuer mit dem Hinweis, dass voraussichtlich nach Auslaufen des Krankengeldes Anspruch auf

Arbeitslosengeld I über das sogenannte Nahtlosverfahren nach § 145 SGB III besteht.

Bei der Zahlung des Krankengeldes kommt es immer wieder zu Verzögerungen. Um eine Klärung bemüht sich sein Betreuer, um die emotionalen Aspekte der Sozialarbeiter Herr Mönter.

Rechtliche Position Mit Zunahme der gesundheitlichen Probleme zeigte Herr Werner deutliche Schwierigkeiten bei der Bewältigung seiner finanziellen Angelegenheiten, sodass er sich zur Einrichtung einer freiwilligen gesetzlichen Betreuung entschloss. In Phasen starken Alkohol- und Drogenkonsums ließ er Post ungeöffnet, beglich seine Rechnungen nicht. Die Situation verschärfte sich in der Phase der Depression und es kam zu einer vorübergehenden Überschuldung, die er nicht mehr allein klären konnte. Vereinbarte Termine bei einer Schuldnerberatungsstelle nahm er nicht wahr.

Hajo Werner entschloss sich in Absprache mit seinem rechtlichen Betreuer, ihm neben der Vermögenssorge die Aufgabenkreise Gesundheitssorge, Aufenthaltsbestimmung und Wohnungsangelegenheiten zu übertragen. Hintergrund dieser Erweiterung waren (Zwangs-)Einweisungen aufgrund von Selbstgefährdung und rückfallbedingten psychischen Krisen.

Wohnsituation und Selbstversorgung Hajo Werner ist aktuell obdachlos und zu seiner Schwester, seinen Neffen und dem alkoholkranken Schwager gezogen. Dort schläft er auf der Couch im Wohnzimmer, was nicht nur bedeutet, dass er keine Rückzugsmöglichkeit hat, sondern dass auch die anderen nicht mehr wie gewohnt fernsehen können, wann und was sie wollen. Das führt insbesondere mit dem Schwager zu ständigen Auseinandersetzungen, da dieser nicht nur arbeitslos und fast immer zu Hause ist, sondern auch massiv trinkt. Herr Werner möchte abstinent bleiben, doch unter diesem Druck hat er dann wieder zu Alkohol gegriffen.

Tagesstruktur, Beschäftigung und Arbeit Nach der Hauptschule, die Hajo Werner mit der Mittleren Reife beendete, arbeitete er zunächst in unterschiedlichen Industriebetrieben als ungelernte Kraft im Schichtdienst, um Geld zu verdienen. Erst mit 32 Jahren absolvierte er eine Umschulung zum Maler und Lackierer, später besuchte er noch die Meisterschule. Er arbeitete mehrere Jahre in dieser Branche, zunächst als Malergeselle, dann als Malermeister im Rohbau. In der letztgenannten Funktion arbeitete er in der letzten Phase seiner Tätigkeit bis zu zwölf Stunden am Tag, oft an sechs oder sieben Tagen die Woche. Stellenweise nahm er auch Nebentätigkeiten an. Innerlich konnte er sich von seiner beruflichen Tätigkeit kaum noch distanzieren. Der Arbeitsdruck war hoch und er verlor sein »gesundes Maß«, wie er sagt.

Seit längerer Zeit ist Hajo Werner aufgrund von psychischen Problemen und zunehmenden Beschwerden im Knie (Arthrose) arbeitsunfähig. Zuletzt konnte er kaum laufen. Seit der Arbeitsunfähigkeit kann er mit seiner vielen Zeit nichts anfangen, er hat sozusagen aus Langeweile Drogen und Alkohol konsumiert. Deshalb wollte er auch in ein Wohnheim ziehen. In der Gemeinschaft von Menschen verschwinden seine trüben Gedanken. Da sein Schwager arbeitslos ist und trinkt und um dem nicht ausgesetzt zu sein, geht er morgens früh aus dem Haus und kehrt erst zurück, wenn seine Schwester von der Arbeit kommt. Tagsüber hält er sich viel im Abstinenz-Café der Suchtberatung auf.

Soziales Netzwerk Hajo Werner ist ledig und seine letzte Beziehung liegt schon länger zurück. Als bedeutsame Bezugspersonen benennt er seine Schwester und zwei Neffen. Das Verhältnis zum Schwager ist konfliktgeladen, da dieser trinkt und seine Schwester und die Neffen im Rausch oft anschreit, was ihn wütend macht. An Freunden sind ihm zwei ehemalige Kollegen geblieben, die restlichen Kontakte sind durch die Suchtentwicklung abgebrochen. Seine wichtigsten professionellen Helfer*innen sind sein gesetzlicher Betreuer und seine ehemalige Erzieherin aus dem Kinderheim.

Kulturelle Teilhabe In seiner Jugend hat Hajo Werner nach eigenen Angaben mit Leidenschaft Tischtennis gespielt. Im Kinderheim habe er die Tischtennisplatte am meisten genutzt und früh seine Begabung entdeckt. Er hat alle von der »Platte gefegt«, und das mache ihn heute noch stolz. Seine Erzieherin hatte ihn seinerzeit motiviert, sich in einem Tischtennisverein anzumelden. Das hat er auch gemacht und erfolgreich eine Saison in der Kreisliga gespielt. Durch das Trinken und Kiffen verlor er jedoch die Motivation und meldete sich ab. Er würde heute gerne wieder spielen, aber mit der Arthrose geht es aktuell nicht.

Mit Beginn der beruflichen Tätigkeit ging Herr Werner ganz in seiner Arbeit auf, und dadurch sind seine Interessen verkümmert. Zur Entspannung hat er Drogen konsumiert und wahllos ferngesehen. Selten ist er mit Freunden in die Kneipe oder ins Kino gegangen, später durch den vermehrten Drogenmissbrauch gar nicht mehr. Heute kann er nur wenig mit sich anfangen und verspürt eine innere Leere und Langeweile. Da er sich kaum bei seiner Schwester aufhalten kann, weil es ständig Streit mit dem Schwager gibt, besucht er regelmäßig das Abstinenz-Café des örtlichen Suchthilfezentrums. Er trinkt Kaffee und unterhält sich mit anderen Besucher*innen. Wenn er sich körperlich wieder fitter fühlt, will er sich in der Einrichtung ehrenamtlich im Thekendienst engagieren.

Sicherstellung der ärztlichen, nicht ärztlichen und ärztlich verordneten Leistungen Herr Werner nimmt regelmäßig die ärztliche Sprechstunde der Suchtambulanz eines psychiatrischen Krankenhauses wahr. Die Gespräche dienen der psychischen Stabilisierung. Neben den supportiven ärztlichen Gesprächen stehen im Zentrum die Behandlung und die Versorgung mit Antidepressiva. In der Vergangenheit wurde Herr Werner in Krisenzeiten durch den Ambulanzarzt mehrfach in die psychiatrische Klinik oder bei Rückfällen zur qualifizierten Entzugsbehandlung eingewiesen. In der Zukunft ist gegebenenfalls eine weitere Suchtrehabilitation geplant. Das dafür notwendige ärztliche Gutachten wird dann durch den Ambulanzarzt erstellt, der Sozialbericht durch qualifizierte Fachkräfte Sozialer Arbeit in der Suchtberatungsstelle. Leistungsträger der Maßnahme wäre die Rentenversicherung.

Umgang mit der Erkrankung Herrn Werner werden im Laufe seines Krankheitsgeschehens nicht nur kritische Lebensereignisse, seine prekäre Wohn- und Arbeitssituation und seine fehlende Einbindung und Unterstützung schmerzlich bewusst, sondern auch seine »schrumpfenden Fähigkeiten«. Er realisiert, dass Drogen- und Alkoholkonsum sein Versuch sind, mit Stress und Frustrationen umzugehen, und dass diese Strategien selbstzerstörerisch sind. Er weiß, dass er professionelle Hilfe braucht, um wieder auf die Füße zu kommen.

Seine Hoffnungen auf die Suchtrehabilitation haben sich nicht erfüllt. Auch wenn er den Träger dafür verantwortlich macht, ist ihm klar, dass er auch selbst etwas dafür tun muss. Er ist grundsätzlich bereit, professionelle Unterstützung anzunehmen, und hofft, dass sein Betreuer und Herr Mönter ihm einen Weg zeigen können.

3.5 Fachwissen psychische Komorbidität

Komorbidität beschreibt das gleichzeitige Auftreten von mehreren psychischen und/oder somatischen Erkrankungen. Die Komorbidität zwischen einer Suchterkrankung und einer weiteren psychischen Erkrankung, auch Doppeldiagnose genannt, ist im klinischen Alltag keine Seltenheit. So gehen Schätzungen von einer Komorbiditätsrate bei Drogenabhängigen von 50 bis 70% aus (DHS 2018). Insbesondere Depressionen, generalisierte Angststörungen, soziale Phobien, Posttraumatische Belastungsstörungen und antisoziale Persönlichkeitsstörungen tauchen bei Drogenabhängigen vermehrt auf (Lieb & Isensee 2007; Wittchen u. a. 2008).

Die Komorbiditätsrate bei Alkoholmissbrauch oder Alkoholabhängigkeit liegt bei 29–37% (Soyka 2001). Schnell u. a. (2010) konnten in einer Untersuchung von 2337 Patient*innen mit Schizophrenie eine Lebenszeitprävalenz von 29,4% für eine Abhängigkeitserkrankung ermitteln. Die größten Risikofaktoren für eine Abhängigkeitserkrankung waren in dieser Untersuchung das männliche Geschlecht, Ledigsein sowie ein niedriger Ausbildungsstand.

Abbildung 3.1 Komorbiditätsraten psychischer Störungen bei Opoidabhängigkeit (nach Wittchen u. a. 2008; n = 2694)

Depressionen	57,0 %
Persönlichkeitsstörungen	31,3 %
Panikstörungen	25,3 %
Schlafstörungen	21,0 %
PTBS, akute stressbezogene Störungen	11,9 %
Psychotische Störungen	5,3 %
Alle weiteren psychischen Störungen	18,7 %

Abbildung 3.2 Komorbiditätsraten psychischer Störungen bei Alkoholabhängigkeit (nach Bronisch & Wittchen 1992; n = 455)

Phobien	14,7 %
Panikstörungen	8,7 %
Dysthymien	6,8 %
Majore Depressionen	9,8 %
Andere Substanzstörungen	5,9 %
Somatisierungsstörungen	2,0 %
Zwangsstörungen	1,0 %

3.5.1 Ätiologische Konzepte

Forschungsergebnisse lassen drei unterschiedliche Erklärungsansätze zu, wie sich neben einer psychischen Erkrankung eine weitere psychische Erkrankung oder Suchterkrankung im Leben einer Person etablieren und manifestieren kann. Lieb und Isensee (2007) beschreiben sie wie folgt:

Es existiert kein ätiologischer Zusammenhang zwischen Störung A und Störung B Die Suchterkrankung und eine weitere psychische Erkrankung treten ohne eine erkennbare Verbindung rein zufällig auf. Dies könnte der Fall sein, wenn sich die Störungen in ihrer Symptomatik ein Stück weit überlappen.

Störung A und Störung B liegen gemeinsame Faktoren zugrunde Insbesondere frühen pathogenen familiären Erfahrungen in der Kindheit, vor allem Gewalterfahrung und Vernachlässigung, muss hier eine hohe Bedeutung zugesprochen werden. Ebenso wäre ein gemeinsamer genetischer Faktor als Ursache denkbar.

Störung A und Störung B weisen eine kausale Beziehung auf Eine primär vorliegende Störung (z.B. Alkoholabhängigkeit) führt im weiteren Verlauf zu der Ausbildung einer sekundären Störung (z.B. Depression). Ebenso kann auch eine primäre Angst- oder affektive Störung zu einer sekundären Abhängigkeitserkrankung führen, wenn der Substanzkonsum im Sinne einer Selbstmedikation angewendet wird.

Einen Sonderfall stellt die drogenassoziierte oder auch drogeninduzierte Psychose dar. Sie charakterisiert, dass ihr Beginn in einem direkten Zusammenhang mit der Drogeneinnahme steht. Nach ICD-10 ist die akute Intoxikation mit Delir, die mit dem Abklingen der Drogenwirkung verschwindet, von der psychotischen Störung durch psychotrope Substanzen zu unterscheiden. Diese klingt gewöhnlich innerhalb eines Monats ab und endet vollständig innerhalb von sechs Monaten. Solche psychotischen Zustände treten, wie in Abbildung 3.3 dargestellt (S. 50), insbesondere in Verbindung mit dem Konsum von Cannabis, Kokain, Ecstasy und Halluzinogenen wie z.B. LSD oder Meskalin auf. Eggers u. a. (2010) haben für diese Klient*innen ein eigenes pädagogisch-therapeutisches Betreuungskonzept entwickelt.

3.5.2 Behandlung komorbider Störungen

In der Praxis lassen sich zudem drei verschiedene Modelle der Behandlung einer Suchterkrankung und einer weiteren psychischen Erkrankung finden. Das sequenzielle Behandlungsmodell, eine zeitlich nacheinander erfolgende Behandlung der Erkrankungen, wird häufig praktiziert. Im Rahmen des parallelen Modells werden die Störungen zeitgleich in unterschiedlichen Einrichtungen behandelt. Problematisch ist für Patient*innen der unterschiedliche Konfrontations- und Interaktionsstil in psychiatrischen und suchttherapeutischen Einrichtungen. Im integrierten Behandlungsmodell werden die unterschied-

Abbildung 3.3 Die wichtigsten Drogen und ihre Wirkqualität
(nach Gouzoulis-Mayfrank 2011, S. 257)

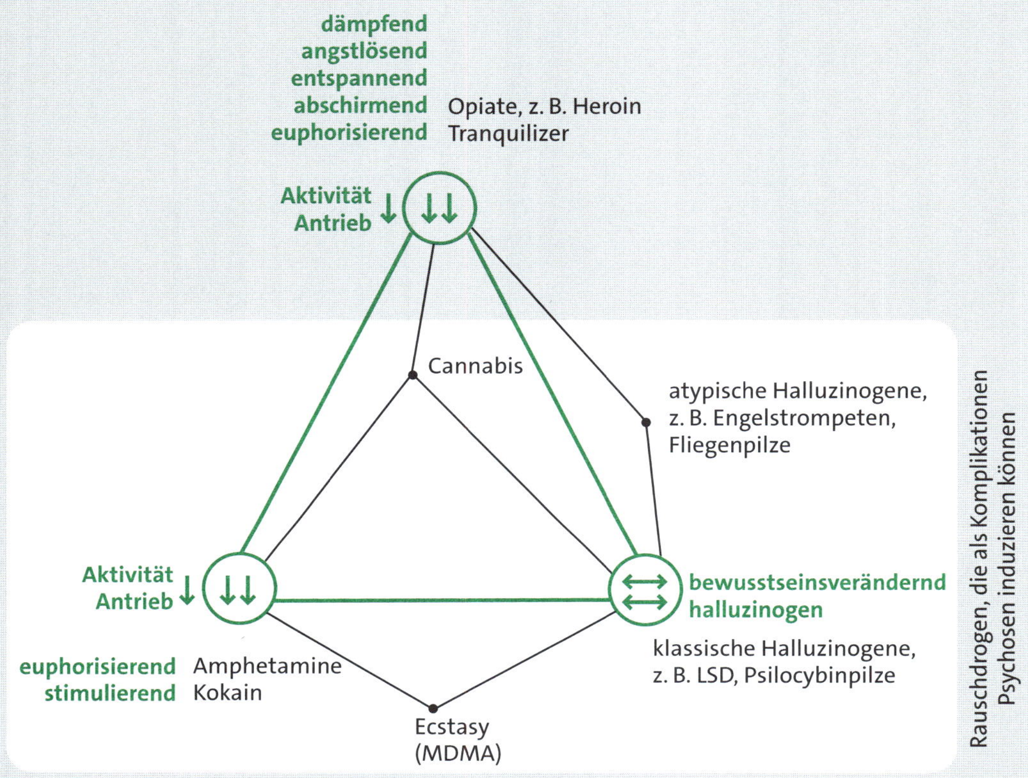

lichen Konzepte zusammengeführt und durch dieselbe Einrichtung erbracht. Diese Form der Behandlung ist aufgrund der Forschungslage zu bevorzugen (Dürsteler-MacFarland & Wiesbeck 2019; Gouzoulis-Mayfrank 2011; Schnell & Gouzoulis-Mayfrank 2011), scheitert aber häufig an den historisch parallel zueinander entstandenen Hilfesystemen der Psychiatrie, der Suchtkrankenhilfe und der Wohnungslosenhilfe, die ganz unterschiedliche Kulturen des Umgangs mit ihren Klient*innen haben.

Die Suchtkrankenhilfe wurde lange von einer Haltung der Abstinenzorientierung bestimmt. Entsprechend sollte die Suchttherapie im abstinenten Rahmen und ohne Medikamente erfolgen. Die Therapie ist eher auf eine Konfrontation mit dem problematischen Verhalten und der Lebensrealität ausgerichtet. Die

Behandlung in der Psychiatrie ist dagegen durch einen beschützenden und gewährenden Rahmen gekennzeichnet, eine Konfrontation mit der aktuellen Lebenslage steht nicht im Vordergrund. Die Wohnungslosenhilfe wiederum kommt aus einer Tradition der Fürsorge und hat keine Behandlungskonzepte, weder für psychische Erkrankungen noch für Suchterkrankungen. So kann sich ein Klient leicht, wie Wessel (2010) es formuliert, in einem »Bermudadreieck der Hilfesysteme wiederfinden«, wo gerne auf die Zuständigkeit anderer für eine Behandlung hingewiesen wird.

Erst in jüngerer Zeit wurden Anstrengungen unternommen, diese systembedingten Hürden und Grenzen zu überwinden und spezifische Angebote für komorbide Klient*innen zu entwickeln und zu etablieren. Dennoch bleiben die Hilfesysteme in ihren Grundstrukturen, Refinanzierungsmodellen, Zugängen und Schnittstellen komplex und für die Nutzer*innen, die sich in belasteten Lebenslagen befinden, nur schwer zu durchschauen. Gerade für diese Klient*innen stellt das Case Management (siehe das Kapitel B 9, »Case Management in der sozialpsychiatrischen Eingliederungshilfe«, in Bischkopf u. a. 2023) eine hilfreiche Unterstützungsmöglichkeit zur Realisierung der Teilhabe dar. Sozialarbeiter*innen übernehmen dann wie Herr Mönter die Funktion von Lots*innen im Hilfesystem, ermitteln den Hilfebedarf, planen Maßnahmen und koordinieren sie. Dies geschieht in einem zeitlich definierten Rahmen netzwerkorientiert und sektorenübergreifend (Wessel 2010).

3.5.3 Soziale Arbeit mit komorbiden Klient*innen

Mit zunehmender Komplexität der Störungen und Problemlagen kommen nicht nur die Klient*innen an ihre persönlichen Grenzen, sondern auch die Menschen, die in den Hilfesystemen mit ihnen arbeiten. Diese Patient*innen gelten als schwierig zu behandeln (schlechte Motivationslage und Compliance), haben eine ungünstige Prognose (insbesondere in Bezug auf das Therapieziel Abstinenz) und sind für das Versorgungssystem kostenintensiv. So ist es nicht verwunderlich, dass insbesondere Suchtpatient*innen mit einer schizophrenen Erkrankung oder einer Borderline-Persönlichkeitsstörung als »Systemsprenger*innen« bezeichnet werden (vgl. Niestrat 2010). Oder dass Suchtpatient*innen mit einer psychischen Komorbidität, die wiederholt stationär zur Aufnahme kommen, als »Drehtürpatient*innen« klassifiziert werden. Diese Etikettierung macht die Herausforderungen und erlebten Belastungen der Behandelnden deutlich, für die Soziale Arbeit mit diesen Klient*innen ist sie nicht hilfreich, da sie zu einer weiteren Stigmatisierung dieser Klientel führt. Die folgenden Punkte sind als Empfehlung für eine hilfreiche und nachhaltige Soziale Arbeit mit diesen Menschen zu verstehen.

Viel Zeit für den Aufbau einer tragfähigen therapeutischen Beziehung investieren Gerade die Biografien von komorbiden Klient*innen sind durch instabile, inkonsistente und pathogene Beziehungsstrukturen gekennzeichnet. Eine belastbare und als hilfreich erlebte therapeutische Beziehung ist als ein Schlüsselfaktor für den Behandlungserfolg mitverantwortlich. Nehmen Sie sich daher gerade am Anfang des Beratungs- und Betreuungsprozesses viel Zeit für den Aufbau dieser Beziehung (vgl. das Kapitel B 2, »Beziehungsaufbau und Beziehungsgestaltung«, in Bischkopf u. a. 2023).

Auf eine differenzierte Diagnostik achten Eine differenzierte und genaue Diagnostik ist insbesondere bei Menschen mit komplexen Störungsbildern unerlässlich und braucht die multiprofessionelle Zusammenarbeit im Team. Nur so können eine klare Indikation und eine entsprechende Hilfeplanung initiiert werden (vgl. das Kapitel B 3, »Psychosoziale Diagnostik«, in Bischkopf u. a. 2023). Gegebenenfalls sollte ein erfahrener Mediziner oder eine versierte Psychologin eingeschaltet werden, um eine spezifische psychiatrische Diagnose zu erhalten.

Im multiprofessionellen Team arbeiten Die Arbeit mit komorbiden Patient*innen ist Teamarbeit. Wenn möglich, sollte die Behandlung dieser Klient*innen durch ein multiprofessionelles Team, bestehend aus Psychiater*innen, Sozialarbeiter*innen, Psycholog*innen, Pflegekräften und Ergotherapeut*innen, erfolgen und sowohl die psychiatrische als auch die suchttherapeutische Behandlung integrieren.

Andere in den Behandlungsprozess einbinden Andere Professionen (z.B. niedergelassene Ärzt*innen, rechtliche Betreuer*innen), die sich nicht im eigenen Team befinden, sollten ebenso eingebunden werden. Die Hilfen müssen auf- und miteinander abgestimmt werden (vgl. das Kapitel B 9, »Case Management in der sozialpsychiatrischen Eingliederungshilfe«, in Bischkopf u. a. 2023). Klare Absprachen und eine offene Kommunikation sind hier entscheidend.

Mit den Patient*innen zusammen ein individuelles Krankheitsverständnis entwickeln Im Rahmen der Psychoedukation sollte mit den Betroffenen zusammen ein individuelles Krankheitskonzept entwickelt werden. So kann ein Verständnis der Funktionalität des Drogenkonsums sowie der Wechselwirkungen von Stress, Belastungen und psychischer Erkrankung bzw. Suchterkrankung vermittelt werden. Zudem bietet diese Perspektive Ansätze zur Verhaltensmodifikation.

Mit Blick auf den Alltag der Klient*innen eine Ressourcenperspektive einnehmen Niemand sollte auf seine Störung reduziert werden, jeder Mensch verfügt über Ressourcen. Diese stellen eine Quelle zur Reduktion der Belastungen dar und tragen erheblich zur Genesung bei. Die Ressourcen sollten im Alltag und in der Lebenswelt der Klient*innen erschlossen werden.

Kleinschrittig arbeiten und flexibel bleiben Die Arbeit mit komorbiden Klient*innen in Multiproblemlagen kann zu einer spezifischen Dynamik in Betreuungsprozessen führen. Nicht nur die Klient*innen erwarten häufig eine schnelle Verbesserung ihrer Symptomatik oder ihrer sozialen Lage, auch die Beratenden und Behandelnden wollen angesichts der massiven Belastung sehr schnell helfen. Es empfiehlt sich dagegen, kleinschrittig und flexibel vorzugehen, um beide Parteien nicht zu überfordern. Ein entschleunigter Prozess ist oftmals hilfreicher und nachhaltiger.

Auch kleine Fortschritte würdigen Auch kleine Fortschritte im Behandlungsprozess, wie z.B. das regelmäßige Erscheinen zu vereinbarten Terminen, sollte gewürdigt werden. Die Klient*innen mit ihren Stärken und Fortschritten wahrzunehmen, trägt zu einer guten therapeutischen Beziehung bei und schafft eine gute motivationale Basis für die Bearbeitung von komplexen und lang andauernden Problemlagen.

Auf konflikthafte Behandlungsphasen einrichten Konflikte im Betreuungsverlauf sind eher die Regel als die Ausnahme. Ein akuter Konflikt oder auch eine Krise bieten die Chance, einen Moment innezuhalten und das bisher gewählte Vorgehen zu überdenken. Zudem bieten akute Konflikte Hinweise, welche überdauernden Muster sich bei den Betroffenen über die Zeit hinweg etablieren konnten. An der konstruktiven Bewältigung von Konflikten können sowohl die Klient*innen als auch ihr Gegenüber wachsen. Konflikte und Krisen sind immer auch Lernfelder (vgl. Kapitel B 5, »Psychosoziale Beratung«, in Bischkopf u. a. 2023).

Supervision nutzen Insbesondere die Arbeit mit komorbiden Klient*innen in hochbelasteten Multiproblemlagen bedarf einer professionellen Reflexion des eigenen Handelns. Neben der kollegialen Beratung ist eine regelmäßige Supervision bei in diesem Feld erfahrenen Supervisor*innen unabdingbar. Dies fördert ein professionelles Handeln innerhalb der Beratung und Behandlung und trägt gleichzeitig zur Selbstfürsorge der Beratenden und Behandelnden bei (vgl. Kapitel C 5, »Selbstfürsorge und Gesundheitsförderung«, in Bischkopf u. a. 2023).

3.6 Soziale Arbeit mit Hajo Werner

Neben dem intensiven Beziehungsaufbau durch engmaschige Termine und der Abstinenzgruppe, die Herr Werner regelmäßig besucht, initiiert Herr Mönter eine erweiterte psychosoziale Diagnostik. Ergänzend zu dem halbstrukturierten Anamnesegespräch werden folgende diagnostische Instrumente eingesetzt:

Netzwerkkarte, Inklusions-Chart und biografischer Zeitbalken. Insbesondere durch die Visualisierung der Ergebnisse wird die kritische Entwicklung in den Bereichen Existenzsicherung und Funktionsfähigkeit deutlich und führt zu einer Neugewichtung der Interventionen in Absprache mit Herrn Werner und seinem Betreuer.

Mit dem Klienten werden folgende Ziele für den weiteren Beratungsverlauf vereinbart:

- Klärung der wohnlichen Situation in Kooperation mit dem gesetzlichen Betreuer. Konkret wird ein möglichst schneller Auszug bei der Schwester durch Einzug in ein Wohnheim angestrebt.
- Aufbau von tagesstrukturierenden Maßnahmen: Hajo Werner wird weiterhin darin unterstützt, regelmäßig das Abstinenz-Café zu besuchen. In Einzelgesprächen lotet Herr Mönter seine Interessen aus und bietet Herrn Werner an, diese schrittweise im »geschützten« Rahmen des Suchthilfezentrums auszuprobieren. Mittelfristiges Ziel ist eine Anbindung an das Suchthilfezentrum durch die Übernahme eines Ehrenamts, beispielsweise in Form von Thekendiensten im Abstinenz-Café. Herr Werner hat diese Option bereits in mehreren Gesprächen selbst genannt und soll darin bestärkt werden. Im Vorfeld steht jedoch die Therapie seiner körperlichen Beschwerden an.
- Hilfestellung bei der abstinenten Lebensführung, potenzielle Rückfallsituationen werden aufgearbeitet und Risikofaktoren identifiziert. Diese bestimmen auch die Suizidprophylaxe.

Ein weiteres Ziel stellt die Sicherung eines eigenen Einkommens dar, womit sich Herr Werner in Zusammenarbeit mit seinem gesetzlichen Betreuer beschäftigt. Bei der Auszahlung des Krankengeldes kommt es immer wieder zu Verzögerungen. Herr Werner bemüht sich in Kooperation mit seinem gesetzlichen Betreuer um die Auszahlung.

Unklar ist die weitere finanzielle Absicherung nach dem Auslaufen des Krankengeldes; hier kümmert sich der Betreuer um eine Klärung. Die Unklarheit belastet Hajo Werner stark und er sucht emotionale Unterstützung bei seinem Sozialarbeiter Herrn Mönter. Dieser informiert Herrn Werner, dass voraussichtlich nach Beendigung des Krankengeldes Anspruch auf Arbeitslosengeld I über das sogenannte Nahtlosverfahren nach § 145 SGB III besteht. Das beruhigt Herrn Werner.

Ein Schwerpunktthema der Beratungsgespräche ist die Wohnsituation. Herr Werner hat sich selbst zum Ziel gesetzt, für einen längeren Zeitraum in ein soziotherapeutisches Wohnheim zu wechseln, da er das Gefühl hat, mit dem

Alleinsein nicht fertig zu werden. Mit der Unterstützung von Herrn Mönter und seinem Betreuer besichtigt er mehrere Einrichtungen. Alle Wohnheime, die für ihn infrage kommen, haben allerdings eine längere Warteliste. Die Entscheidung für eine Einrichtung erleichtert ihn zwar, da er wieder eine Perspektive in seinem Leben sieht, doch macht ihm die lange Übergangszeit große Sorgen, da er es bei der Schwester kaum noch aushält. Die Klärung der Wohnsituation stellt somit keine reine Vermittlungstätigkeit dar. Herr Mönter muss intensiv auf die gereizte Gefühlslage von Herrn Werner mit all seinen Bedenken, seinen Sorgen und seinem Ärger sowie seiner krankheitsbedingten geringen Frustrationstoleranz eingehen. Das erfordert ein geduldiges, stellenweise auch konfrontatives Vorgehen, wenn Herr Werner unrealistische Vorstellungen von seiner künftigen Wohnsituation äußert. Notwendig ist auch ein Einbezug der Schwester (Netzwerkarbeit), mit der sich Herr Werner eng abstimmen möchte, sich dies aber allein nicht zutraut.

Die Übergangszeit von sechs Monaten bis zum Einzug in das soziotherapeutische Wohnheim ist für Herrn Werner belastend und mit Alkoholrückfällen und suizidalen Krisen verbunden, die eine erneute stationäre Aufnahme in der örtlichen psychiatrischen Klinik und nachfolgend eine engmaschige ambulante psychosoziale Betreuung notwendig machen. Nach Einzug in das Wohnheim ist Herr Werner zunächst erleichtert, doch kommt es auch hier zu Krisensituationen, die vor dem Hintergrund der eingeschränkten persönlichen Autonomie zu verstehen sind. Er hat Schwierigkeiten mit den Hausregeln, z.B. mit den Besuchszeiten oder dem eingeschränkten Ausgang während der Probezeit. Mit der Zeit fasst er aber Vertrauen zum Personal und zu anderen Bewohner*innen und findet seinen Lebensmut wieder. Ein Jahr nach Aufnahme in die Einrichtung ist er ohne weiteren Klinikaufenthalt stabil abstinent.

Unbefriedigend bleibt für ihn jedoch die berufliche Situation. An eine Rückkehr in seinen alten Beruf ist aufgrund der geringen psychischen Belastbarkeit nicht zu denken. Aktuell nimmt Herr Werner an ergotherapeutischen Maßnahmen in der Einrichtung teil.

3.7 Zusammenfassung

Komorbiden Suchtklient*innen mit einer Häufung von psychosozialen Problemlagen begegnen wir in der gesundheitsbezogenen Sozialen Arbeit oft. Der Umgang mit dieser Gruppe von Klient*innen erfordert von den Fachkräften der Sozialen Arbeit eine kompetente Gesprächsführung, die durch Empathie, Wertschätzung und Geduld geprägt sein muss.

Um den Blick für die biografischen Aspekte wie für die komplexe Lebenslage zu öffnen und Klient*innen dabei zu unterstützen, auch schwierige Situationen zu klären, zu lösen und stellenweise auszuhalten, sind Kenntnisse in psychosozialer Diagnostik zur Einschätzung der Situation maßgebend. Letztlich geht es darum, adäquate Interventionen auf der intrapersonellen, interpersonellen und sozioökonomischen Ebene zu initiieren, häufig in Kooperation mit dem sozialen Netzwerk und anderen professionellen Helfer*innen.

__Dario Deloie__, M. A., Fachsozialarbeiter für Klinische Sozialarbeit, Weiterbildung in Integrativer Therapie (FPI), ist seit 2013 Lehrkraft an der Fakultät für Angewandte Sozialwissenschaften der Technischen Hochschule Köln mit Schwerpunkt Methodisches Handeln in der Sozialen Arbeit.

__Prof. Dr. phil. Daniel Deimel__ ist Diplom-Sozialarbeiter, M. Sc., Suchttherapeut, Supervisor und vertritt die Klinische Sozialarbeit an der Katholischen Hochschule Nordrhein-Westfalen, Abteilung Aachen.

3.8 Vertiefungsmöglichkeiten

3.8.1 Downloadmaterial

Netzwerkkarte von Herrn Werner
Biografischer Zeitbalken von Herrn Werner
Inklusions-Chart von Herrn Werner

3.8.2 Internet

Deutsche Hauptstelle für Suchtfragen e.V. (DHS): http://www.dhs.de
Bundesverband der Elternkreise suchtgefährdeter und suchtkranker Söhne und Töchter e.V. (BVEK): http://www.bvek.org/index.html

3.8.3 Literatur

Bischkopf, J.; Deimel, D.; Walther, C.; Zimmermann, R.-B. (Hg.) (2023): Soziale Arbeit in der Psychiatrie. Lehrbuch. Stuttgart: utb / Psychiatrie Verlag.
Giertz, K.; Große, L.; Gahleitner, S. B.(Hg.) (2020): Hard to reach. Schwer erreichbare Klientel unterstützen. Köln: Psychiatrie Verlag.
Loeber, S.; Dinter, C.; Mann, K. (2011): Psychotherapie von Patienten mit Depression und Abhängigkeitserkrankung. Sucht. Zeitschrift für Wissenschaft und Praxis, 57 (5), S. 373–381.

Moggi, F. (2014): Ist eine wirksame psychosoziale Behandlung von Patienten mit Suchterkrankungen und komorbiden psychischen Störungen eine unmögliche Aufgabe? Suchttherapie. Prävention, Behandlung, wissenschaftliche Grundlagen, Jg. 15, H. 1, S. 9–15.

Walter, M.; Gouzoulis-Mayfrank, E. (Hg.) (2019): Psychische Störungen und Suchterkrankungen. Diagnostik und Behandlung von Doppeldiagnosen. 2., erweit. u. aktual. Aufl. Stuttgart: Kohlhammer.

3.9 Fragen und Übungen

1. Welche weiteren Interventionsmöglichkeiten sehen Sie im Fall von Herrn Werner? Benennen Sie drei weitere mögliche Handlungsoptionen und begründen Sie Ihr methodisches Handeln.
2. Welche Ressourcen und Belastungen können Sie im Fall Werner identifizieren? Unterscheiden Sie zwischen Ressourcen und Belastungen aus der lebensgeschichtlichen Entwicklung und der aktuellen Lebenssituation. Differenzieren Sie ferner die Ressourcen und Defizite, die in der Person bzw. im Umfeld liegen.
3. Was sind die Kennzeichen einer komorbiden Problemlage? Beschreiben Sie die Konsequenzen für die Beziehungsgestaltung.

3.10 Referenzen

Bischkopf, J.; Deimel, D.; Walther, C.; Zimmermann, R.-B. (Hg.) (2023): Soziale

Arbeit in der Psychiatrie. Lehrbuch. Stuttgart: utb / Psychiatrie Verlag.

Bronisch T.; Wittchen H.-U. (1992): Lifetime and 6-month prevalence of abuse and dependence of alcohol in the Munich Follow-up Study. European Archives of Psychiatry and Clinical Neuroscience, 241 (4), S. 273–282.

DHS – Deutsche Hauptstelle für Suchtfragen (Hg.) (2018): Drogenabhängigkeit. Suchtmedizinische Reihe, Bd. 4. 5. Aufl. Hamm.

Dürsteler-MacFarland, K.; Wiesbeck, G. A. (2019): Therapeutische Grundprinzipien bei Doppeldiagnosen. In: Walter, M.; Gouzoulis-Mayfrank, E. (Hg.): Psychische Störungen und Suchterkrankungen. 2., erw. u. aktual. Aufl., S. 76–86. Stuttgart: Kohlhammer.

Eggers, C.; Hemmerle, M. J.; Kremer, F. (2010): Intensive Betreuung von jungen Menschen mit drogenassoziierten Psychosen in einer pädagogischtherapeutischen Wohngruppe. In: Sadowski, H.; Niestrat, F. (Hg.): Psychose und Sucht, S. 72–89. Köln: Psychiatrie Verlag.

Gouzoulis-Mayfrank, E. (2011): Drogeninduzierte Psychosen. Psychiatrie und Psychotherapie up2date, 5 (5), S. 257–267.

Lieb, R.; Isensee, B. (2007): Häufigkeit und zeitliche Muster von Komorbidität. In: Moggi, F. (Hg.): Doppeldiagnosen. Komorbidität psychischer Störungen und Sucht, S. 27–58. Bern: Huber.

Niestrat, F. (2010): Doppeldiagnose Psychose und Sucht. Von Systemen, die sprengen, zu Menschen, die leiden, kämpfen und vorankommen. In: Sadowski, H.; Niestrat, F. (Hg.): Psychose und Sucht, S. 46–61. Köln: Psychiatrie Verlag.

Schnell, T.; Gouzoulis-Mayfrank, E. (2011): Psychotherapie bei Patienten mit Psychose und Sucht. Sucht, 57 (5), S. 383–392. DOI: 10.1024/0939-5911.a000134

Schnell, T.; Neisius, K.; Daumann, J.; Gouzoulis-Mayfrank, E. (2010): Prävalenz der Komorbidität Psychose und Sucht. Nervenarzt, 81 (3), S. 323–328. DOI: 10.1007/s00115-009-2862-6

Soyka, M. (2001): Alkoholismus: Psychische und soziale Folgen chronischen Alkoholismus. Deutsches Ärzteblatt, 98 (42), S. A 2732–2736.

Wessel, T. (2010): Casemanagement zur Förderung von Teilhabe für Menschen mit Doppeldiagnose. In: Sadowski, H.; Niestrat, F. (Hg.): Psychose und Sucht, S. 318–325. Köln: Psychiatrie Verlag.

Wittchen, H.-U.; Apelt, S. M.; Soyka, M.; Gastpar, M.; Backmund, M.; Gölz, J.; Kraus, M. R.; Tretter, F.; Schäfer, M.; Siegert, J.; Scherbaum, N.; Rehm, J.; Bühringer, G. (2008): Feasibility and outcome of substitution treatment of heroin-dependent patients in specialized substitution centers and primary care facilities in Germany: A naturalistic study in 2694 patients. Drug and Alcohol Dependence, 95 (3), S. 245–257. DOI: 10.1016/j.drugalcdep.2008.01.015

4 Lernfall Opioidabhängigkeit

Daniel Deimel und Norbert Scherbaum

In diesem Fall lernen Sie die Lebenssituation und Problemlagen eines Klienten mit einer Opioidabhängigkeit kennen. Im Rahmen der substitutionsgestützten Behandlung in einer Substitutionsambulanz erfolgt eine integrierte medizinische und psychosoziale Behandlung und Versorgung durch ein multiprofessionelles Team aus Ärzt*innen, Pflegekräften und Sozialarbeiter*innen.
Schlagworte: **Opioid, Heroin, Methadon, Substitutionsbehandlung, psychosoziale Betreuung (PSB)**

4.1 Lebensgeschichte und aktuelle Situation aus Sicht von René Maier

Ich bin 39 Jahre alt, in Essen geboren und habe zwei ältere Brüder. Unser Vater war gelernter Dachdecker und alkoholabhängig. Wir Kinder mussten immer wieder seine Wutausbrüche und Gewalt erleben. Meine Mutter war Hausfrau und hat immer versucht, uns vor unserem Vater zu schützen. Einmal hat er mich grün und blau geschlagen – ich weiß gar nicht mehr warum. Manchmal träume ich heute noch davon.

In der Schule habe ich bald Probleme gehabt und musste die dritte Klasse wiederholen. Ich habe dann die Hauptschule besucht, aber auch hier lief es nicht gut. Ich kam da irgendwie nicht mehr mit und bin dann da auch nicht mehr hingegangen.

So mit 13 oder 14 Jahren habe ich angefangen regelmäßig Alkohol zu trinken. Bald kamen Cannabis und Speed dazu. Bei uns in der Clique gab es ein paar ältere Jungs, die was Neues dabeihatten. Sie sagten: »Probier mal, ist echt gut, das ist Schore.« Das war das erste Mal, dass ich Heroin konsumiert habe.

Zuerst habe ich es nur gesnieft, bald geraucht. Nach ein paar Monaten brauchte ich es täglich und habe es dann gespritzt. Da war ich 17 Jahre alt. Mein jüngerer Bruder hat auch Heroin konsumiert, er ist aber inzwischen verstorben. Er hat sich vor drei Jahren umgebracht. Ich habe ihn damals tot in der Dusche gefunden. Ich vermisse ihn total. Manchmal will ich auch nicht mehr leben.

Zu meinem älteren Bruder habe ich keinen Kontakt mehr. Ich habe, nachdem ich Heroin gespritzt habe, angefangen zu stehlen und Drogen an andere zu verkaufen. Dafür war ich mehrfach im Knast. Seitdem habe ich ihn nicht mehr gesehen.

Insgesamt habe ich vier Jahre im Knast verbracht. In Haft gibt es natürlich auch Drogen, die sind nur teurer. Vermutlich habe ich mich im Gefängnis mit Hepatitis C infiziert, weil ich mir dort die Spritze mit anderen geteilt habe. Jetzt muss ich wegen der Hepatitis-Infektion eine Behandlung beginnen. Inzwischen habe ich so ungefähr 10 bis 15 stationäre Entgiftungen hinter mir, was aber immer nur für eine kurze Zeit geholfen hat.

Einmal war ich auch in stationärer Therapie und habe sie auch regulär beendet. Da ging es mir echt gut und ich war zweieinhalb Jahre clean. Ich hatte einen Job in einem Lager und eine Freundin und wurde Vater. Dann dachte ich mir, einmal ist keinmal, und habe wieder Heroin gespritzt. Erst nur alle paar Tage, dann war ich wieder drauf. Ich habe meinen Job verloren und die Beziehung ging in die Brüche. Meine Tochter habe ich seitdem nicht wieder gesehen. Ich habe dann noch meine Wohnung verloren und lebe seit einem Jahr in einem Wohnprojekt für Drogenabhängige. Freunde habe ich, bis auf Kontakte in der Drogenszene, keine mehr.

Seit einem halben Jahr bin ich in Substitutionsbehandlung und bekomme Methadon. Am Anfang habe ich noch fast täglich Alkohol getrunken oder Benzos genommen, aber seit vier Wochen nehme ich nur noch das Methadon.

Ich habe noch viel Stress mit den Behörden und Schulden. Aktuell laufen noch mehrere Strafverfahren und ich habe große Angst, dass ich wieder in den Knast muss, dann würde alles wieder von vorne losgehen. Ich würde gerne ein normales Leben führen und mein Kind wiedersehen. Ich habe aber keine Ahnung, wie es weitergehen soll.

4.2 Lebensgeschichte und aktuelle Situation aus Sicht der Fachleute

Herr Maier blickt auf eine manifeste und langjährige Heroin- und Cannabisabhängigkeit zurück. Zudem betrieb er, vor der Substitutionstherapie, regelmäßigen missbräuchlichen Konsum von Benzodiazepinen und Alkohol, was er in den ersten Monaten der Behandlung auch fortgeführt hat. Nach einer Dosisanpassung des Methadons konnte er den Konsum von Benzodiazepinen und Alkohol einstellen. Auch gingen die Nebenwirkungen des Substituts, wie Schlafstörungen und starkes Schwitzen, nach einiger Zeit deutlich zurück. Inzwischen ist er in der Behandlung gut angekommen.

René Maier leidet neben der Abhängigkeitserkrankung unter einer komorbiden depressiven Verstimmung mit phasenweise suizidalen Gedanken. Es besteht zudem, aufgrund der Gewalterfahrungen in der Kindheit, die Verdachtsdiagnose einer Posttraumatischen Belastungsstörung (PTBS). Ferner wurde eine Hepatitis-C-Infektion diagnostiziert. Eine differenzialdiagnostische Abklärung der psychischen Komorbidität sowie die Behandlung der Hepatitis-Infektion sind indiziert und müssen zeitnah begonnen werden. Sein Zahnstatus ist sehr schlecht, was offenbar mit der langjährigen unzureichenden Körperhygiene und mangelnden zahnmedizinischen Versorgung in Verbindung steht. René Maier hat einen schlechten körperlichen Allgemeinzustand. Er ist abgemagert und wirkt älter als 39. Zudem hat er, aufgrund des intravenösen Drogenkonsums, vernarbte Unterarme.

René Maier kommt aus zerrütteten familiären Verhältnissen und begann bereits in der Jugend, Drogen zu konsumieren. Er hat die Schule abgebrochen und verfügt über keine Ausbildung und nennenswerte Berufserfahrung, er hat einige Jahre in Haft verbracht. Herr Maier ist sozial desintegriert und sein Lebensmittelpunkt befindet sich in der örtlichen Drogenszene. Zu seiner Herkunftsfamilie und seiner leiblichen Tochter besteht aktuell kein Kontakt. Er lebt in einem Wohnprojekt für Drogenkonsument*innen. Die Sozialarbeiterin des Wohnprojektes hat ihn an die Substitutionsambulanz vermittelt.

4.3 Beziehungsaufbau und Beziehungsgestaltung

Im Kontakt ist René Maier freundlich und zugewandt, redet allerdings sehr leise. Es zeigt sich sehr bald, dass Herr Maier sehr unsicher ist, wenn es um den Kontakt mit offiziellen Stellen und Behörden geht. Er kann zwar lesen, hat aber große Probleme, Schriftstücke aufzusetzen.

In der Substitutionsambulanz arbeiten zwei Psychiater, zwei medizinische Fachangestellte und drei Sozialarbeiterinnen in einem multidisziplinären Team zusammen. Zu Beginn der Behandlung führen die jeweiligen Professionen separate Anamnesegespräche. Die gewonnenen Informationen werden in einer gemeinsamen Patientenakte zusammengetragen und in einer Fallbesprechung diskutiert. Gegenstand sind neben der Suchtanamnese und der psychiatrischen Diagnostik eine medizinische Grunduntersuchung sowie eine pflegerische Anamnese. Durch die Sozialarbeiterinnen wird eine umfangreiche psychosoziale Diagnostik inklusive Suchtentwicklung, juristischer Probleme, Wohnsituation, familiärer Verhältnisse und finanzieller Situation erstellt. Auf Grundlage der erhobenen Daten wird zusammen mit Herrn Maier ein individueller Behandlungsplan erstellt. Durch die tägliche Substitutvergabe in der Ambulanz und den regelmäßigen Kontakt zu den Mitarbeiter*innen entsteht eine Bindung an die Ambulanz und das Behandlungsteam, welche für eine langfristige Behandlung wichtig ist.

Zu den wöchentlichen Einzelgesprächen mit dem zuständigen Sozialarbeiter kommt Herr Maier pünktlich und lässt sich sehr gut auf die Betreuung ein. Er unterzeichnet eine gegenseitige Schweigepflichtentbindung gegenüber den Mitarbeiter*innen der Wohneinrichtung und dem Team der Substitutionsambulanz, damit die einzelnen Aspekte der Betreuung aufeinander abgestimmt werden können.

4.4 Fachwissen Trauma und Sucht

Ein Trauma ist, im klinischen Sinne, ein kurz oder lang anhaltendes Ereignis oder Geschehnis von außergewöhnlicher Bedrohung oder katastrophalem Ausmaß, das nahezu bei jedem Menschen tiefgreifende Verzweiflung auslösen würde (Hecker & Maercker 2015).

Traumatische Ereignisse lassen sich hinsichtlich ihrer Dauer (kurz versus langfristig) sowie in Bezug auf ihren Entstehungshintergrund (akzidentiell, d.h. zufällig auftretend, [Typ I] versus intentional von Menschen verursacht [Typ II]) unterscheiden. So sind Traumatisierungen vom Typ I in der Regel durch akute Lebensgefahr und Überraschung gekennzeichnet (z.B. Naturkatastrophe, schwerer Verkehrsunfall, berufsbedingtes Trauma), Traumatisierungen vom Typ II dagegen durch wiederkehrende traumatische Einzelereignisse und durch eine geringe Vorhersagbarkeit des weiteren Geschehens (z.B. sexueller Missbrauch in der Kindheit oder dem Erwachsenenalter, Geiselhaft, Folter, Kriegserleben).

Als dritten Typus lassen sich medizinisch bedingte Traumatisierungen beschreiben, welche durch akute Notfälle, z.B. kardial oder pulmonal, chronische lebensbedrohliche Erkrankungen oder schwere medizinische Eingriffe wie etwa Defibrillationsbehandlung auftreten können. Auch bei kompliziertem Behandlungsverlauf und mutmaßlichen Behandlungsfehlern werden Traumatisierungen erlebt (Maercker 2013).

Sowohl Traumata des Typs I als auch des Typs II können in einer Posttraumatischen Belastungsstörung (PTBS) münden, wobei wiederkehrende Traumatisierungen des Typs II, die durch Menschen verursacht wurden, zu einer komplexen Posttraumatischen Belastungsstörung (K-PTBS) führen können, die mit einer erheblich höheren Symptombelastung verbunden ist (Hecker & Maercker 2015). Eine PTBS geht mit drei zentralen Symptomgruppen einher (Maercker 2013):

Intrusionen (Wiedererleben Die Betroffenen sind an das Erlebte ungewollt gebunden und werden wiederkehrend in Form von Bildern, Geräuschen und Ähnlichem an das Geschehen erinnert und von diesen Erfahrungen überflutet.

Numbing (Vermeidung) Die Betroffenen versuchen, die überflutenden Gedanken und Eindrücke abzuschalten und Situationen zu vermeiden, die mit dem Trauma in Verbindung stehen. Hinzu kommen häufig ein Abflachen von Gefühlen, ein zunehmender sozialer Rückzug und so eine Entfremdung von anderen Menschen.

Hyperarousal (Übererregbarkeit) Hierbei handelt es sich um körperliche Reaktionen auf das traumatische Ereignis. Die Erregungsschwelle der Betroffenen ist gesenkt und Belastungen werden schneller und nachhaltiger erlebt. Zu den Reaktionen gehören eine erhöhte Wachsamkeit (Hypervigilanz) und starke Schreckhaftigkeit sowie Ein- und Durchschlafstörungen. Diese Reaktionen werden von den Betroffenen häufig nicht mit dem Trauma in Verbindung gebracht.

Eine PTBS kann diagnostiziert werden, wenn bestimmte Kombinationen der einzelnen Symptome der jeweiligen Symptomgruppen vorliegen. Abbildung 4.1 (s. Seite 64 f.) stellt die Diagnosekriterien einer PTBS nach der ICD-10, dem DSM-5 und der ICD-11 in einer Übersicht dar.

Die meisten Menschen erleben im Laufe ihres Lebens traumatische Ereignisse. Die Einmonatsprävalenz für eine PTBS liegt in der deutschen Allgemeinbevölkerung bei 2,3% (Maercker u.a. 2008). Die Wahrscheinlichkeit, eine PTBS zu erleiden, steigt mit der Anzahl der erlebten traumatisierenden Ereignisse (sogenannter »Baustein-Effekt«, siehe Maercker & Hecker 2016). Die Wahrscheinlichkeit, eine PTBS auszubilden, hängt auch mit der Art der Traumatisierung zusammen.

Im Folgenden wird die Häufigkeit einer PTBS nach einzelnen Traumatisierungen aufgeführt (Maercker & Hecker 2016):

- Sexualisierte Gewalt im Erwachsenenalter: 37–50%
- Kindesmissbrauch: ca. 35%

Abbildung 4.1 Diagnostische Kriterien der Posttraumatischen Belastungsstörung

ICD-10	
A	Die Betroffenen sind einem kurz oder lang anhaltenden Ereignis oder Geschehen von außergewöhnlicher Bedrohung mit katastrophalem Ausmaß ausgesetzt, das nahezu bei jedem tiefgreifende Verzweiflung auslösen würde
B	Anhaltende Erinnerungen oder Wiedererleben der Belastung mit Hier-und-Jetzt-Qualität (Flashbacks, Nachhallerinnerungen), sich wiederholende Träume oder innere Bedrängnis in Situationen, die der Belastung ähneln oder mit ihr im Zusammenhang stehen
C	Umstände, die der Belastung ähneln oder mit ihr im Zusammenhang stehen, werden – anders als vorher – möglichst vermieden
D 1. 2.	Entweder 1. oder 2 Teilweise oder vollständige Unfähigkeit, einige wichtige Aspekte der Belastung zu erinnern Anhaltende, vor der Belastung unbekannte Symptome mit 2 der folgenden Merkmale: • Ein- und Durchschlafstörungen • Reizbarkeit oder Wutausbrüche • Konzentrationsschwierigkeiten • Hypervigilanz • Erhöhte Schreckhaftigkeit
E	Die Kriterien B, C und D treten innerhalb von 6 Monaten nach dem Belastungsereignis auf

(Wiggers u. a. 2020, S. 328)

	DSM-5	ICD-11
A	Bedrohung mit Tod, ernsthafter Verletzung oder sexueller Gewalt auf mindestens eine der folgenden Arten: • direktes Erleben • persönliches Miterleben bei anderen Personen • erfahren, dass traumatische Ereignisse (Gewalt, Unfälle) einem Familienmitglied oder einem engen Freund widerfahren sind • wiederholte Konfrontation mit starke Ablehnung auslösenden Details eines traumatischen Ereignisses (z. B. bei Ersthelfern und Polizisten)	Extrem bedrohliches oder erschreckendes Ereignis bzw. Ereignisse
B	Mindestens ein Symptom wiedererleben, das auf das traumatische Ereignis bezogen ist und nach diesem aufgetreten ist	Wiedererleben in der Gegenwart in der Form von Albträumen, intrusiven Erinnerungen oder Flashbacks
C	Eine auf das traumatische Ereignisfolgende anhaltende Vermeidung von Reizen, die mit dem Ereignis verbunden sind	Vermeidung traumabezogener Erinnerungen bzw. Erinnerungsanlässe
D	Negative Veränderungen der Kognitionen und der Stimmung im Zusammenhang mit dem traumatischen Ereignis	Erhöhte Wachsamkeit oder gesteigerte Schreckreaktion durch subjektive Wahrnehmung einer anhaltenden Bedrohung
E	Anhaltende Symptome eines erhöhten Erregungsniveaus und übersteigerter Reaktivität im Zusammenhang mit dem traumatischen Ereignis	
F	Störungsbild besteht länger als ein Monat	Störungsbild besteht mindestens einige Wochen; signifikante Beeinträchtigung des Funktionsniveaus in sozialen, beruflichen oder anderen wichtigen Bereichen
G	Klinisch bedeutsames Leiden oder Beeinträchtigung in sozialen, beruflichen oder anderen bedeutsamen Funktionsbereichen	
H	Das Störungsbild ist nicht auf physiologische Effekte von Substanzen oder eines medizinischen Krankheitsfaktors zurückzuführen	

- Kriegserleben: 25–38%
- Schwere körperliche Gewalt: ca. 11%
- Schwere Unfälle: 7–11%
- Zeuge sein von Unfällen und Gewalt: 2–7%
- Feuer, Naturkatastrophen: 0–5%

Menschen, die eine Substanzabhängigkeit aufweisen, haben eine vier- bis zehnfach erhöhte Wahrscheinlichkeit, eine PTBS zu entwickeln (Celenk u.a. 2013). Die Lebenszeitprävalenz für eine PTBS liegt bei Suchtpatient*innen, je nach Studie, bei 26–52%. Gründe hierfür liegen u.a. in den deutlich häufiger auftretenden Missbrauchserfahrungen, Vernachlässigungen und Gewalterfahrungen in der frühen Kindheit (Wieland & Klein 2018). Darke (2013) gibt in einer Übersicht an, dass ein Drittel bis über die Hälfte der Heroinabhängigen sexuell missbraucht wurden, wobei heroinabhängige Frauen doppelt so häufig von sexuellem Missbrauch betroffen waren wie heroinabhängige Männer. In einer australischen Untersuchung mit 615 heroinabhängigen Menschen konnte gezeigt werden, dass 92% aller Studienteilnehmenden jemals im Leben traumatische Erfahrungen und 81% multiple traumatische Erfahrungen gemacht haben. Die Kriterien der Lebenszeitprävalenz für eine PTBS wurden von 41% der Opioidkonsument*innen erfüllt (Mills u.a. 2005). Celenk u.a. (2013) ermittelten in einer Schweizer Studie mit substituierten Opiatabhängigen einen Anteil von 37% mit PTBS.

Einerseits kann der Opioidkonsum im Sinne der Selbstmedikationshypothese (Khantzian 2013) als Versuch einer Selbstbehandlung der PTBS-Symptomatik verstanden werden. Andererseits führen eine Opioidabhängigkeit und die damit oftmals verbundenen Lebensbedingungen häufig zu weiteren Traumatisierungen, etwa Gewalt in der Drogenszene, sexueller Missbrauch, Sexarbeit zum Gelderwerb, wiederkehrend erlebte Überdosierungen (Kapfhammer 2022).

Nicht selten zeigen sich in der Einzelfallarbeit transgenerationale Verläufe von traumatischen Erfahrungen und Substanzabhängigkeit. Nicht verarbeitete Traumata wirken demnach generationsübergreifend. Die Vernachlässigungen und Gewalterfahrungen, die Kinder mit traumatisierten, suchtmittelabhängigen Eltern gemacht haben, können also Ausdruck einer Reproduktion von traumatischen Erfahrungen eines suchtkranken Elternteils sein, gleichzeitig besteht das Risiko, dass das Kind diese Erfahrungen als Erwachsene selbst in die nächste Generation trägt (Stachowske 2012).

4.5 Psychosoziale Diagnostik und Teilhabe

Im Rahmen der psychosozialen Betreuung für Substituierte (PSB) wird eine umfangreiche psychosoziale Diagnostik durch den zuständigen Sozialarbeiter, Herrn Czernik, durchgeführt.

Materielle Absicherung René Maier ist arbeitslos und bezieht Leistungen der Grundsicherung. Im Rahmen der psychosozialen Betreuung wird eine Übersicht über das Schuldenaufkommen erstellt. Seine Schulden belaufen sich aktuell auf rund 13.000 Euro bei fünf Gläubigern. Hierbei handelt es sich überwiegend um nicht bezahlte Handyrechnungen sowie ausstehende Ratenzahlungen bei einem Online-Händler, bei dem Herr Maier elektronische Geräte bestellt hat, um diese dann zur Finanzierung seiner Abhängigkeitserkrankung sofort weiterzuverkaufen. Da es sich bei den Schulden weder um offene Zahlungen bei einem Energieversorger noch um Geldstrafen handelt, werden sie von Herrn Czernik als nicht existenzbedrohend eingestuft. Zu einem späteren Zeitpunkt will er den Kontakt zu der örtlichen Schuldnerberatungsstelle herstellen.

Klärung der rechtlichen Position Die sozialrechtliche Position kann formal als gesichert eingestuft werden. Herr Maier ist arbeitslos und lebt von Grundsicherung nach dem SGB II. Er ist gesetzlich krankenversichert und hat damit formalen Zugang zum Gesundheitssystem.

Da er im Strafvollzug gearbeitet hat, konnte René Maier ausreichend Anwartschaften in der Rentenversicherung erwerben, um einen sozialrechtlichen Zugang zur Entwöhnungsbehandlung (Suchttherapie) für Abhängigkeitserkrankte zu bekommen.

Herr Maier berichtet, dass noch »ein paar Strafverfahren offen sind«, ohne die Angaben zu präzisieren. Er hat sämtliche relevanten Unterlagen der örtlichen Staatsanwaltschaft verloren. Herr Czernik nimmt daher sowohl mit der Staatsanwaltschaft als auch mit dem Strafverteidiger von Herrn Maier Kontakt auf.

Eine mögliche Inhaftierung möchte René Maier unbedingt vermeiden. Es wird deutlich, dass ihn die Vorstellung dieser Situation massiv belastet und ängstigt. Zudem würde eine Inhaftierung dem Behandlungserfolg der Substitutionsbehandlung und auch einer psychosozialen Stabilisierung deutlich entgegenwirken.

Wohnsituation und Selbstversorgung René Maier lebt in einer Einrichtung für wohnungslose Drogenkonsument*innen. Er wohnt mit einem anderen Bewohner in einem Zweibettzimmer. In der Gemeinschaftsküche kann er sich sein eigenes Essen zubereiten. Herr Maier kommt in der Einrichtung zwar gut klar, vermisst aber den privaten Rückzugsraum.

Er hat eine Kostenzusage für die nächsten zwölf Monate für das Wohnprojekt und möchte in dieser Zeit eine eigene Wohnung finden.

Tagesstruktur, Beschäftigung und Arbeit Der Alltag von Herrn Maier ist durch Langeweile und eine grundsätzliche Perspektivlosigkeit geprägt. Seine Arbeitslosigkeit und fehlende berufliche Perspektiven belasten ihn sehr. Sein Traum ist es, eine Ausbildung als Schreiner zu beginnen, was aber aufgrund des fehlenden Schulabschlusses zumindest mittelfristig als unrealistisch erscheint.

René Maier verbringt seine Tage damit, sich nach der Methadonvergabe in der Ambulanz entweder in der örtlichen Drogenszene, einer Kontaktstelle für Drogenabhängige oder in dem Wohnprojekt, in dem er aktuell wohnt, aufzuhalten. Manchmal verkauft er in der Innenstadt eine Wohnungslosen-Zeitung, um sich etwas Geld dazuzuverdienen.

Soziales Netz Die Analyse der sozialen Beziehungen, welche mithilfe einer egozentrierten Netzwerkkarte erhoben wurde, zeigte, dass René Maier seinen Lebensmittelpunkt und auch seine sozialen Kontakte in der Drogenszene hat. Soziale Beziehungen zu seiner Herkunftsfamilie (dem älteren Bruder) sowie zu seiner Ex-Partnerin und der gemeinsamen Tochter bestehen nicht mehr. Er vermisst seine Tochter sehr und wünscht sich, wieder mit ihr in Kontakt zu kommen.

Herr Maier ist sozial sehr isoliert und hat außerhalb des Hilfesystems keinerlei drogenfreie soziale Kontakte. Zudem fehlt die tägliche Basis an sozialen Beziehungen, wie sie durch eine geregelte Arbeit erzielt werden kann.

Kulturelle Teilhabe Dieser Lebensbereich ist dadurch geprägt, dass Herr Maier seit seiner Kindheit Fan des lokalen Fußballvereins ist. Er verfügt über ein umfangreiches und beeindruckendes Fachwissen über die Historie und aktuelle Situation von Rot-Weiss Essen. Leider kann sich Herr Maier Eintrittskarten zu den Spielen nicht leisten. Diese kulturelle Teilhabe bleibt ihm somit verwehrt. Ansonsten hört Herr Maier gerne Rockmusik aus den 1980er und 1990er Jahren.

Sicherstellung der Wirksamkeit der ärztlichen, nicht ärztlichen und ärztlich verordneten Leistungen Herr Maier ist gesetzlich krankenversichert. Die Substitutionsbehandlung ist eine Regelleistung der Krankenversicherung und die psychosoziale Betreuung durch Herrn Czernik wird von der Kommune finanziert. Herr Maier ist weder an eine hausärztliche, zahnärztliche noch an eine psychiatrische Praxis angebunden. Die Behandlung der Hepatitis-C-Infektion soll dennoch zeitnah erfolgen, um eine weitere Chronifizierung und Verschlimmerung zu vermeiden, Herr Czernik unterstützt ihn bei der Suche nach einem Facharzt.

Herr Maier hat große Angst vor dem Zahnarzt und war seit Jahren nicht mehr dort. Aufgrund seines schlechten Zahnstatus sollte auch eine zahnärztliche Behandlung bald erfolgen.

Die vermutete Posttraumatische Belastungsstörung bedarf einer differenzialdiagnostischen Abklärung und die Behandlung der Depression und der Ängste einer spezifischen psychiatrischen und psychotherapeutischen Unterstützung. Leider konnte Herr Czernik bislang keine psychotherapeutische Praxis finden, die bereit ist, Herrn Maier zu behandeln.

Umgang mit der Erkrankung Herr Maier hat gute Strategien entwickelt, sich im Hilfesystem zurechtzufinden und sich Hilfe zu holen, wenn er sie benötigt. Bisher konnte er allerdings kein eigenes Krankheitskonzept entwickeln: »Ich weiß nicht, warum gerade ich süchtig wurde.« Zentraler Aspekt in der psychosozialen Betreuung soll deshalb neben der sozialen und strafrechtlichen Stabilisierung die Entwicklung eines Krankheitskonzeptes hinsichtlich der eigenen Suchterkrankung sein.

4.6 Soziale Arbeit mit René Maier

Die Substitutionsbehandlung ist in aller Regel eine stabilisierende Langzeitbehandlung (maintenance treatment). Indem durch die Gabe des Substitutionsmittels das Verlangen nach Heroin sowie Entzugssymptome unterdrückt werden, gelingt es der Mehrheit der so Behandelten, auf die Einnahme von Heroin zu verzichten. Da viele Probleme von Heroinabhängigen durch die Beschaffung und den Konsum der teuren und illegalen Droge unter unhygienischen Bedingungen (zumindest bei täglichem Konsum) bedingt sind, bedeutet die Reduktion des Heroinkonsums eine vielfältige Entlastung der Betroffenen. In seltenen Fällen ist die Substitutionsbehandlung eine Übergangsbehandlung durch langsame Abdosierung des Substitutes und gegebenenfalls Vermittlung in eine stationäre Entwöhnungsbehandlung mit dem Ziel, ein gänzlich opioidfreies Leben (also auch unter Verzicht auf ein Substitutionsmittel) zu führen.

Im Fall von Herrn Maier wird die Substitutionsbehandlung als Langzeitbehandlung ausgerichtet. Nachdem eine tragfähige Arbeitsbeziehung aufgebaut und die drohende Inhaftierung durch Absprachen mit der Staatsanwaltschaft abgewendet wurde, kann ein weitergehender Behandlungsplan erstellt werden. Die zu erreichenden Ziele erarbeiten Herr Czernik und Herr Maier zusammen. Der Fokus liegt in der sozialen Stabilisierung und (Re-)Integration, insbesondere in Bezug auf die Wohn- und Arbeitssituation von Herrn Maier.

Durch die langfristige Begleitung wird ein Raum eröffnet, in dem sich Herr Maier niedrigschwellig mit der eigenen Suchterkrankung auseinandersetzen und positive Beziehungserfahrungen machen kann. Die psychosoziale Betreuung wirkt auch hinsichtlich der traumatischen Erfahrungen stabilisierend und ist ein sicherer Ort für Herrn Maier. Da die Opioidabhängigkeit eine chronisch verlaufende Erkrankung ist, ist im Regelfall die Substitutionsbehandlung zeitlich nicht limitiert – dies gibt René Maier Sicherheit.

Herr Czernik unterstützt auch Herrn Maiers Kontaktaufnahmeversuche zu seiner Tochter. Die Mutter wehrt sich lange dagegen. Erst als Herr Maier mit Unterstützung von Herrn Czernik zwei Jahre später einen Job als Regalauffüller bei einer Supermarktkette findet und auch eine kleine Wohnung, ist sie bereit, darüber zumindest zu sprechen. Diese Aussicht macht Herrn Maier Hoffnung, aber er hat auch Angst, im Job zu versagen und dann seine Wohnung wieder zu verlieren. Ein Absetzen des Methadons kann er sich nicht vorstellen und die regelmäßigen Gespräche mit Herrn Czernik bleiben wichtig für ihn.

4.7 Zusammenfassung

Opioidabhängigkeit ist eine schwere chronische Erkrankung, welche sowohl mit schweren somatischen als auch psychischen Begleit- und Folgeerkrankungen verbunden ist. Viele Suchtpatient*innen haben schwerwiegende traumatische Erfahrungen in ihrer Kindheit und auch im Erwachsenenalter gemacht. Daher bedarf es einer traumasensiblen Suchtbehandlung.

Die substitutionsgestützte Behandlung stellt die Regelbehandlung Opioidabhängiger dar. Im Rahmen der integrierten psychosozialen Betreuung wird an der Stabilisierung und Verbesserung der psychosozialen Situation der Patient*innen gearbeitet. Die Substitutionsbehandlung erfolgt im besten Fall in einem abgestimmten Behandlungsplan zwischen den behandelnden Ärzt*innen, medizinischen Fachangestellten und Sozialarbeiter*innen. Daher bedarf es in einem hohen Maß der Kooperation und Kommunikation zwischen den beteiligten Professionen.

Prof. Dr. phil. Daniel Deimel *ist Diplom-Sozialarbeiter, M. Sc., Suchttherapeut, Supervisor und vertritt die Klinische Sozialarbeit an der Katholischen Hochschule Nordrhein-Westfalen, Abteilung Aachen.*

Prof. Dr. med. Norbert Scherbaum *ist Psychiater und Psychotherapeut, Klinikdirektor an der LVR-Universitätsklinik Essen und Professor an der medizinischen Fakultät der Universität Duisburg-Essen.*

4.8 Vertiefungsmöglichkeiten

4.8.1 Internet

Trauma und Sucht: http://www.trauma-und-sucht.de

4.8.2 Literatur

Darke, S. (2013): Heroinabhängigkeit im Lebenslauf. Typische Biografien, Verläufe und Ergebnisse. Bern: Huber.

DeGPT – Deutschsprachige Gesellschaft für Psychotraumatologie e.V. u.a. (2019): S3-Leitlinie Posttraumatische Belastungsstörung. AWMF online. https://www.awmf.org/leitlinien/detail/ll/155-001.html (02.12.2022).

Deimel, D. (2013): Psychosoziale Behandlung in der Substitutionstherapie. Praxis Klinischer Sozialarbeit. Marburg: Tectum.

Deimel, D.; Stöver, H. (Hg.) (2015): Psychosoziale Dimensionen der Suchttherapie. Rausch. Wiener Zeitschrift für Suchttherapie, 4 (1), S. 1–74.

Gouzoulis-Mayfrank, E.; Scherbaum, N. (2022): Drogenabhängigkeit. In: Voderholzer, U.; Hohagen, F. (Hg.): Therapie psychischer Erkrankungen – State of the Art. 17. Aufl., S. 61–77. München: Urban & Fischer.

Schecke, H. (2024, in Vorbereitung): Trauma und Sucht. In: Deimel, D.; Moesgen, D.; Schecke, H. (Hg.): Soziale Arbeit in der Suchthilfe. Lehrbuch. Stuttgart: utb / Psychiatrie Verlag.

Scherbaum, N. (2007): Substitutionstherapie bei Opiatabhängigkeit. Psychiatrie und Psychotherapie up2date, 1 (6), S. 401–412. DOI: 10.1055/s–2007–970959

Scherbaum, N. (2016): Opiate. In: Batra, A.; Bilke-Hentsch, O. (Hg.): Praxisbuch Sucht. 2. Aufl., S. 158–173. Stuttgart: Thieme.

Specka, M.; Scherbaum, N. (2011): Die Psychotherapie Drogenabhängiger in Substitutionsbehandlung. Sucht, 57 (5), S. 347–352.

4.9 Fragen und Übungen

1. Wie schätzen Sie die psychosoziale Situation von Herrn Maier ein? Welche Belastungen und Ressourcen können Sie identifizieren?
2. Welche Behandlungsschritte würden Sie im Rahmen der PSB einleiten? Priorisieren Sie diese und begründen Sie Ihre Entscheidung.
3. Recherchieren Sie die Angebote zur Substitutionsbehandlung und psychosozialen Betreuung in Ihrer Kommune.

4. Die S3-Leitlinie »Opioidbezogene Störungen« soll 2024 vorgelegt werden. Informieren Sie sich auf der Internetseite der AWMF über diese Leitlinie und lesen Sie diese nach ihrer Fertigstellung: https://www.awmf.org/leitlinien/detail/anmeldung/1/ll/076-012.html

4.10 Referenzen

Celenk, S.; Huber, C.; Borgwardt, S.; Stieglitz, R.-D.; Olbrich, H. (2013): Posttraumatische Belastungsstörung bei opiatabhängigen methadonsubstituierten Patienten. Zeitschrift für Psychiatrie, Psychologie und Psychotherapie, 61 (3), S. 180–188. DOI: 10.1024/1661-4747/a000157

Darke, S. (2013): Heroinabhängigkeit im Lebenslauf. Typische Biografien, Verläufe und Ergebnisse. Bern: Huber.

Hecker, T.; Maercker, A. (2015): Komplexe posttraumatische Belastungsstörung nach ICD-11. Psychotherapeut, 60 (6), S. 547–562. DOI: 10.1007/s00278-015-0066-z

Kapfhammer, H. P. (2022): Zur Komorbidität von Posttraumatischer Belastungsstörung und Sucht in biopsychosozialer Perspektive. Neuropsychiatrie: Klinik, Diagnostik, Therapie und Rehabilitation, 36 (1), S. 1–18. DOI: 10.1007/s40211-020-00384-4

Khantzian, E. J. (2013): Addiction as a self-regulation disorder and the role of self-medication. Addiction, 108 (4), S. 668–669. DOI: /10.1111/add.12004

Maercker, A. (2013): Symptomatik, Klassifikation und Epidemiologie. In: Maercker, A. (Hg.): Posttraumatische Belastungsstörungen. 4. Aufl., S. 13–34. Heidelberg: Springer.

Maercker, A.; Forstmeier, S.; Wagner, B.; Glaesmer, H.; Brähler, E. (2008): Posttraumatische Belastungsstörungen in Deutschland. Nervenarzt, 79 (5), S. 577–586. DOI: 10.1007/s00115-008-2467-5

Maercker, A.; Hecker, D. (2016): Trauma- und Gewaltfolgen – psychische Auswirkungen. Bundesgesundheitsblatt – Gesundheitsforschung – Gesundheitsschutz, 59 (1), S. 28–34. DOI: 10.1007/s00103-015-2259-6

Mills, K. L.; Lynskey, M.; Teesson, M.; Ross, J.; Darke, S. (2005): Post-traumatic stress disorder among people with heroin dependence in the Australian treatment outcome study (ATOS): prevalence and correlates. Drug and alcohol dependence, 77 (3), S. 243–249. DOI: 10.1016/j.drugalcdep.2004.08.016

Stachowske, R. (2012): Aktuelle Sucht und Trauma in früheren Generationen. Fakten und Konsequenzen für die Suchttherapie. Psychotherapie im Dialog, 13 (4), S. 69–72.

Wieland, N.; Klein, M. (2018): Substanzbezogene Störungen und traumatische Erfahrungen in der Kindheit. Suchttherapie, 19 (2), S. 66–75. DOI: 10.1055/a-0582-1751

Wiggers, A.; Stierle, C.; Rolvering-Dijkstra, M. (2020): Alles Trauma? Ein aktueller Blick auf die »Posttraumatische Belastungsstörung«. Psych up2date, 14 (04), S. 327–343. DOI: 10.1055/a-0889-3497

5 Lernfall Multipler Substanzkonsum

Henrike Schecke

In dieser Falldarstellung erfahren Sie, wie sich die Behandlung substanzbezogener Störungen von Cannabinoiden und Stimulanzien durch ein multiprofessionelles Team gestalten lässt. Hierzu gehören die Diagnostik sowie die Klärung der sozialen Situation. In diesem Fall werden zudem die Besonderheiten der sozialarbeiterischen Begleitung junger Erwachsener dargestellt, die sich häufig unter den Konsument*innen von Cannabinoiden und Stimulanzien finden lassen.
Schlagworte: **Abhängigkeitssyndrom, Cannabiskonsum, Stimulanzien, Veränderungsmotivation, transtheoretisches Modell der Veränderung**

5.1 Lebensgeschichte und aktuelle Situation von Julia Becker

Ich wäre nicht hier, wenn mir meine Mutter nicht die Wohnung verboten hätte. Sie war so schockiert, als sie gemerkt hat, dass ich täglich rauche, auch in Gegenwart meiner jüngeren Schwester. Ich will das eigentlich auch nicht, aber es hat sich so ergeben und es macht mich einfach ruhiger und offener.

Angefangen hat eigentlich alles, als mein Stiefvater gestorben ist. Ich glaube, wenn der Krebs ihn nicht geholt hätte, wäre alles anders gekommen. Meine Mutter war richtig down und musste gleichzeitig mehr arbeiten, weil nun das Geld knapp war.

Zunächst habe ich nur am Wochenende geraucht, aber bald auch, wenn meine Mutter nicht da war. Ich bin dann auch nicht mehr zur Schule gegangen, weil in der Whatsapp-Gruppe der Klasse plötzlich gemeine Fotos und Videos von mir aufgetaucht sind. Wenn ich hingegangen bin und schon gesehen habe, dass mich jemand angegrinst hat, hatte ich schon genug. Die Klassenlehrerin hat das irgendwann mitgekriegt und die Schulpsychologin eingeschaltet. Die wollte, dass ich eine Therapie mache. Ich hatte auch ein paar Gespräche, aber immer hieß es, ich müsse mit dem Cannabis aufhören, und das wollte ich nicht. Ich hab dann die Schule gewechselt und erst mal ist alles besser geworden. Ich habe eine echt gute Freundin gefunden und zu ihrer Clique gehöre ich seitdem dazu. Auf einem Festival ist mir dann mal Speed angeboten worden und ich fand das echt cool, dass ich mit den anderen bis morgens feiern und tanzen konnte. Schöner Nebeneffekt war, dass ich durch Speed weniger Hunger hatte und alle plötzlich meine Figur toll fanden.

Erst seit ein paar Wochen merke ich, dass ein Zahn immer wieder wehtut und wackelt. Ich frage mich schon, ob das mit dem Drogenkonsum zu tun hat. Schließlich habe ich Joints geraucht wie andere Zigaretten, und wenn ich ehrlich bin, weiß ich, dass das nicht so gut ist, ich sehe das ja auch an anderen in der Szene.

Mein Traum ist es, mit Kindern zu arbeiten als Erzieherin oder Kinderkrankenschwester. Das Praktikum, das ich gerade in einer Kindertagesstätte mache, hat mir gezeigt, dass das wirklich das ist, was ich gerne machen will. Meine Chefin hat aber gesagt, dass ich erst nach einer Therapie wiederkommen darf.

Toll fände ich es, wenn ich mit meiner besten Freundin zusammen die Therapie machen könnte. Bei ihr schlafe ich gerade und es wäre wohl für uns beide gut, wenn wir das mit den Drogen in den Griff bekämen.

5.2 Lebensgeschichte und aktuelle Situation aus Sicht der Fachleute

Julia Becker ist bei Therapiebeginn 19 Jahre alt. Wie sie später erzählen wird, sei sie zunächst mit beiden Elternteilen aufgewachsen, die Eltern hätten sich jedoch getrennt, als Frau Becker drei Jahre alt gewesen sei. Sie sei dann bei der Mutter geblieben und habe den Vater nach dessen Umzug in eine andere Stadt nur noch sehr selten gesehen, aktuell bestehe kein Kontakt.

Frau Beckers Mutter habe erneut geheiratet, als Julia Becker sechs Jahre alt gewesen sei. Sie habe eine jüngere Halbschwester, die gerade zwölf geworden sei. Die Mutter habe als Altenpflegerin zunächst in Teilzeit gearbeitet, seit dem Tod des Stiefvaters vor allem nachts, weil das besser bezahlt werde. Mit dem Stiefvater habe sich Frau Becker immer gut verstanden, er sei eine enge Bezugs- und Vertrauensperson gewesen. Sein Krebstod habe der ganzen Familie »den Boden unter den Füßen weggezogen«.

Julia Becker habe sich danach viel um die jüngere Schwester kümmern müssen, da die Mutter einerseits psychisch sehr durch den Tod des Partners belastet gewesen sei, andererseits durch die Nachtschichten oft sehr müde gewesen sei. Frau Becker selbst habe sich in dieser Zeit sozial immer mehr zurückgezogen und Ängste entwickelt, in die Schule zu gehen. Sie habe sich den anderen Jugendlichen gegenüber fremd gefühlt in ihrer Trauer und habe keine Freude an gemeinsamen Aktivitäten mehr gehabt. In dieser Zeit habe sie erstmals Cannabis konsumiert, was sie durch den Sohn einer Nachbarin kennengelernt und bezogen habe. Durch den Konsum habe sie sich etwas »leichter« gefühlt und habe ihre Traurigkeit und Ängstlichkeit besser aushalten können.

Zunächst habe sie nur am Wochenende geraucht. Später aber auch in der Woche, vor allem wenn die Mutter Nachtdienst gehabt habe und nicht zu Hause gewesen sei. Den Schulbesuch habe sie mehr und mehr gemieden. Durch zahlreiche Fehlstunden habe Frau Becker eine Klasse wiederholen müssen und habe dann die Schule gewechselt, weil sie in der neuen Klasse nicht mit den Mitschüler*innen zurecht gekommen sei. Man habe sie ausgegrenzt und sie habe Mobbing erlebt. So habe man heimlich Fotos und Videos von ihr aufgenommen und online verbreitet, falsche Profile in sozialen Medien unter ihrem Namen angelegt und sie über Messengerdienste beschimpft und beleidigt. Die Klassenlehrerin habe irgendwann die Schulpsychologin hinzugezogen. Diese habe empfohlen, eine Psychotherapie zu beginnen, da sie Anzeichen einer Depression bei Frau Becker festgestellt hatte. Frau Becker habe dann auf mehreren Wartelisten gestanden, aber letztlich keine Therapie begonnen, da sie nicht, wie von den Therapeut*innen verlangt, den Cannabiskonsum habe einstellen wollen.

An der neuen Schule sei sie besser mit den anderen Jugendlichen ausgekommen. Sie habe sich einen kleinen Freundeskreis aufgebaut und sei auch wieder zu Partys eingeladen gewesen oder mit Freunden feiern gegangen. In dieser Zeit habe sie erstmals Amphetamine (Szenename »Speed«) konsumiert. Zunächst nur bei Partys oder Festivals, sie habe dann länger und ausdauernder feiern und tanzen können und sei offener auf andere Menschen zugegangen. Im weiteren Verlauf habe sie außerdem festgestellt, dass der Konsum das Hungergefühl herunterreguliere, wodurch sie Gewicht abgenommen habe und sich damit sehr wohlgefühlt habe und viel positive Rückmeldungen für ihre Figur bekommen habe. Allerdings habe sie neuerdings auch Zahnprobleme und frage sich, ob dies mit ihrem Drogenkonsum in Zusammenhang stehen könnte.

Durch den mittlerweile täglichen Cannabiskonsum habe sie zudem immer mehr mit Antriebsstörungen zu kämpfen. Um morgens besser in den Tag zu starten und den Alltag zu bestreiten, »ziehe« sie mittlerweile täglich »Speed«, insgesamt etwa ein halbes Gramm. Wenn sie am Wochenende feiern gehe, könne es auch mehr werden. Das könne sie jedoch nicht nachhalten, da sie beim Feiern immer mit ihrer besten Freundin gemeinsam konsumiere und es »mal so, mal so« sei, wie viel sie zur Verfügung hätten. Wenn jemand Kokain dabeihabe und ihr eine »Line« angeboten werde, nehme sie die gelegentlich auch, kaufe aber selbst kein Kokain.

Julia Becker hat die Schule vor einem Jahr mit einem Hauptschulabschluss verlassen. Aktuell absolviert sie eine berufsvorbereitende Maßnahme des Jobcenters für junge Erwachsene. Im dazugehörigen Praktikum in einer Kindertagesstätte ist ihrer Chefin aufgefallen, dass Frau Becker unter Drogeneinwirkung zur Arbeit erschienen ist. Sie hat ihr gesagt, dass Frau Becker das Praktikum erst fortführen darf, wenn sie eine Therapie beginnt, andernfalls werde ihr gekündigt.

Im ersten Kontakt ergaben sich erste Hinweise darauf, dass Julia Becker noch ambivalent im Hinblick auf eine Veränderung ihres Substanzkonsums ist. Ambivalenz und Unsicherheit bei der Initiierung von Veränderung des Substanzkonsums ist ein typisches Phänomen in der Arbeit mit Klient*innen mit substanzbezogenen Störungen und sollte bei der Gestaltung der professionellen Arbeitsbeziehung stets mitbedacht und berücksichtigt werden.

Julia Becker sucht erstmals professionelle Hilfe auf und hat noch keine Therapie absolviert. Deshalb ist es sehr wichtig, Frustration und Misserfolg beim ersten Kontakt mit dem Hilfesystem zu vermeiden. Die jetzt vorliegende soziale Situation von Julia Becker hat sich in den letzten Wochen und Monaten verschlechtert. Seit sie intoxikiert bei ihrer Praktikumsstelle erschienen ist, droht dort eine Kündigung.

Zudem ist Julia Becker derzeit ohne eigene Wohnung, da die Mutter sich weigert, die Tochter weiter zu beherbergen. Aktuell lebt Frau Becker in der Wohnung ihrer Freundin, gemeinsam mit deren Partner, der mit Cannabis und Amphetaminen handelt und diese selbst auch konsumiert. Die damit einhergehende Verfügbarkeit von Substanzen im Haushalt und der Konsum ihrer Freundin und deren Partner ist für das Erreichen und Erhalten einer Abstinenz als nicht förderlich anzusehen.

Der tägliche Substanzkonsum geht bereits mit negativen psychischen, körperlichen und sozialen Folgen einher. Zumindest in der Anamnese gibt es Hinweise auf eine depressive Episode.

Nach den diagnostischen Kriterien der ICD-10 werden die Diagnose Abhängigkeitssyndrom durch Cannabinoide (F12.2) sowie ein Abhängigkeitssyndrom durch Stimulanzien (F15.2) vergeben. Ob die aktuellen Antriebsstörungen Folge des Substanzkonsums oder einer weiteren depressiven Episode sind, kann differenzialdiagnostisch erst nach Erreichen einer Abstinenz oder einer deutlichen Konsumreduktion bestimmt werden.

5.3 Beziehungsaufbau und Beziehungsgestaltung

Während der berufsvorbereitenden Maßnahme hat Julia Becker Vertrauen zu der dortigen Sozialarbeiterin, Frau Yilmaz, gefasst, mit ihr offen über ihren Substanzkonsum gesprochen und sie um Unterstützung bei der Suche nach Therapiemöglichkeiten gebeten. Dabei sind sie auf das Angebot der offenen Suchtsprechstunde in der psychiatrischen Klinik gestoßen.

In der Folge erscheint Julia Becker zum Erstgespräch in der offenen Sprechstunde der psychiatrischen Institutsambulanz mit dem Schwerpunkt substanzbezogene Störungen. Diese ist einer möglichen stationären oder teilstationären Entzugssyndrombehandlung vorgeschaltet, um das geeignete Behandlungssetting für die Patient*innen zu identifizieren. Allein die Klinik aufzusuchen, habe Frau Becker sich nicht getraut und ihre zuständige Sozialarbeiterin der berufsfördernden Maßnahme um Begleitung gebeten. Frau Beckers äußeres Erscheinungsbild ist durch modische und gepflegte Kleidung und aufwendiges Make-up gekennzeichnet. Sie sucht erstmals eine psychiatrische Klinik auf, um sich über Möglichkeiten der Entzugssyndrombehandlung und anschließende Therapiemöglichkeiten zu informieren. Im Gespräch mit einem Psychologen der Klinik wirkt sie zunächst unsicher, aber freundlich im Kontakt. Im Verlauf des Erstgespräches gewinnt sie zunehmend an Sicherheit und schildert offen ihre aktuelle Situation und Symptomatik und umreißt ihre Lebensgeschichte. Sie berichtet, dass sie etwas Angst vor einer stationären Behandlung habe, da es ihr schwerfalle in einer neuen Gruppe Anschluss zu finden. Sie bringt dies mit den negativen Erfahrungen von Ausgrenzung in der Schule in Verbindung. Sie fragt, ob in der Klinik die Möglichkeit eines Einzelzimmers bestehe. Da dies nicht der Fall ist, zeigt sich Frau Becker etwas enttäuscht und verunsichert. Dass sie die Entgiftung nicht gleichzeitig mit ihrer besten Freundin antreten kann, missfällt ihr ebenfalls.

5.4 Soziale Diagnostik und Teilhabe

Materielle Absicherung Julia Becker bezieht Leistungen der Grundsicherung nach dem Zweiten Sozialgesetzbuch (SGB II). Die von Kündigung bedrohte Praktikumsstelle findet im Rahmen einer berufsfördernden Maßnahme des Jobcenters statt. Sollte diese Maßnahme durch den Verlust der Praktikumsstelle abgebrochen werden müssen, steht eine finanzielle Sanktion seitens des Jobcenters im Raum.

Erschwerend kommt hinzu, dass der weiterhin unterhaltspflichtige leibliche Vater der Patientin wechselnd erwerbslos und wieder in Beschäftigung ist. Wenn er durch sein Einkommen ausreichend Geld zur Verfügung hat, muss er der Patientin Unterhalt zahlen, was sich auf die Ansprüche an Leistungen des Jobcenters auswirkt. Dies führt zusätzlich zu einer anhaltenden Unsicherheit der Patientin, was ihre finanzielle Situation angeht, da in der Vergangenheit der Unterhalt verzögert oder gar nicht gezahlt wurde.

Es bleibt unklar, wie Frau Becker den täglichen Substanzkonsum finanziert, da die dafür nötigen finanziellen Mittel das Budget der Patientin übersteigen oder zumindest für den Rest des Lebensunterhaltes fehlen.

Rechtliche Position Julia Becker bezieht Leistungen nach SGB II. Sie nimmt an einer berufsfördernden Maßnahme für junge Erwerbslose unter 25 Jahren teil. Ein Krankenversicherungsschutz besteht über eine gesetzliche Krankenversicherung. Bislang ist Julia Becker nicht sozialversicherungspflichtig beschäftigt gewesen.

Wohnsituation und Selbstversorgung Bis dato wurde Julia Becker als Mitglied einer Bedarfsgemeinschaft eingestuft, zu der Mutter und Töchter zählen. Die Mutter erhält aufgrund ihres geringen Einkommens mit einer Teilzeitstelle in einem Altenheim Leistungen nach SGB II als »Aufstockerin«. Dass Julia Becker gegenwärtig nicht in der Wohnung der Mutter lebt, weiß das Jobcenter erst seit Kurzem. Die aktuelle Wohnsituation bei der Freundin und deren Partner ist nicht durch einen Untermietvertrag oder Ähnliches geregelt und somit ebenfalls instabil und auf das Wohlwollen der Freundin und des Partners angewiesen.

Tagesstruktur, Beschäftigung und Arbeit Frau Becker befindet sich in einer berufsvorbereitenden Maßnahme für junge Erwerbslose unter 25 Jahren. Zurzeit besucht sie lediglich den theoretischen Teil der Maßnahme, da sie ihr Praktikum aktuell nicht fortführen darf. Da das Praktikum in diesem Abschnitt der Maßnahme den größten Teil der Zeit ausmacht, hat Frau Becker durch den Wegfall des Praktikums kaum berufliche Verpflichtungen. Dies führt dazu, dass Frau Becker sehr viel Zeit des Tages nichts zu tun hat.

Der lange und intensive Konsum von Cannabis hat zudem zu einer deutlichen Antriebsstörung geführt. Es fällt Julia Becker daher schwer, sich selbst eine Tagesstruktur zu erstellen und einzuhalten. Den fehlenden Antrieb kompensiert sie mit dem Konsum von Stimulanzien. Dies führt jedoch immer wieder dazu, dass sie sehr unruhig ist, abends nicht einschlafen kann und dann Cannabis raucht, um in den Schlaf zu finden.

Soziales Netz Julia Becker lebte bis vor Kurzem mit ihrer Mutter und ihrer jüngeren Halbschwester in einem Haushalt. Das Verhältnis ist sehr belastet, seit der Mutter das Ausmaß des Substanzkonsums der Tochter klar geworden ist. Sie sei wütend und enttäuscht von ihrer Tochter.

Zum leiblichen Vater der Patientin besteht kaum Kontakt. Frau Becker verbringt viel Zeit mit ihrer besten Freundin und hat zudem einen kleinen Bekanntenkreis, den sie hauptsächlich zum Feiern und »Chillen« trifft. Im Umfeld konsumieren nach eigenen Angaben alle Personen Drogen oder Alkohol, lediglich das Ausmaß unterscheidet sich. Ihre beste Freundin und sie wollen nun gemeinsam das Konsumverhalten verändern und sich darin gegenseitig unterstützen.

Kulturelle Teilhabe Früher hat Julia Becker gerne Handball gespielt und ist auch im Verein aktiv gewesen. Da sie gerne mit Kindern arbeitet, hat sie als Jugendliche auch bei der Betreuung der Kindermannschaften geholfen. In den letzten Jahren hat sich ihr Fokus aber so stark auf den Drogenkonsum verschoben, dass Julia Becker nicht mehr aktiv Handball gespielt hat oder im Verein aktiv gewesen ist.

Sicherstellung der Wirksamkeit der ärztlichen, nicht ärztlichen und ärztlich verordneten Leistungen Bislang ist Julia Becker nicht in psychiatrischer Behandlung gewesen. Im Verlauf der Beratung in der Ambulanz kann sie auch einen ärztlichen Termin wahrnehmen. Wenn Julia Becker bislang körperlich krank war, ist sie noch zu ihrem Kinder- und Jugendarzt gegangen, da sie zu diesem Vertrauen hat. Perspektivisch sollte eine hausärztliche Versorgung etabliert werden, da sie den Kinder- und Jugendarzt nur noch bis zum 21. Lebensjahr aufsuchen kann.

Umgang mit der Erkrankung Julia Becker sucht eigeninitiativ die Ambulanz auf und äußert ein Veränderungsanliegen. Das Therapieziel wird indirekt formuliert. Sie möchte ihre berufsfördernde Maßnahme wieder aufnehmen und mit Kindern arbeiten dürfen. Auch der »Rausschmiss« durch die Mutter habe einen Veränderungswunsch initiiert. Beide Faktoren wirken auf den ersten Blick extrinsisch motiviert und deuten auf eine ambivalente Veränderungsmotivation hin. Dies sollte im Verlauf berücksichtigt werden und auch nach intrinsischen Motivationsfaktoren gesucht werden.

5.5 Fachwissen Transtheoretisches Modell der Veränderung

Das transtheoretische Modell nach Prochaska und DiClemente (1982) beschreibt fünf Stadien der Veränderungsmotivation menschlichen Verhaltens. Das Modell findet vor allem bei der Motivierung zu gesundheitsförderlichem Verhalten Anwendung, also wenn es z.B. um die Steigerung körperlicher Aktivität geht oder um gesunde Ernährung oder die Verringerung von Substanzkonsum. Die Autoren gehen davon aus, dass Veränderungsprozesse in fünf aufeinanderfolgenden Stadien ablaufen, auch wenn ein »Rückfall« in vorherige Stadien jederzeit möglich ist. So ergibt sich ein dynamisches Modell der Veränderung von Gesundheitsverhalten (vgl. Abb. 5.1). Die Übergänge zwischen den einzelnen Stadien sind fließend.

Abbildung 5.1 Das transtheoretische Modell der Veränderung
(in Anlehnung an Prochaska und DiClemente 1982)

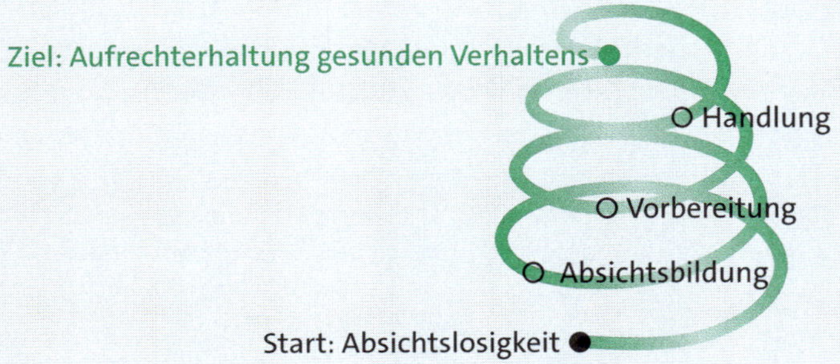

In der praktischen Anwendung ist es besonders im Kontext der Suchthilfe hilfreich, da hier ein oftmals langjähriges, potenziell gesundheitsschädigendes Verhalten verändert werden will. Es bietet sich an, im Gespräch mit den Klient*innen zunächst das Stadium der Veränderungsmotivation zu identifizieren und dann das eigene professionelle Handeln daran auszurichten (vgl. Abb. 5.2, S. 82). Zum Beispiel kann es zu Reaktanz und Widerstand bei Klient*innen kommen, wenn sie noch in der Ambivalenzphase sind und die beratende Person schon von konkreten Interventionen und Handlungsschritten (z.B. einer Entgiftung) spricht. Hier kann die Methode des »Motivational Interview« hilfreich sein (siehe S. 134 f. in diesem Buch).

5.6 Soziale Arbeit mit Julia Becker

Im ersten Schritt wird im multiprofessionellen Team der Suchtambulanz gemeinsam mit Frau Becker erarbeitet, welches Behandlungssetting für sie geeignet ist. Das vorrangige Ziel von Frau Becker ist es, so schnell wie möglich wieder ihr Praktikum aufnehmen zu können. Um dies möglich zu machen,

Abbildung 5.2 Stadien der Verhaltensänderung und Interventionsmöglichkeiten in der Suchthilfe

Stadium	Situation	Praktische Intervention im professionellen Kontext der Suchthilfe
Absichtslosigkeit (»Precontemplation«)	Die Person beabsichtigt keine Verhaltensänderung und hält diese nicht für notwendig. Beispiel: »Kiffen ist doch viel besser als Alkohol und der ist legal. Wenn alle mehr Gras rauchen würden, wäre die Welt ein friedlicherer Ort!«	Vermittlung neutraler Informationen über die Substanzwirkungen und mögliche negative gesundheitliche und soziale Folgen Vermittlung von Risikominimierungsstrategien
Absichtsbildung (»Contemplation«)	Die Person denkt über eine Verhaltensänderung in naher Zukunft nach. Beispiel: »Ich würde mich bestimmt besser konzentrieren können, wenn ich nicht kiffen würde, und teuer ist es auch! Aber das Kiffen entspannt mich einfach im stressigen Alltag.«	Ambivalenzförderung: Gegenüberstellung der kurz- und langfristigen Vor- und Nachteile bei Verhaltensänderung oder bei Beibehaltung des alten Verhaltens
Vorbereitung (»Preparation«)	Konkrete Schritte zur Verhaltensänderung werden eingeleitet. Beispiel: »Im neuen Jahr höre ich auf, ich habe schon einen Termin in einer Beratungsstelle gemacht, um mir professionelle Tipps zu holen.«	Unterstützung bei der Suche nach geeigneten Hilfsangeboten (z.B. Therapievermittlung, Selbsthilfegruppen, Online-Angebote)
Handlung (»Action«)	Die Verhaltensänderung wir initiiert. Beispiel: »Seit zwei Tagen habe ich nicht mehr gekifft und ich habe die erste Sitzung der Online-Selbsthilfegruppe besucht!«	Anwendung evidenzbasierter Interventionen zur Behandlung substanzbezogener Störungen
Aufrechterhaltung (»Maintenance«)	Das neue gesündere Verhalten wird beibehalten. Beispiel: »Seit drei Monaten kiffe ich nicht mehr, aber gestern auf dem Konzert war es echt hart, nicht mit den anderen einen Joint rauchen zu können, fast wäre ich schwach geworden.«	Erarbeitung von Strategien zur Rückfallprophylaxe Verhaltensanalyse von Rückfallsituationen Bestärkung und Anerkennung der Anstrengungen Aufsuchen von Selbsthilfegruppen

will sie den Substanzkonsum einstellen. Bei Patient*innen mit cannabis- und stimulanzienbezogenen Störungen wird häufig eine Kombination von zunächst ambulanten motivierenden Einzel- und Gruppentherapien mit anschließender teil- oder vollstationärer Entzugssyndrombehandlung gewählt. Dies erscheint auch für Frau Becker eine passende Herangehensweise. Kostenträger für die ambulante und (teil-)stationäre Therapie in einem psychiatrischen Krankenhaus sind die Krankenversicherungen. Um diese Leistungen in Anspruch nehmen zu können, muss lediglich ein Krankenversicherungsschutz bestehen. Eine abgeschlossene Entzugssyndrombehandlung und Substanzabstinenz bei Aufnahme sind Voraussetzung für weitere Therapien.

Während der ambulanten Therapiephase berät der Sozialdienst zu weiteren Therapiemöglichkeiten nach dem Entzug. Sollte dies für Frau Becker infrage kommen, kann auch eine anschließende Entwöhnungsbehandlung beantragt werden. Die Entwöhnungsbehandlung ist eine Rehabilitationsleistung und wird in der Regel von den Rentenversicherungsträgern finanziert. Bei jungen Patient*innen kommt jedoch auch die Krankenversicherung als Kostenträger infrage, wenn die Patient*innen noch nicht oder nicht ausreichend lang in die Rentenversicherung einbezahlt haben. Eine Entwöhnungsbehandlung muss beim Kostenträger beantragt werden. Hierzu gehören eine Suchtanamnese, ein eingehender Sozialbericht sowie eine ärztliche Untersuchung. Die Antragstellung erfolgt in der Regel durch Sozialarbeiter*innen in ambulanten Suchtberatungsstellen. In einzelnen Fällen und bei vorhandener Kapazität erfolgt auch eine nahtlose Weitervermittlung aus der stationären Entzugssyndrombehandlung in eine Entwöhnungsbehandlung.

Junge Patient*innen erleben das Verlassen des sozialen Umfeldes für eine mehrmonatige stationäre Therapie häufig als abschreckend, da der Kontakt zur Peergroup unterbrochen wird. Dies kann Ambivalenz im Hinblick auf die Therapie verstärken. Wird eine stationäre Entwöhnungsbehandlung vorzeitig abgebrochen, kann dies dazu führen, dass ein später erneut gestellter Antrag abgelehnt wird, da die Erfolgsaussichten nach einem Abbruch als geringer eingeschätzt werden. Der Aufbau einer stabilen Veränderungs- und Therapiemotivation ist daher ein wichtiger Bestandteil der Arbeit im ambulanten Setting.

Bei Frau Becker sind zudem existenzsichernde Maßnahmen zu ergreifen. Dazu gehören die finanzielle Absicherung und der Erhalt der berufsfördernden Maßnahme. Dies dient dem Lebensunterhalt, aber auch der Tagesstrukturierung. Für das Geltendmachen der wechselnden Ansprüche an das Jobcenter durch die schwankenden Unterhaltsverpflichtungen und -zahlungen des leiblichen Vaters braucht Julia Becker Unterstützung.

Auch die prekäre Wohnsituation wird angegangen. Als Alternative zum Leben bei der Freundin kommt eine eigene Wohnung mit ambulant Betreutem Wohnen oder eine betreute Wohngemeinschaft für junge Volljährige in Betracht. Der Sozialdienst strebt die Klärung in einer Teilhabeplankonferenz mit den regionalen Einrichtungen und Kostenträgern der Jugendhilfe und der Kommunen an.

Nicht vom Tisch ist auch eine mehrmonatige stationäre Entwöhnungsbehandlung. Wenn Julia Becker zeitnah einen Platz bekommt, kann die Suche nach einer geeigneten Wohnsituation auch Bestandteil der dortigen stationären Therapie sein.

5.7 Zusammenfassung

Der Lernfall beschreibt die Situation einer jungen Erwachsen mit cannabis- und stimulanzienbezogener Störung. Zentral ist die gemeinsame Identifikation der Behandlungsziele und eines hierfür geeigneten Therapiesettings. Hierbei kommen motivierende ambulante Einzel- und Gruppentherapien, eine teilstationäre oder stationäre Entzugssyndrombehandlung in einem psychiatrischen Krankenhaus und eine anschließende stationäre Entwöhnungsbehandlung infrage.

Genauso wichtig wie der Umgang mit den Symptomen der Störungen ist die Beachtung der Bereiche Wohnen und Arbeit. In der Lebensphase des jungen Erwachsenenalters werden wichtige Weichen für die berufliche Zukunft gestellt, sodass immer ein Fokus auf beruflicher Qualifikation liegen sollte. Die Wohnsituation sollte stabilisiert werden. Hier können ein eigenes Mietverhältnis, gegebenenfalls mit ambulant Betreutem Wohnen, oder eine betreute Wohngemeinschaft für junge Erwachsene sinnvoll sein. Bei der professionellen Arbeit mit der Patientin spielen motivierende Gesprächsführung und die Förderung von Veränderungsmotivation eine wichtige Rolle. Ambivalenz und Unsicherheit bei der Veränderung des Konsumverhaltens sind häufig, gehören zum Störungsbild dazu und sollten nicht persönlich genommen werden.

Dr. Dipl.-Psych. Henrike Schecke *ist Psychologische Psychotherapeutin im LVR-Klinikum Essen.*

5.8 Vertiefungsmöglichkeiten

5.8.1 Downloadmaterial

Antrag auf Weiterbewilligung der Leistungen zur Sicherung des Lebensunterhalts nach dem Zweiten Buch Sozialgesetzbuch (SGB II) der Mutter von Julia Becker, Christiane Becker

5.8.2 Internet

In Vorbereitung, geplante Fertigstellung Oktober 2023: S3-Leitlinie Behandlung Cannabisbezogener Störungen: https://www.awmf.org/leitlinien/detail/anmeldung/1/ll/076-005.html

5.8.3 Literatur

Kremer, G.; Schulz, M. (2020): Motivierende Gesprächsführung in der Psychiatrie. Köln: Psychiatrie Verlag.

Miller, W. R.; Rollnick, S. (2015): Motivierende Gesprächsführung. 3. Aufl. Freiburg im Breisgau: Lambertus.

5.9 Fragen und Übungen

1. Welchem Stadium der Veränderungsmotivation nach Prochaska und DiClemente würden Sie Frau Becker zuordnen?
2. Welche positiven Effekte sind für den Cannabis- und Amphetaminkonsum von Frau Becker erkennbar?
3. Inwiefern hat aus Ihrer Sicht das soziale Umfeld einen Einfluss auf den Substanzgebrauch von Frau Becker? Welche Ressourcen und Risikofaktoren können Sie ausmachen?
4. Welche besonderen Herausforderungen und Chancen ergeben sich bei jungen Erwachsenen mit substanzbezogenen Störungen für die Soziale Arbeit?

5.10 Referenzen

Prochaska, J. O.; DiClemente, C. C. (1982): Trans-theoretical therapy: Toward a more integrative model of change. Psychotherapy: theory, research, practice, training, 19 (3), S. 276–288. DOI: 10.1037/h0088437

6 Lernfall Pathologisches Spielen

Hilke Dirks

In diesem Fallbeispiel erfahren Sie, wie sich pathologisches Glücksspielen auf Betroffene und deren Angehörige auswirkt und welche psychosozialen Bedarfe sich daraus im Rahmen der Suchtberatung ergeben.
Schlagworte: **Glücksspielsucht, Sportwetten, Suchtberatung, Suchttherapie, Schulden**

6.1 Lebensgeschichte und aktuelle Situation aus Sicht von Roberto Rossi

Ich bin großer Fußballfan, Fußball war für mich schon immer wichtig im Leben, ich habe früh angefangen, im Verein zu spielen. Mein großer Traum war es, Fußballprofi zu werden. Leider habe ich das wegen einer Verletzung nicht geschafft, das war eine schwere Zeit für mich. Ich habe dann angefangen, regelmäßig auf Fußballspiele zu wetten. Irgendwann war ich bei Spielen nur noch damit beschäftigt, meine Wettscheine im Blick zu behalten. Dass ich ein Problem habe, war mir da eigentlich längst bewusst. Nur – die Spielsucht hat gesagt: »Noch ein, zwei Wetten und dann bekommst du deine Probleme in den Griff.« Das ging mehrere Jahre so. Am Ende blieben über 35.000 Euro Schulden.

Mit 19 habe ich das erste Mal gewettet, ab und zu ging ich mit Kumpels in Wettbüros. Schnell wurde das Wetten zur Sucht. Ich ging immer öfter allein in Wettbüros und wettete auch online auf meinem Handy. Die Beträge wurden immer höher, manchmal 250 Euro am Tag. Ich wettete meistens auf Fußball, und das weltweit. In Apps analysierte ich vorherige Partien. Asien, Sibirien oder Südamerika – es war mir egal, ich habe überall auf Spiele gewettet. Ich bin mit dem Gedanken ans Spielen ins Bett gegangen, konnte oft schlecht einschlafen, weil ich mir Strategien für den nächsten Tag zurechtgelegt habe, bin aufgewacht und dann ging es wieder los. Am Ende nahm ich auch von meiner Freundin Geld, brachte Wertsachen zum Pfandleiher. Dann kam der große Knall.

6.2 Lebensgeschichte und aktuelle Situation aus Sicht der Fachleute

Roberto Rossi ist 29 Jahre alt und lebt in einer süddeutschen Großstadt. Er ist als Einzelkind bei seinen leiblichen Eltern aufgewachsen, seine Eltern stammen aus Italien. Die Familie ist sehr groß, er hat viele Cousinen und Cousins, ein Teil der Verwandtschaft lebt ebenfalls in Deutschland, der andere Teil lebt in Italien. Es besteht ein gutes Verhältnis zur Familie. Seine Mutter beschreibt er als warmherzig und unterstützend, seinen Vater als streng und leistungsorientiert.

Herr Rossi hat nach seinem Hauptschulabschluss keine Berufsausbildung absolviert, da er zu dieser Zeit Fußball als Leistungssport betrieben hat und nach der Schule eine Karriere als Fußballprofi anstrebte. Er hat in verschiedenen Fußballvereinen gespielt, war sehr erfolgreich und ein ehrgeiziger Spieler. Er hat stets viel Druck gespürt, sportliche Erfolge zu erbringen. Durch eine Verletzung platzte sein Traum vom Profifußballer und er musste mit dem Leistungssport aufhören, was ihn sehr belastet hat.

Roberto Rossi lebt seit vier Jahren in einer festen Partnerschaft, seine Freundin und er leben gemeinsam in einer Mietwohnung. Herr Rossi hat immer wieder wechselnde Jobs, beispielsweise als Kellner oder als Lagerarbeiter, meist ist er in mehreren Jobs gleichzeitig tätig.

Den ersten Kontakt zum Glücksspiel hatte Roberto Rossi mit 17 Jahren. In dieser Zeit verabredete er sich gelegentlich mit Freunden zu Pokerrunden, bei denen kleinere Geldbeträge gesetzt wurden. Herr Rossi hat öfter mal gewonnen, die Abende in Gesellschaft machten Spaß und er freute sich über die Gewinne.

Mit 19 Jahren ging er eine Zeit lang mit einem Freund in eine Spielhalle in der Nähe vom Hauptbahnhof, um dort an Automaten zu spielen. Nach anfänglicher Neugier verlor Herr Rossi aber schnell den Spaß daran. Bessere Erfahrungen machte er im Sportwettbüro. Zunächst interessierte er sich nur für Fußball, schließlich kennt er sich mit den Mannschaften und in den verschiedenen Ligen gut aus. Bei einer der ersten Wetten lag er direkt richtig.

Nach dem Training schaute er in der Folge regelmäßig im Wettbüro in seiner Nähe vorbei. Schnell schloss er dort ein paar Bekanntschaften und wurde freundschaftlich empfangen. Gewinne und Verluste wechselten sich ab. »Dadurch, dass ich vorher schon die eine oder andere Wette gewonnen hatte, habe ich mir gedacht: Gut, ich habe Ahnung von Fußball, habe selbst gespielt. Mit ein bisschen Sachverstand ist das eine relativ sichere Sache.«

Nach und nach stiegen seine Einsätze, Roberto Rossi ging immer mehr Risiken ein. Er verfolgte die aktuellen Spiele und abonnierte verschiedene Nachrichtendienste auf seinem Handy. Er wettet online oder im Sportwettbüro. Irgendwann fing er an, auch auf anderen Sportarten zu wetten, z.B. Tennis oder Basketball, hinzu kamen Sportevents im Ausland.

Roberto Rossi verlor immer mehr Geld, nach und nach wurden die Schulden und der Druck, weiterzuspielen, immer größer. Er spielte, um die Verluste wieder reinzuholen. Am Ende nahm er Geld von seiner Freundin und brachte Sachen zum Pfandleiher. Als ihn seine Freundin mit dem Diebstahl konfrontiert, versucht er zuerst, sich herauszureden, gibt dann aber seine Glücksspielsucht zu und verspricht, sich Hilfe zu holen.

6.3 Beziehungsaufbau und Beziehungsgestaltung

Roberto Rossi ist freundlich und humorvoll im Kontakt, er ist sehr höflich und zuvorkommend. Er hat ein gepflegtes Erscheinungsbild, kleidet sich sportlich und modern. Im Erstgespräch in der Suchtberatungsstelle berichtet er offen und ausführlich von seiner aktuellen Lebenssituation und den Folgen der Glücksspielsucht, weswegen er die Beratung aufsucht: »So kann es nicht weitergehen.«

Er berichtet dem Sozialarbeiter Herrn Leitmeier von den finanziellen und partnerschaftlichen Problemen, die durch die Glücksspielsucht entstanden sind: »Am Wochenende habe ich die Bombe platzen lassen, meine Freundin wusste bis dahin vom Spielen und den Schulden nichts.« Im Verlauf der weiteren Beratungsgespräche werden starke Schuld- und Schamgefühle sowie Einschränkungen bei der Alltagsorganisation, bei der Selbstversorgung und der Übernahme von Aufgaben und Verpflichtungen im Alltag deutlich. Es wird erkennbar, dass sich Herr Rossi im Verlauf der Glücksspielsucht eine Fassade aufgebaut hat. Andere Personen lässt er nicht an seinem persönlichen Befinden oder Problemen teilhaben.

6.4 Soziale Diagnostik und Teilhabe

Materielle Absicherung Roberto Rossi bestreitet seinen Lebensunterhalt durch verschiedene und immer wieder wechselnde Jobs. Meist hat er mehrere Jobs gleichzeitig, er arbeitet beispielsweise in der Gastronomie, als Fahrradkurier oder als Lagerarbeiter. Seine Partnerin hat einen guten Job und ein höheres

Einkommen als er, sie bezahlt den Großteil der Miete und kommt für die meisten Anschaffungen auf.

Herr Rossi hat durch das Spielen in den letzten Jahren Schulden in Höhe von ca. 35.000 Euro. Er hat verschiedene Kredite bei seiner Bank, zudem hat er sich immer wieder Geld bei seiner Partnerin, seiner Familie oder bei Freunden geliehen. Seine Partnerin hatte bis zu dem Abend, als sie ihn mit dem Gelddiebstahl konfrontierte, keinen Einblick in seine Finanzen; sie wusste lediglich, dass es bei ihm aufgrund der Jobsituation finanziell immer knapp ist, und unterstützte ihn deswegen, wo es ihr möglich war.

Klärung der rechtlichen Position Roberto Rossi wurde vor Kurzem erstmalig angezeigt. Um an Geld fürs Spielen zu gelangen, hatte er mehrmals im Internet Wertgegenstände zum Verkauf angeboten, die er gar nicht besaß. Welche rechtlichen Konsequenzen auf ihn zukommen, weiß Herr Rossi zum Zeitpunkt der Beratung noch nicht. In seinem letzten Job in der Gastronomie hat er auch gelegentlich kleinere Geldbeträge entwendet, was jedoch nicht aufgefallen ist. Es bestehen keine Vorstrafen.

Wohnsituation und Selbstversorgung Seitdem Roberto Rossi aus seinem Elternhaus ausgezogen ist, lebt er gemeinsam mit seiner Partnerin zur Miete. Er musste sich noch nie allein um einen Haushalt kümmern oder sich selbst versorgen. Seine Mutter hat sich immer gut um ihn gekümmert, damit er sich auf den Sport und seine Karriere konzentrieren konnte. Seine Partnerin ist auch sehr fürsorglich und kocht gerne für die beiden. Im Haushalt bringt er sich gelegentlich ein, damit es deswegen keinen Streit mit seiner Partnerin gibt.

Herr Rossi tut sich schwer, alltägliche Aufgaben und Verpflichtungen zu strukturieren und verbindlich einzuhalten. Seine Post und behördliche Angelegenheiten hat er lange ignoriert. Die zahlreichen Briefe und Mahnungen hat er irgendwann gar nicht mehr geöffnet und vor seiner Partnerin versteckt.

Tagesstruktur, Beschäftigung und Arbeit Die Tagesstruktur von Roberto Rossi ist bestimmt durch die verschiedenen Jobs mit unregelmäßigen Arbeitszeiten. Er fühlt sich häufig gestresst und erschöpft. Er hat kaum Routinen oder regelmäßige Abläufe in seinem Alltag. Oft arbeitet er bis spät in den Abend und an den Wochenenden.

Seit dem Ende seiner Fußballkarriere spielte er nur noch selten Fußball. Er hat keine Hobbys und betreibt keinen Sport mehr. Durch die Glücksspielsucht hat er andere Interessen und Aktivitäten vernachlässigt. Er schläft oft schlecht, die Gedanken ans Spielen kreisen vor dem Einschlafen lange in seinem Kopf, in der Nacht wacht er oft auf und schaut auf seinem Handy Sportergebnisse oder Quoten an.

Soziales Netz Familiärer Zusammenhalt hat eine wichtige Bedeutung in seiner Familie, es finden regelmäßige Treffen oder Familienfeiern in großer Runde statt. Roberto Rossi zieht sich dann zurück oder erfindet Ausreden, um in dieser Zeit heimlich spielen zu können. Einige seiner Cousins wetten auch gelegentlich bei Fußballspielen, die fragen ihn als Fußballexperten häufig nach Tipps.

Zu seinen ehemaligen Mannschaftskollegen hat er nur noch sporadisch Kontakt. Durch das Glücksspielen und die berufliche Belastung trifft er kaum noch Freunde. Einige haben sich auch von ihm abgewendet, weil er Verabredungen immer wieder spontan abgesagt hat oder einfach nicht erschienen ist.

Seine Partnerin und er gehen gelegentlich essen oder mal ins Kino. Gespräche mit seiner Partnerin über Urlaubsplanungen oder andere Unternehmungen, die mit höheren Geldausgaben verbunden sind, versucht er zu vermeiden. Meistens kommt sie dann finanziell dafür auf. Geld führte schon häufig zu Konflikten in der Beziehung.

Professionelle Hilfsangebote hat Herr Rossi zuvor nicht in Anspruch genommen, auch weil es ihm schwerfällt, mit anderen Personen über Probleme zu sprechen. Er war lange der Meinung, dass er das Spielen im Griff hat und keine Hilfe braucht: »Das schaffe ich alleine, beim nächsten größeren Gewinn höre ich auf. Noch ein, zwei Wetten, dann bekomme ich meine Probleme in den Griff.«

Kulturelle Teilhabe Roberto Rossi nimmt kaum am kulturellen Leben teil. Er geht neben dem Spielen kaum noch anderen Aktivitäten nach. Es fehlt an Interesse und an zeitlichen sowie finanziellen Möglichkeiten für eine kulturelle Teilhabe.

Sicherstellung der Wirksamkeit der ärztlichen, nicht ärztlichen und ärztlich verordneten Leistungen Roberto Rossi klagt über Schlafprobleme und nachlassende körperliche Fitness. Er hat seine physiotherapeutische Behandlung schleifen lassen, die er aufgrund der Sportverletzung längerfristig durchführen müsste. Zudem hat er deutlich an Gewicht zugenommen. In den letzten Jahren hat er seine Gesundheitsfürsorge vernachlässigt und keine Arzttermine wahrgenommen.

Umgang mit der Erkrankung Über mehrere Jahre hat Roberto Rossi die Glücksspielsucht verharmlost und bagatellisiert. Er realisierte nicht, dass er die Kontrolle über das Spielen verloren hatte. Zahlreiche Versuche, das Spielen zu kontrollieren, einzuschränken oder aufzuhören, endeten erfolglos. Er merkte, dass er beim Versuch, mit dem Spielen aufzuhören, nervös und unruhig reagierte.

Roberto Rossi nutzte das Spielen u. a., um mit Problemen und Stresssituationen umzugehen, es beruhigte ihn, er konnte abschalten und andere Themen ausblenden. Zudem erlebte er sich als Experte in dem Gebiet, er fühlte sich wieder zugehörig zu seinem Lieblingssport, den er selbst nicht mehr ausüben konnte. Er versprach sich durch die Gewinne, die angespannte finanzielle Situation verbessern zu können und seiner Partnerin »endlich etwas bieten« zu können.

Der Zugang zu Sportwetten ist für ihn leicht, er konnte jederzeit an seinem Handy online spielen und in seinem Wohnumfeld gibt es viele Sportwettbüros. Die meiste Zeit hat er das Spielen vor seinem sozialen Umfeld verheimlicht, was ihm über einen langen Zeitraum gelungen ist. Er hat sich ein komplexes Lügenkonstrukt geschaffen, dessen Aufrechterhaltung ihm viele Ressourcen und Energie abverlangt hat. Dass seine Partnerin nun von der Glücksspielsucht erfahren hat, löst Scham- und Schuldgefühle aus, jedoch ist auch eine Erleichterung eingetreten. Herr Rossi zeigt sich in der Beratung problembewusst und veränderungsmotiviert, er ist bereit, weitere Hilfen in Anspruch zu nehmen.

6.5 Fachwissen Pathologisches Spielen

Das Pathologische Glücksspiel (Gambling Disorder) ist eine relativ junge Diagnose, die zuerst in der vierten Ausgabe des Diagnostischen und Statistischen Manuals Psychischer Störungen (DSM-IV) als Impulskontrollstörung aufgenommen wurde und danach auch als solche in die Internationale Klassifikation psychischer Störungen (ICD) Eingang gefunden hat.

6.5.1 Diagnosekriterien für Pathologisches Spielen nach ICD-10

Die Weltgesundheitsorganisation (WHO) beschreibt das »Pathologische Spielen« (F63.0) so: »Die Störung besteht in häufigem und wiederholtem episodenhaften Glücksspiel, das die Lebensführung des betroffenen Patienten beherrscht und zum Verfall der sozialen, beruflichen, materiellen und familiären Werte und Verpflichtungen führt« (Dilling u.a. 2015). Als Kriterien werden benannt:

- Voraussetzung sind zwei oder mehr Episoden von Glücksspiel über einen Zeitraum von mindestens einem Jahr.
- Diese Episoden bringen den Betroffenen keinen Gewinn, sondern werden fortgesetzt trotz subjektivem Leidensdruck und Störung der Funktionsfähigkeit im täglichen Leben.
- Die Betroffenen beschreiben einen intensiven Drang zu spielen, der nur schwer zu kontrollieren sei, oft sind sie nicht in der Lage, das Glücksspiel durch Willensanstrengung zu unterbrechen.

- Die Betroffenen sind ständig mit Gedanken oder Vorstellungen vom Glücksspiel oder mit dem Umfeld des Glücksspiels beschäftigt.

6.5.2 Diagnosekriterien für Pathologisches Spielen nach DSM-5

Im DSM-5 wurde Pathologisches Glücksspielen dann in die Gruppe der Abhängigkeitserkrankungen aufgenommen (Falkai & Wittchen 2015) und mit folgenden Merkmalen definiert:

- Notwendigkeit des Glücksspielens mit immer höheren Einsätzen, um eine gewünschte Erregung zu erreichen
- Unruhe und Reizbarkeit bei dem Versuch, das Glücksspielen einzuschränken oder aufzugeben
- Wiederholte erfolglose Versuche, das Glücksspielen zu kontrollieren, einzuschränken oder aufzugeben
- Starke gedankliche Eingenommenheit durch Glücksspielen (z.B. starke Beschäftigung mit gedanklichem Nacherleben vergangener Spielerfahrungen, mit Verhindern oder Planen der nächsten Spielunternehmung, Nachdenken über Wege, Geld zum Glücksspielen zu beschaffen)
- Häufiges Glücksspielen in belastenden Gefühlszuständen (z.B. bei Hilflosigkeit, Schuldgefühlen, Angst, depressiver Stimmung)
- Rückkehr zum Glücksspielen am nächsten Tag, um Verluste auszugleichen (dem Verlust »hinterherjagen« bzw. »Chasing«)
- Belügen anderer, um das Ausmaß der Verstrickung in das Glücksspielen zu vertuschen
- Gefährdung oder Verlust einer wichtigen Beziehung, eines Arbeitsplatzes, von Ausbildungs- oder Aufstiegschancen aufgrund des Glücksspielens
- Verlassen auf finanzielle Unterstützung durch andere, um die durch das Glücksspielen verursachte finanzielle Notlage zu überwinden
- Mindestens vier der aufgeführten Kriterien müssen über einen Zeitraum von zwölf Monaten erfüllt sein.

Im ICD-11 wird das Pathologische Glücksspiel ebenfalls zu finden sein. Es gehört dort nun zu der neu begründeten Gruppe der Verhaltenssüchte.

Als eine schwächere Ausprägung gilt das problematische Spielen. Für diese Form des Glücksspielens liegt keine einheitliche Definition vor.

Eine Glücksspielsucht wirkt sich stark auf das soziale Umfeld der betroffenen Personen aus. Angehörige leiden häufig unter Stress, es entstehen Konflikte in Beziehungen. Durch Unzuverlässigkeit oder Lügen kommt es zu Vertrauensverlust in Partnerschaften, Freundschaften oder in der Familie. Familienangehörige leiden beispielsweise unter finanziellen Einschränkungen oder übernehmen die Schulden der Betroffenen. Angehörige, die Beratung aufsuchen, berichten häufig von Schuld- und Schamgefühlen sowie von Hilflosigkeit.

6.6 Soziale Arbeit mit Roberto Rossi

In der Beratung wird eine Sozial- und Suchtanamnese erhoben und mit Herrn Rossi das Beratungsziel geklärt. Er möchte längerfristig glücksspielfrei leben. Daraus ergibt sich der Bedarf an weiteren Hilfen.

Zunächst bespricht Herr Leitmeier mit ihm verschiedene Kontrollstrategien. So empfiehlt er Roberto Rossi eine Spielersperre für die Sportwettbüros, die er in der zentralen Sperrdatei »OASIS« schriftlich beantragen kann. Hierfür erhält er Unterstützung bei der Beantragung. Auch für die Onlinewetten werden Kontrollstrategien besprochen und als Erstes bestimmte Apps geblockt und Sportwetten-Accounts und Sportnachrichten-Apps gelöscht.

Im Verlauf der Beratung wird auch die Partnerin zu einem Paargespräch eingeladen. Gemeinsam wird die Übernahme der Finanzen durch die Partnerin entschieden. Herr Rossi gibt seine Bankkarten und den Zugang zum Online-Banking sowie zu anderen Bezahldiensten an seine Partnerin ab. Das Konto wird wöchentlich zu einem fest vereinbarten Termin gemeinsam nach Auffälligkeiten überprüft. Herr Rossi erhält kleinere Beträge in Bargeld für den täglichen Bedarf.

Ferner empfiehlt Herr Leitmeier Herrn Rossi das Führen eines Haushaltsbuchs, damit er einen Überblick über seine Einnahmen und Ausgaben erhält. Herr Rossi nimmt sich vor, nun täglich seinen Briefkasten zu leeren und sich einen groben ersten Überblick über seine Verbindlichkeiten und Schulden zu verschaffen. Ein Ersttermin bei der zuständigen Schuldnerberatung wird vereinbart.

Herr Leitmeier empfiehlt zudem eine Vorstellung in einer Praxis für Allgemeinmedizin, um die weiteren medizinischen Bedarfe zu eruieren und gegebenenfalls einzuleiten.

In der ersten Zeit sieht Herr Leitmeier Herrn Rossi einmal die Woche. Dieser hält die Termine in der Beratungsstelle regelmäßig und zuverlässig ein und zeigt sich therapiemotiviert. Gemeinsam werden verschiedene Behandlungs- und Unterstützungsmöglichkeiten besprochen. Nach gründlicher Abwägung und einer fachlichen Einschätzung durch Herrn Leitmeier entscheidet sich Roberto Rossi für eine stationäre Rehabilitation mit anschließender ambulanter Nachsorge. Er wünscht sich eine geschützte Umgebung, um Abstand zum Glücksspiel und zu Spielanreizen zu erhalten. Seine Partnerin unterstützt sein Vorhaben.

Zusammen wird eine geeignete Klinik ausgewählt und Herr Leitmeier unterstützt Herrn Rossi bei der Beantragung der Kostenübernahme bei der Deutschen Rentenversicherung. Herr Leitmeier erstellt den gewünschten Sozialbericht.

Bis zur Aufnahme in die Klinik nimmt Herr Rossi wöchentliche Beratungsgespräche wahr und besucht eine glücksspielspezifische Selbsthilfegruppe. Für Herrn Leitmeier ist Aufrechterhaltung der Abstinenz- und Therapiemotivation das oberste Ziel und die Rückfallprävention entsprechend wichtig. Der Umgang mit Suchtdruck und Spielverlangen sind in dieser Zeit oft Thema.

6.7 Zusammenfassung

Pathologisches Glücksspielen hat für Betroffene und deren Angehörige erhebliche psychosoziale Folgen. Im Umgang mit Betroffenen in der Beratung empfiehlt sich eine strukturierte Gesprächsführung. Berater*innen sollten zuverlässig und verbindlich im Kontakt mit den Betroffenen sein. Verbindlichkeit und Offenheit der Betroffenen sollten in der Beratung thematisiert werden, da eine Überprüfung der Abstinenz im Vergleich zu substanzbezogenen Störungen nicht möglich ist.

Glücksspielangebote sind leicht zugänglich, schnell verfügbar und werden zudem massiv beworben. Hilfsangebote sollten ebenso niedrigschwellig und unkompliziert verfügbar sein und individuell auf die Lebenssituation und den Hilfebedarf der Betroffenen eingehen. Störungstypische Bausteine in der Beratung und Behandlung von Betroffenen sind: Auseinandersetzung mit der Entstehung, Entwicklung und Aufrechterhaltung der Glücksspielsucht, Rückfallprävention (Umgang mit Risikosituationen und Spieldruck), Beziehungen und Kommunikation (z.B. in der Familie, Partnerschaft), Umgang mit Gefühlen (Emotionsregulation) und nicht zuletzt Umgang mit Geld (Geldmanagement, Schuldenregulierung).

***Hilke Dirks**, Sozialpädagogin B. A. und Suchttherapeutin M. Sc., arbeitet bei der Psychosozialen Beratungs- und Behandlungsstelle Blaukreuz-Zentrum München.*

6.8 Vertiefungsmöglichkeiten

6.8.1 Internet

Bundeszentrale für gesundheitliche Aufklärung: https://www.check-dein-spiel.de/
Landeskoordinierungsstellen Glücksspielsucht: https://www.bundesweit-gegen-gluecksspielsucht.de/
Deutsche Hauptstelle für Suchtfragen e.V.: https://www.dhs.de/suechte/gluecksspiel
Fachverband Glücksspielsucht e.V.: https://www.gluecksspielsucht.de/

6.8.2 Literatur

DHS – Deutsche Hauptstelle für Suchtfragen e.V. (2022): Pathologisches Glücksspielen. Suchtmedizinische Reihe, Bd. 6. 5. Aufl. Hamm.
Premper, V.; Sobottka, B. (2015): Pathologisches Glücksspielen: Ein kognitiv-verhaltenstherapeutisches Behandlungsmanual. Weinheim, Basel: Beltz.

6.9 Fragen und Übungen

1. Welche psychosozialen Versorgungsangebote gibt es für Menschen mit Glücksspielsucht in Ihrer Region? Welche Online-Hilfsangebote gibt es?
2. Welche Diagnosekriterien einer Glücksspielsucht können Sie bei Herrn Rossi erkennen?
3. Bei vielen Menschen mit glücksspielspezifischen Problemen vergehen mehrere Jahre, bis Hilfsangebote in Anspruch genommen werden, viele kommen gar nicht im Suchthilfesystem an. Diskutieren Sie mögliche Ursachen und Gründe.

6.10 Referenzen

Dilling, H.; Mombour, W.; Schmidt, M. H. (Hg.) (2015): Internationale Klassifikation psychischer Störungen. ICD-10 Kapitel V (F). Klinisch-diagnostische Leitlinien. 10., überarb. Aufl. Bern: Huber. https://www.dimdi.de/static/de/klassifikationen/icd/icd-10-gm/kode-suche/htmlgm2008/index.htm?gf60.htm+ (18.06.2023).
Falkai, P.; Wittchen, H.-U. (2015): Diagnostisches und Statistisches Manual Psychischer Störungen DSM-5. 2., korr. Aufl. Göttingen: Hogrefe.

7 Lernfall Computerspielabhängigkeit

Kristin Schneider

Dieser Beitrag ermöglicht Ihnen einen ganzheitlichen Blick auf einen Menschen mit einer Computerspielabhängigkeit, auf seine Suchtentwicklung mit ihren multifaktoriellen Ursachen, auf mögliche Begleit- und Folgeerscheinungen, die mit der Erkrankung einhergehen, aber auch auf die Ressourcen, die neben den Problemen bestehen können. Sie erfahren, welche Hilfebedarfe daraus resultieren und wie sich eine bedarfsspezifische sozialarbeiterische Beratung und Begleitung gestalten kann.
Schlagworte: **Ambivalenz, Suchtauseinandersetzung, Gaming Disorder, Internetnutzungsstörungen, Ampelmodell**

7.1 Lebensgeschichte und aktuelle Situation aus Sicht von Marcel Hauser

Mein Name ist Marcel Hauser, ich werde bald 30 Jahre alt. Ursprünglich komme ich aus der Nähe von Hannover. Meine Mutter hat mich und meine beiden älteren Geschwister quasi allein aufgezogen; meinen Vater habe ich nie kennengelernt. Als ich neun Jahre alt war, kam dann mein Stiefvater in die Familie, mit dem ich mich überhaupt nicht verstanden habe.

Wir sind oft umgezogen. Leider hatte das jedes Mal einen Schulwechsel zur Folge und schlechte Noten. Meine Lese-Rechtschreib-Schwäche ist dadurch auch nicht besser geworden. Als ich mit 13 Jahren in der Schule nicht mehr mitkam, fing ich an, mich zurückzuziehen. Eine Lerntherapie half mir nur bedingt. Ich hatte Ängste, wenn ich rausging, und Stress, wenn ich in der vollen Klasse saß. Zu Hause ging es viel um Leistung. Die Sätze meines Stiefvaters habe ich heute noch im Ohr: »Dann musst du dich halt einfach mehr anstrengen, so schwer ist das doch nicht«, »Wenn du so weitermachst, schaffst du das nie«. Meine Mutter hat das nicht gesagt, aber ich wusste, dass sie das auch denkt.

Mit 14 Jahren habe ich mit Videospielen am PC angefangen. Nach der Schule bin ich in mein Zimmer gegangen und habe eigentlich nichts anderes mehr gemacht. Es war eine neue Welt für mich, in der ich neue Freunde kennenlernte und wirklich Spaß hatte, denn ich war wirklich gut darin.

Natürlich gab es bald Stress zu Hause und es entstand ein regelrechter Kampf um den PC und meine Konsole. An die Regeln, die meine Mutter aufstellte, hielt ich mich nicht oder umging die technischen Kindersicherungen, das war nicht so schwer.

Mein Bruder und meine Schwester hatten damit eher weniger zu tun, obwohl meine Schwester auch ganz schön viel Zeit am PC und vor dem Fernseher verbrachte. Sie hielten sich da eher raus und hatten auch ganz andere Interessen. Meine Geschwister zogen kurz nacheinander für eine Ausbildung und ein Studium aus, als ich 15 war, und meine Mutter und mein Stiefvater trennten sich. In der Folge arbeitete meine Mutter viel, teilweise auch im Schichtdienst, da konnte sie meine Spielzeiten natürlich nicht die ganze Zeit kontrollieren.

In den Jahren danach habe ich dann eigentlich nicht viel anderes gemacht, als am PC meine Videospiele zu spielen, online und offline. Meinen Realschulabschluss konnte ich in einem alternativen Schulprojekt machen, weil es auf der Regelschule nicht geklappt hat. Die folgenden vier Jahre hat meine Mutter versucht, mich irgendwie von dem Computer wegzukriegen. Immer wieder versuchte sie, mich zu einem Praktikum oder wenigstens zu einem Job zu überreden, doch bis auf zwei abgebrochene Praktika passierte nichts. Mit 22 Jahren konnte ich dann eine Ausbildung zum IT-Fachinformatiker in der Firma eines Bekannten meiner Mutter angefangen, das interessierte mich noch am ehesten und mit Computern kannte ich mich ja aus.

Die Ausbildung lief recht gut an. Als ich plötzlich eine Einzimmerwohnung über Bekannte einer Mitschülerin angeboten bekam, überredete mich meine Mutter zu einem recht raschen Auszug von zu Hause. Am Anfang war alles neu und interessant und natürlich auch anstrengend. Dass ich Stress hatte, fanden alle normal und ich zunächst auch. Doch nach ein paar Monaten kam ich mit dem Lernstoff nicht mehr mit, schob immer mehr Aufgaben auf. Ich zog mich wieder zurück und meine Gedanken kreisten eigentlich den ganzen Tag nur noch um meine Spiele. Abends spielte ich bis spät in die Nacht, um den ganzen Druck und Stress loszuwerden.

Von meinem ersten Azubi-Gehalt habe ich direkt neues Equipment für den PC gekauft und das wollte ich natürlich nutzen. Ich meldete mich krank und es dauerte nicht lang, dass ich bis 5 Uhr morgens wach war und bis 13 Uhr mittags schlief. Anfangs kamen noch fragenden Mails oder Briefe von der Firma und von den Mitschülern der Berufsschule, doch Post öffnete ich einfach per se nicht mehr. Ich wusch mich kaum noch und ernährte mich eigentlich nur noch von Pizza. Immer wenn meine Mutter sich mal erkundigte, erzählte ich ihr von der Ausbildung und von meinen angeblich geschriebenen Klausuren, um Nachfragen zu vermeiden.

Irgendwie war mir schon klar, dass es so nicht weitergehen konnte, doch Spielen war immer wichtiger. Erst als ich kein Geld mehr bekam und meine Miete und meine Lebensmittel nicht mehr zahlen konnte, habe ich meiner Mutter erzählt, dass ich die Ausbildung abgebrochen habe. Sie war schrecklich sauer und auch verzweifelt. Sie half mir trotzdem mit dem Arbeitslosengeldantrag. Ohne sie hätte ich das nicht geschafft.

Leider habe ich dann weiterhin meine Post nicht geöffnet und auf Anfragen nicht reagiert, sodass mir mein Arbeitslosengeld gekürzt wurde. Als sich mein Vermieter wegen der ausstehenden Miete meldete, habe ich mich wieder an meine Mutter gewandt und sie hat gesagt, dass es so nicht weitergehen kann und ich mir Hilfe suchen soll. Ich habe schon selbst versucht weniger zu spielen, aber das ist mir immer nur wenige Stunden gelungen. Ich bin mir nicht sicher, ob ich das Computerspielen aufgeben kann.

7.2 Lebensgeschichte und aktuelle Situation aus Sicht der Fachleute

Laut seinen Erzählungen lebt Marcel Hauser seit Jahren sehr isoliert und es ist offensichtlich zu einer starken Vernachlässigung verschiedener Lebensbereiche gekommen. Aktuell ist er an keine sozialarbeiterischen, medizinischen, psychiatrischen oder psychologischen Hilfen angebunden, obwohl er mit starken Schlafstörungen zu kämpfen hat, mit Antriebsschwäche und auch mit deutlich negativen Gefühlen und Gedanken. Wenn er für Termine seine Wohnung verlassen und sich durch die Stadt bewegen muss, hat er Angstgefühle und ein hohes Stressempfinden.

Nachdem Herrn Hauser das Arbeitslosengeld aufgrund fehlender Mitwirkung gekürzt wurde und auch fast Strom und Gas abgestellt worden sind, hat er sich seiner Mutter offenbart und einer Beratung zugestimmt. Die Mutter hat bei dem zuständigen Sozialpsychiatrischen Dienst und auf Anraten einer Mitarbeiterin dort auch in der Suchtberatungsstelle »Lost in Space« einen Termin für ihren Sohn vereinbart.

7.3 Beziehungsaufbau und Beziehungsgestaltung

Marcel Hauser wirkt schüchtern im Kontakt und bei der ersten Begegnung auch etwas zerstreut und aufgewühlt. Er wird von seiner Mutter zum Erstgesprächstermin in die nahe liegende Suchtberatungsstelle begleitet. Die Sozialarbeiterin Frau Jacobi begrüßt beide und bittet um das Ausfüllen eines Anmeldebogens jeweils für Betroffene und Angehörige zu persönlichen Daten und Konsumverhalten. Danach lädt Frau Jacobi Herrn Hauser in einen der Beratungsräume, die Mutter verbleibt im Wartebereich, sie möchte nicht am Gespräch teilnehmen.

Nach einer Vorstellung, einer Aufklärung über die bestehende Schweigepflicht und auch über den Rahmen des Erstgesprächs wirkt Herr Hauser etwas ruhiger.

EXKURS

Erstgespräch

Erfahrungsgemäß sind die meisten Betroffenen sehr unsicher bei einer Erstberatung und kommen nicht selten ihren Angehörigen zuliebe. Aus diesem Grund geht es bei der Gestaltung eines Erstgesprächs insbesondere um Vertrauensaufbau, um die betroffene Person zur weiteren Beratung zu motivieren. Hier haben sich Techniken wie die Motivierende Gesprächsführung (Miller & Rollnick 1999) bewährt (Müller u. a. 2018).
Im Erstgespräch findet eine Erhebung der familiären, sozialen, psychischen und physischen Situation sowie des Konsumverhaltens statt. Es gilt ferner, Unterstützungsmöglichkeiten und Ressourcen im privaten Lebensbereich zu identifizieren und potenzielle fachliche Hilfen vorzustellen, damit konkrete Maßnahmen zur Entlastung der Klient*innen eingeleitet werden können. Dazu gehört unter Umständen auch die Verweisung oder Überweisung an andere Institutionen.
Erstgespräche müssen keineswegs in der sachlichen Atmosphäre eines Büros geführt werden, wenn man andere Möglichkeit hat. Manche Klient*innen öffnen sich leichter zu Hause oder während einer gemeinsamen Aktivität, z.B. während eines Spaziergangs. Die Wahl des Ortes sollte sich wie das Gesprächstempo und der sprachliche Ausdruck am Gegenüber orientieren und seine aktuellen Gefühle berücksichtigen.

Ziel des Erstgesprächs ist es, ein gemeinsames Verständnis der gegenwärtigen Situation mit den Klient*innen herauszuarbeiten und sich abzustimmen, was in dieser Situation erreicht werden kann und soll. Eine neugierige, wertschätzende Haltung ermöglicht einen Einstieg in die individuelle Situation und in der Folge die Formulierung eines Beratungsauftrags. Es sollte den Betroffenen ein wertfreier Raum eröffnet werden, in dem über Konsum, die Faszination und auch die persönliche Bedeutung des Suchtmittels gesprochen werden darf.

Auf die Frage, was Marcel Hauser denn so am Computerspiel fasziniert bzw. warum er es so schwer unterlassen kann, antwortet er: »Ich verbinde mit meinen beiden Lieblingscomputerspielen ›Dungeons & Dragons‹ und ›Heroes of the Storm‹ so viele unvergessliche Momente. Mir fallen eigentlich kaum schlechte Momente ein. Ich habe dort auch viele Freunde kennengelernt, die ich nun bereits Jahre kenne. Man sitzt ja zusammen und bekommt alle Reaktionen und auch Emotionen der anderen hautnah mit; schöne und aufregende Momente waren das, die verbinden.«

Gefragt, was Herr Hauser sich von der Beratung erhoffe, antwortet er: »Ich möchte am liebsten lernen, weniger zu spielen und so wieder ins Leben zu kommen, aber ich weiß nicht, ob das geht. Muss ich das Spielen für immer aufhören? Bin ich süchtig?«

Die Suchtberatung ist nicht selten geprägt von Ambivalenz. Die vielen negativen Konsequenzen auf der einen Seite rufen bei den Betroffenen einen Veränderungswunsch hervor, gleichzeitig löst die Vorstellung des Verlustes des Konsummittels, hier des Computerspielens, bei vielen Betroffenen starke Ängste aus. Diese Ambivalenz, die damit verbundene Angst und eine gewisse Ratlosigkeit in Bezug auf mögliche Lösungswege und alternative Bewältigungsstrategien sollten unbedingt thematisiert werden.

Frau Jacobi bietet Herrn Hauser an, gemeinsam mit ihm in die Auseinandersetzung mit seiner Mediennutzung zu gehen und verschiedene Veränderungsversuche zu unternehmen. Sie schlägt ihm außerdem vor, eine Selbsthilfegruppe zum Thema Computerspiel-/Internetabhängigkeit zu besuchen. Marcel Hauser will beides probieren und ist auch mit der Vereinbarung eines weiteren Gesprächs einverstanden. Bei der Verabschiedung wirkt er wesentlich gelöster und kann besser Blickkontakt halten als zu Beginn.

7.4 Soziale Diagnostik und Teilhabe

Materielle Absicherung Marcel Hauser erhält aktuell Arbeitslosengeld und bekommt zusätzlich bei Bedarf finanzielle Unterstützung von seiner Mutter.

Seine Terminversäumnisse und fehlende Mitwirkung in der Kommunikation mit der Bundesagentur führen immer wieder zu prekären Situationen, da notwendige Leistungen nicht rechtzeitig beantragt werden. Marcel Hauser leidet sehr unter der finanziellen Situation und der andauernden Arbeitslosigkeit. Ihm fehlt eine berufliche Orientierung.

Klärung der rechtlichen Position Herr Hauser kommt gebürtig aus der Nähe von Hannover und ist deutscher Staatsbürger. Er ist volljährig und lebt selbstständig in eigenem Wohnraum. Bisher existiert keine sozialarbeiterische oder rechtlich bestellte Betreuung für Herrn Hauser.

Wohnsituation und Selbstversorgung In seiner eigenen Wohnung hat Marcel Hauser sich anfangs gut um den Haushalt kümmern können, er hat sich Mühe gegeben, auch um seiner Mutter zu beweisen, wie selbstständig er ist. Seine aktuelle Wohnsituation beschreibt Marcel Hauser als desolat. Es sei sehr unordentlich und unsauber, da er nur sehr selten aufräume oder sein Geschirr abspüle. Es ist anzunehmen, dass seine prekären Wohnverhältnisse seine negativen Gedanken und Gefühle verstärken und zu einer weiteren Verschlechterung des psychosozialen Zustands geführt haben. Es wird hier ein wesentlicher Hilfebedarf deutlich. Da Herr Hauser nur noch gekürzte Leistungen von der Bundesagentur für Arbeit erhält, im Mietrückstand ist und seine Post nicht öffnet, besteht die Gefahr einer existenziellen Notlage.

Tagesstruktur, Beschäftigung und Arbeit Marcel Hauser hat nach der Schule zwei Praktika angefangen und abgebrochen. Auch seine Berufsausbildung zum IT-Fachinformatiker hat er abgebrochen und ist seitdem arbeitslos. Andere Freizeitaktivitäten außer Computerspielen unternimmt er nicht. Dementsprechend ist seit geraumer Zeit keine Tagesstruktur mehr vorhanden. Aktuell steht er gegen Mittag auf und setzt sich oft noch vor dem Frühstück an den Computer. Dort verfolgt er eine feste Routine: Chats checken, spielen, mit Mitspielenden kommunizieren und während des Spielens auch parallel YouTube-Videos anschauen.

Den Tag über wechselte er zwischen On- und Offlinespielen und Videostreaming. Am Nachmittag macht er sich erstmals etwas zu essen und verbringt seine Zeit dann bis nachts am Computer. In den Morgenstunden isst er erneut etwas und legt sich dann schlafen. Das Einschlafen fällt ihm dann sehr schwer, weshalb er manchmal noch im Bett Serien oder auch Computerspielevideos als Einschlafhilfe laufen lässt.

Soziales Netz Marcel Hauser ist mit seinen zwei älteren Geschwistern ohne Vater bei seiner Mutter aufgewachsen. Weitere Verwandte leben nicht in der Nähe, deshalb hat er auch seine Großeltern nur sehr selten gesehen. Zu seinen Geschwistern hat er kaum Kontakt, da sie weiter weg wohnen und sehr mit Arbeit und mit ihren eigenen Familien beschäftigt sind. Seine engste Bezugsperson ist seine Mutter.

Marcel Hauser fehlt der Kontakt zu Gleichaltrigen und auch der Austausch über Alltagsprobleme. Am Anfang seiner Ausbildung hatte er mal Besuch von einem Mitschüler aus der Berufsschule oder wurde auf Geburtstagsfeiern eingeladen. Da er sich jedoch unwohl in Gruppen fühlte und Stress empfand, hat er sich sozial stark zurückgezogen.

Kulturelle Teilhabe Da Herr Hauser wegen seiner Computerspielsucht und seiner starken sozialen Ängste seine Wohnung selten verlässt und über wenig finanzielle Mittel verfügt, besteht hier für Frau Jacobi eine große Herausforderung. Aktuell pflegt Herr Hauser seine Online-Sozialkontakte und trifft sich mit diesen täglich in mehreren Spielrunden. Alternative und vor allem bildschirmfreie Freizeitgestaltung hat Herr Hauser viele Jahre vernachlässigt. Ihm fehlt es auch an Ideen, Antrieb und Selbstvertrauen, um etwas auszuprobieren. Niederschwellige Angebote wie eine Selbsthilfegruppe oder eine Freizeitgruppe in der ihm bereits bekannten Beratungsstelle könnten es ihm ermöglichen, soziale Begegnungen wieder zu üben, Selbstvertrauen aufzubauen und Spaß an alten oder auch neuen Aktivitäten zu haben.

Sicherstellung der Wirksamkeit der ärztlichen, nicht ärztlichen und ärztlich verordneten Leistungen Da Marcel Hauser zu Beginn der Beratung erwähnte, dass er mit massiven Schlafproblemen und depressiven Gefühlszuständen, Ängsten sowie Antriebsschwäche zu kämpfen hat, erfragt Frau Jacobi Schweregrad und Häufigkeit und empfiehlt ihm, psychologische, ärztliche oder psychiatrische Hilfe aufzusuchen, um die Beschwerden genauer abklären zu lassen. Aufgrund der einseitigen Ernährung, der mangelnden Bewegung sowie mangelndem Sonnenlicht ist ein Vitaminmangel, insbesondere von Vitamin D, zu vermuten. Das Angebot, für ihn eine Adressliste mit Hausärzt*innen und Psychiater*innen auszudrucken, nimmt Herr Hauser gerne an. Des Weiteren weist ihn Frau Jacobi auf die Möglichkeit zu einer ambulanten oder stationären Therapie hin, erklärt die Hilfeform und informiert über die Möglichkeit zur Weitervermittlung im weiteren Verlauf.

Umgang mit der Erkrankung Marcel Hauser hat seine Computerspielabhängigkeit als solche noch nicht wirklich anerkannt und es stellen sich ihm viele Fragen. Er sieht einerseits die Problematik und die vielen negativen Konsequenzen, die er auch auf sein exzessives Computerspielen zurückführt, gleichzeitig kann er sich kein Leben ohne das Spielen vorstellen und fühlt Leere, sobald er es zu unterlassen versucht. Die Ungewissheit, was er ohne das Spielen machen soll, hält ihn zusätzlich von weiteren Veränderungsversuchen ab. Zudem fühlt er Automatismen, die ihn ohne bewusste Willensentscheidung immer wieder zu seinem Gamingstuhl führen. Wenn er stundenlang spielt, verliert er jedes Zeitgefühl und weiß nicht mehr, wie spät es ist.

Auch wenn Marcel Hauser sich selbst nicht als krank bezeichnet, zeigt er sich interessiert, mehr über das Krankheitsbild und damit verbundenes medizinisch-wissenschaftliches Fachwissen zu erfahren. Er stellt Fragen und berichtet von seinen Erfahrungen. Er erscheint kooperativ und offen für kleine Beobachtungsaufgaben und Veränderungsversuche bis zum nächsten Gespräch und will sich bemühen, diese umzusetzen.

7.5 Fachwissen Computerspiel- und Internetabhängigkeit

Die Computerspiel- bzw. Internetabhängigkeit fand erstmals 2013 als »Internet Gaming Disorder« Berücksichtigung in dem offiziellen US-amerikanischen Klassifikationssystem für psychische Störungen (DSM-5). Als »Gaming Disorder« ist die suchtartige Nutzung von Computerspielen seit April 2019 auch von der Weltgesundheitsorganisation (WHO) als eine weitere stoffungebundene abhängige Verhaltensform neben der Glücksspielsucht in das Klassifikationssystem ICD-11 aufgenommen und als eigenständige Diagnose den Suchtstörungen zugeordnet worden.

Unter »Gaming Disorder« werden sowohl Online- als auch Offlinecomputerspiele berücksichtigt. Für weitere Formen der suchtartigen Internetnutzung (Internetnutzungsstörungen) gibt es noch keine einheitliche Definition, sie werden zum gegenwärtigen Zeitpunkt noch wissenschaftlich erforscht. Grundsätzlich können die Abhängigkeitskriterien aber auch auf andere Internetnutzungsformen angewendet werden.

Eine Einteilung erfolgt zumeist wie folgt:

- Computerspiele (on- oder offline),
- soziale Netzwerke,
- Online-Pornografie,
- Online-Käufe,
- allgemeine Internetaktivitäten (z.B. Streamen auf Videoportalen, Recherchieren).

Eine Computerspielabhängigkeit ist gekennzeichnet durch diese Leitsymptome:

- Kontrollverlust über das Spielverhalten (z.B. bezogen auf Häufigkeit und Dauer),
- wachsende Bedeutung des Spielens, welches andere Interessenfelder und Alltagsaktivitäten verdrängt, sowie
- eine fortgeführte Nutzung trotz damit zusammenhängender negativer Folgen.

Die Diagnose soll nur gestellt werden, wenn die Abhängigkeit zu einer anhaltenden Beeinträchtigung des pychosozialen Funktionsniveaus beiträgt und die Symptome innerhalb der letzten zwölf Monaten bestehen.

Auch das DSM-5 setzt einen Zeitraum von zwölf Monaten voraus, in dem mindestens fünf von insgesamt neun Abhängigkeitskriterien erfüllt sein müssen (vgl. APA 2013). Als Leitsymptome gelten:

- (Gedankliche) Vereinnahmung bzw. übermäßige Beschäftigung,
- Entzugserscheinungen,
- Toleranzentwicklung,
- Kontrollverlust,
- verhaltensbezogene Einengung (Interessenverlust),
- Fortsetzung trotz negativer Konsequenzen,
- Lügen, Verheimlichen oder Täuschen über das Nutzungsausmaß,
- dysfunktionale Gefühlsregulation,
- Gefährdung oder Verlust von beruflichen Perspektiven und sozialen Beziehungen.

Im Vergleich zur Allgemeinbevölkerung weisen Menschen mit einer Computerspiel- oder anderen Internetabhängigkeit erhöhte Komorbiditätsraten auf. Besonders häufig bestehen begleitend:

psychische und psychiatrische Komorbiditäten:

- Aufmerksamkeitsdefizit-/Hyperaktivitätsstörung (ADHS),
- affektive Störungen (wie Depression),
- Autismus-Spektrum-Störung (ASD),
- Angst- oder Zwangsstörung oder
- Substanzgebrauchsstörung (wie Cannabis, Alkohol);
- somatische und psychosomatische Komorbiditäten:
- Adipositas oder Untergewicht,
- diverse somatische Folgeerkrankungen aufgrund fortwährender Vernachlässigung der Körperhygiene,

- orthopädische Erkrankungen (wie Rückenschmerzen, Haltungsschäden, Handgelenks- und Handschmerzen),
- Stoffwechselerkrankungen (z.B. aufgrund von Mangelernährung),
- Konzentrationsstörungen und Kopfschmerzen,
- Schlafstörungen.

Aufgrund der häufig vorliegenden Begleiterkrankungen kommt bei Klient*innen mit einer Internetabhängigkeit der Weitervermittlung zu passenden Hilfsangeboten eine große Bedeutung zu. Es geht hierbei nicht vorranging darum, die Ursache-Folge-Frage zu klären, sondern eine umfassende, begleitende Versorgung für die betroffenen Personen sicherzustellen. Eine unzureichende Beachtung dieser Komorbiditäten kann unter Umständen zu einer Aufrechterhaltung des abhängigen Verhaltens führen (Illy 2020, S. 41).

7.6 Soziale Arbeit mit Marcel Hauser

Wie im Aufnahmegespräch deutlich wurde, besteht bei Marcel Hauser eine große Ambivalenz in Bezug auf eine Verhaltensänderung. Der Auftrag und das Ziel der Beratung sind zu diesem Zeitpunkt noch recht unklar, weshalb Frau Jacobi sich vorrangig dem Beziehungsaufbau, der Motivationsarbeit und der kleinschrittigen Anleitung zur Auseinandersetzung mit dem Computerspielverhalten widmet. Anhand des sogenannten Ampelmodells beschreibt Frau Jacobi gemeinsam mit Herrn Hauser ganz konkret die Nutzung seiner digitalen Medien (Apps, Plattformen, Spiele, Websites usw.) als rot (problematisch), gelb (weiter beobachten) oder grün (unproblematisch). So lernt Frau Jacobi Herrn Heuser besser kennen und beide bekommen eine Übersicht.

Die Sozialarbeiterin greift auch die Ambivalenz, die damit verbundene Angst und gewisse Ratlosigkeit in Bezug auf mögliche Lösungswege auf. Gemeinsam mit Herrn Hauser trägt sie jeweils die Vor- und Nachteile des Suchtverhaltens und der Abstinenz (Spielfreiheit) in einer Matrix zusammen. Auch die Unsicherheit, wie sich überhaupt eine Spielfreiheit umsetzen lässt, wird besprochen. Marcel Hauser fragt mehrfach, ob er nun den Computer verkaufen oder das Internet abstellen müsse. Der Hinweis, dass es auch noch andere Lösungswege gibt, um sich von Computerspielen zu distanzieren, entspannt ihn sichtlich.

Frau Jacobi macht Herrn Hauser auf die ständige Verfügbarkeit und die damit zusammenhängende Anziehungskraft des Computerspiels und anderer Anwendungen aufmerksam und regt an, den exzessiven Konsum einzuschränken. Wie schnell hat Herr Hauser Zugang zu seinen digitalen Geräten, wie weit ist der Klick zu seinem Spielaccount entfernt? Lässt sich da etwas verändern? Frau Jacobi stellt einige technische Schutz- und Sicherheitsmaßnahmen wie Apps oder Softwares vor, mit denen Herr Hauser den Zugang zu verschiedenen Websites und Apps oder auch zum gesamten Internet nach seinen individuellen Bedürfnissen auswerten und steuern kann. Weiterhin regt Frau Jacobi an, das Umfeld, in dem Herr Hauser an den Geräten sitzt, sowie den digitalen Hintergrund seiner genutzten Geräte zu verändern, um auch hier eine neue, weniger attraktive Situation zu schaffen. Schon durch kleine gestalterische Veränderungen, wie z.B. von Bildern, Gegenständen, des Sitzplatzes oder der Anordnung der Möbel, können Verhaltensveränderungen unterstützt und kann die Attraktivität anderer, vor allem nicht digitaler, Aktivitäten erhöht werden.

Da Marcel Hauser nach einer Diagnose fragt, schlägt ihm Frau Jacobi eine diagnostische Ersteinschätzung mit einem psychometrischen Verfahren vor. Er möchte sehr gern etwas Offizielles dazu wissen, um seine Situation und seine Symptome besser einschätzen zu können. Hier dient die validierte Checkliste AICA-C (Wölfling u. a. 2012) als gutes Instrument, mit dem in Kurzform alle Suchtkriterien abgefragt und mit Punkten ausgewertet werden können.

Marcel Hauser leidet neben den psychischen und körperlichen Beschwerden in Verbindung mit der Sucht auch besonders unter seinen desolaten Wohnverhältnissen, der bedrohlichen finanziellen Situation und der anhaltenden Arbeitslosigkeit. Da seine Mutter dazu bereits einen Termin bei dem zuständigen Sozialpsychiatrischen Dienst (SPDi) vereinbart hat, weist Frau Jacobi darauf hin, dass bei entstehenden Fragen zur Unterstützung auch ein Austausch zwischen ihr und den Fachkolleg*innen möglich ist, wenn Herr Hauser sie beide von der Schweigepflicht entbindet. Gegebenenfalls könnte Herr Hauser Hilfe beispielsweise in Form von Betreutem Wohnen bekommen, dann würde ihm eine unterstützende Person durch regelmäßige Hausbesuche direkt vor Ort bei der Organisation und Bewältigung seines Alltags sowie bei der sozialen Integration zur Seite stehen. Auch bei medizinischen, finanziellen und behördlichen Angelegenheiten würden die Kolleg*innen ihn begleiten.

Für die Auseinandersetzung und Bearbeitung der Sucht bietet Frau Jacobi Herrn Hauser vierzehntäglich unterstützende Gespräche an. Gemeinsam erarbeiten sie folgende Inhalte: Ressourcen und Belastungen; psychoedukative Elemente, eine Abstinenzentscheidung, alternative Bewältigungsstrategien; Freizeitaktivitäten und einen Wochenplan für mehr Tagesstruktur.

Im weiteren Verlauf entscheidet sich Marcel Hauser für eine stationäre Rehabilitation in einer Rehaklinik, da er eine Abstinenz und seine Alltagsbewältigung aus eigener Kraft im ambulanten Rahmen zum aktuellen Zeitpunkt nicht erreicht. Gemeinsam wird hierzu ein Sozialbericht angefertigt und der Antrag bei dem Rentenversicherungsträger gestellt. Bis zu Beginn der stationären Therapie wird in den folgenden Terminen besprochen, was Herrn Hauser hilft, diese belastende Situation auszuhalten. Frau Jacobi motiviert Herrn Hauser erneut, die Selbsthilfegruppe zu besuchen, was ihm schließlich mit etwas Überwindung auch gelingt. In der Gruppe erlebt er ein großes Verständnis für seine Situation. Er sagt Frau Jacobi häufiger, wie gut ihm die Gruppe tue. Den Besuch der Freizeitgruppe traut Herr Hauser sich noch nicht zu, da er Ängste habe vor spontanen Gesprächen und Gruppenaktivitäten mit potenziellem Leistungsdruck.

Die Termine in der Beratungsstelle nimmt er nicht immer wahr; aufgrund seiner Ängste beim Weg in die Stadt sagt er zwischendurch Termine ab und verschiebt diese. Zur kurzfristigen Entlastung schlägt ihm Frau Jacobi vor, ein paar Bahnhaltestellen früher auszusteigen und den Rest der Strecke zu Fuß zu gehen, um die belastende Fahrtzeit in der vollen Bahn zu verkürzen und für mehr Bewegung zu sorgen. Da Marcel Hauser grundsätzlich sehr gern zu Fuß geht, setzt er dies einige Male erfolgreich um und hat so gleich auch für mehr Bewegung und bildschirmfreie Zeit gesorgt.

Zudem wird statt einer Absage die Möglichkeit einer Videoberatung besprochen als Alternative für seine schwierigen Tage. Der Kontakt kann so bestehen bleiben und Frau Jacobi kann Herrn Hauser zu einem erneuten Vor-Ort-Treffen motivieren. Auch wird besprochen, seine Mutter für ein gemeinsames Gespräch einzuladen. Frau Jacobi empfiehlt ihr bei diesem Gespräch eine Angehörigenberatung bei Kolleg*innen der Beratungsstelle.

7.7 Zusammenfassung

Die Versorgung von Menschen mit einer Computerspielabhängigkeit (»Gaming Disorder«) oder anderen Internetnutzungsstörungen ist in Deutschland leider noch immer nicht annährend flächendeckend möglich. Die Hilfesuchenden müssen oft weite Wege auf sich nehmen, wenn sie überhaupt passende Hilfeangebote finden. Sie brauchen in der Regel viele Jahre, bis sie im Hilfesystem ankommen, in denen sich erhebliche körperliche, psychische und soziale Folgen einstellen. Das Suchtverhalten hat über einen oft langjährigen Zeitraum zu einer anhaltenden Beeinträchtigung des psychosozialen Funktionsniveaus beigetragen und Begleiterkrankungen verschlimmert oder hervorgerufen. Da die Zugangswege und auch Beschwerden der Betroffenen sehr vielfältig sind, hat sich dementsprechend ein interdisziplinäres Angebot mit Vernetzung in der Hilfelandschaft der Region zur Weitervermittlung bewährt.

Kernaufgabe der Sozialen Arbeit ist hierbei, möglichst frühzeitig Betroffene zu erreichen und Angebote für einen sicheren und stützenden Rahmen zu schaffen, in dem durch vertrauensvolle Gespräche eine Suchtauseinandersetzung stattfinden und eine Weitervermittlung in weitere notwendige Hilfen erfolgen kann.

***Kristin Schneider**, Sozialarbeiterin/-pädagogin und Systemische Therapeutin (SG), arbeitet in der Caritas-Beratungsstelle für Internet- und Computerspielsüchtige und deren Angehörige »Lost in Space« in Berlin und ist im Vorstand des Fachverbandes Medienabhängigkeit e. V.*

7.8 Vertiefungsmöglichkeiten

7.8.1 Downloadmaterial

AICA-C-Checkliste von Marcel Hauser
Antrag auf Rehabilitation von Marcel Hauser
Darstellung des Konsumverhaltens von Marcel Hauser mit dem Ampelmodell
Marcel Hausers Fragebogen zum problematischen Konsumverhalten
Marcel Hausers Selbsteinschätzung zur Internetsucht anhand diagnostischer Kriterien
Marcel Hausers Vierfelder-Matrix zu Vor- und Nachteilen von Sucht und Abstinenz

7.8.2 Internet

Fachverband Medienabhängigkeit e.V.: https://www.fv-medienabhaengigkeit.de
Universitätsmedizin Mainz – Ambulanz für Spielsucht (2019): Internetbezogene Störungen bei weiblichen Betroffenen: Nosologische Besonderheiten und deren Effekte auf die Inanspruchnahme von Hilfen (IBSfemme). Abschlussbericht. https://www.bundesgesundheitsministerium.de/fileadmin/Dateien/5_Publikationen/Drogen_und_Sucht/Berichte/IBSfemme_Abschlussbericht.pdf

7.8.3 Literatur

Eidenbenz, F. (2015): Systemische Therapie bei Internetabhängigkeit – Phasenmodell. Suchttherapie, 16(04), S. 179–186. DOI: 10.1055/s-0035-1564109

Illy, D.; Florack, J. (2021): Behandlungsmanual Videospiel- und Internetabhängigkeit: Verhaltenstherapeutisch-orientierte Gruppenbehandlung zur Teilabstinenz bei Adoleszenten. Das »Git Gud in Real-Life«-Programm. München: Urban & Fischer Verlag / Elsevier.

Müller, A.; Wölfling, K.; Müller, K. W. (2018): Verhaltenssüchte. Pathologisches Kaufen, Spiel- und Internetsucht. Göttingen: Hogrefe.

Scholz, D. (2014): Systemische Interventionen bei Internetabhängigkeit. Heidelberg: Carl Auer.

Wölfling, K.; Beutel, M.; Bengesser, I.; Müller, K.; Batra, A.; Philipsen, A. (2022): Computerspiel- und Internetsucht: Ein kognitiv-behaviorales Behandlungsmanual. 2. Aufl. Stuttgart: Kohlhammer.

Wölfling, K.; Müller, K. W.; Brand, M.; Koch, A.; Scholz, D.; Missel, P.; Scherer, L.; Mader, L.; Dreier, M. l.; Werthmann, J. (2019): Internetbezogene Störungen bei weiblichen Betroffenen: Nosologische Besonderheiten und deren Effekte auf die Inanspruchnahme von Hilfen (IBSfemme). Mainz: Bundesministerium für Gesundheit.

7.9 Fragen und Übungen

1. Welche psychosozialen Versorgungsangebote gibt es für Betroffene mit einer Computerspielabhängigkeit oder anderen Internetnutzungsstörungen und deren Angehörige in Ihrer Region? Wo könnten Betroffene alternativ beraten und behandelt werden?
2. Gibt es genderspezifische Unterschiede bei Betroffenen von Computerspielabhängigkeit oder anderen Internetnutzungsstörungen z.B. in der Symptomatik und was könnte das für Auswirkungen auf die Hilfsangebote haben?
3. Wie könnten die Zugangswege zu den Hilfsangeboten verbessert werden? Welche Möglichkeiten sehen Sie, die Angebote bedarfsspezifisch auszurichten?

7.10 Referenzen

APA – American Psychiatric Association (2013): Internet Gaming Disorder. 1. American Psychiatric Association. Diagnostic and statistical manual of mental disorders. Fifth Edition. Arlington: American Psychiatric Publishing. DOI: 10.1176/appi.books.9780890425596

Illy, D. (Hg.) (2020): Praxishandbuch Videospiel- und Internetabhängigkeit. München: Urban & Fischer Verlag / Elsevier.

Miller, W.; Rollnick, S. (1999): Motivierende Gesprächsführung. Ein Konzept für die Beratung von Menschen mit Suchtproblemen. Freiburg im Breisgau: Lambertus.

Müller, A.; Wölfling, K.; Müller, K. W. (2018): Verhaltenssüchte – Pathologisches Kaufen, Spielsucht und Internetsucht. Göttingen: Hogrefe.

WHO (2020): What is gaming disorder. https://www.who.int/news-room/questions-and-answers/item/addictive-behaviours-gaming-disorder (09.12.2022).

Wölfling, K.; Beutel, M. E.; Müller, K. W. (2012): Construction of a standardized clinical interview to assess internet addiction: First findings regarding the usefulness of AICA-C. Journal of Addiction Research and Therapy, 6, S. 1–7. DOI: 10.4172/2155-6105.S6-003

8 Lernfall Schizophrenie

Peter Brückner und Christoph Walther

In diesem Kapitel lernen Sie das Beispiel einer Schizophrenie, einer Psychose aus dem schizophrenen Formenkreis, kennen. Sie erhalten einen Überblick über die Soziale Arbeit mit psychotisch erkrankten Menschen und ihrem sozialen Umfeld sowie über die Herausforderungen, die sich in diesem Zusammenhang stellen können.
Schlagworte: Psychose, Soziale Diagnose, Teilhabe

8.1 Lebensgeschichte und aktuelle Situation aus Sicht von Jan Schneider

Ich habe, bis ich zwölf war, mit den Eltern und drei Geschwistern in einer Kleinstadt gelebt. Meine acht Jahre ältere Schwester ist früh ausgezogen, und mit zwölf ging ich zu ihr in die Nähe von Schweinfurt, weil ich da in einer speziellen Schule besser gefördert werden konnte. Aber es gab immer wieder Streit, und ich wollte zu meiner Mutter zurück. Weil das nicht ging, kam ich für zwei Jahre in ein Kinderheim.

Dort habe ich versucht, einen Schulabschluss zu machen, aber das hat nicht geklappt. Nach der Schule bin ich dann zu meiner Mutter gezogen. Für ein Praktikum kam ich in eine Schlosserei und hab für einige Monate eine Ausbildung gemacht, aber ich hab die Berufsschule nicht geschafft. Trotzdem durfte ich im Betrieb bleiben. Nach einem Streit mit einem Kollegen bin ich zum Chef und habe gekündigt. Ich hab gedacht, ich bekomme eine andere Arbeit, aber ich habe keine gefunden. Damals war ich auch zum ersten Mal in der Psychiatrie. Über meine Krankheit rede ich ungern. Eine psychotische Erkrankung kann ich dazu sagen. Ich hab das eine oder andere Medikament ausprobiert, aber nicht immer regelmäßig genommen.

Durch einen Streetworker habe ich mit 19 meine erste eigene Wohnung und auch einen rechtlichen Betreuer bekommen. Am Anfang wollte ich den Betreuer nicht, ich dachte, den brauch ich nicht. Aber er hat mir bei Anträgen gut geholfen. Ich war noch etwa siebenmal in der Klinik, einmal für fast ein halbes Jahr. Weil ich öfter da war und immer wieder kam, hat man gesehen, dass es mit dem selbstständigen Wohnen einfach nicht klappt. Deswegen bin ich aus der Klinik in ein Heim für psychisch Kranke gekommen. Das ist nicht schlimm, dass ich zwei Jahre da war, aber ich wollte unbedingt wieder auf eigenen Füßen stehen. Durch das Betreute Wohnen habe ich dann vor sechs Jahren meine Wohnung in der Nähe von Schweinfurt bekommen, die ich so gestalten konnte, wie ich wollte. Hier gefällt es mir bisher am besten. Vormittags bin ich in der Tagesstätte und bekomme da auch ein Mittagessen.

Im Betreuten Wohnen werde ich von Frau Tesch betreut. Sie unterstützt mich, z.B. wenn ich etwas besorgen muss. Einmal in der Woche kochen wir auch zusammen. Eine Bürgerhelferin habe ich auch noch. Sie geht mit mir z.B. ins Kino oder zum Bowling. Es gab schon auch im Betreuten Wohnen Krisen. Aber es ist auf jeden Fall viel besser, auf eigenen Füßen zu stehen.

8.2 Lebensgeschichte und die aktuelle Situation aus Sicht der Fachleute

Beim Blättern in den Akten des Trägers des Betreuten Wohnens findet man folgende Diagnosen: schizophrenes Residuum, Verdacht auf Lernbehinderung, schädlicher Gebrauch von Alkohol und Cannabis sowie eine Zwangsstörung.

In der Anfangszeit des Betreuten Wohnens kam es zu dramatischen Vorfällen. So zerstörte Herr Schneider einmal unter Alkoholeinfluss verschiedene Einrichtungsgegenstände in seiner Wohnung und zerbrach etliche Flaschen. An den Scherben verletzte er sich, er fiel hin und schlug so heftig mit dem Gesicht auf, dass überall im Gesicht Hämatome und Schnittwunden zu sehen waren. Wegen Ruhestörung alarmierte die Nachbarschaft die Polizei. Die Beamten mussten die Wohnungstür aufbrechen, um sich Eintritt in die Wohnung zu verschaffen.

Herr Schneider kam daraufhin in ein Krankenhaus, von wo aus er nach ärztlicher Versorgung in die psychiatrische Klinik verlegt wurde. Er selbst schweigt über die Gründe seines Alkohol- und gelegentlichen Cannabiskonsums, sieht diesen auch als nicht problematisch an und führt als Erklärung »jugendlichen Leichtsinn« an. Die Art und Weise, in der er darüber spricht, und die beschriebenen Gelegenheiten des Konsums deuten darauf hin, dass er Alkohol vor allem in Gesellschaft nutzt, um einerseits lockerer zu werden und andererseits seinen Alltag ein wenig zu vergessen.

Jan Schneider ist inzwischen 31 Jahre alt und erhält eine vom Kostenträger der Eingliederungshilfe finanzierte Unterstützung durch eine Sozialarbeiterin im Umfang von derzeit fünf Stunden in der Woche. Wenn man ihn auf seine Probleme anspricht, dann entwickelt sich meist ein Gespräch, von sich aus thematisiert er diese in der Regel nur selten. Aktuell nimmt er seine Medikamente zuverlässig ein und nimmt die Termine bei seinem behandelnden Psychiater regelmäßig wahr. Allerdings ist in der letzten Zeit erneut ein erhöhter Alkoholkonsum zu beobachten. Seine Bezugsbetreuerin, die Sozialarbeiterin Frau Tesch, versucht, Herrn Schneider zum Besuch einer Suchtberatungsstelle zu motivieren. Momentan ist er dazu noch nicht bereit (mehr zur Komorbidität im Lernfall 3 zur Alkoholabhängigkeit in diesem Buch).

Von Zeit zu Zeit spricht Herr Schneider mit Frau Tesch auch über seine zwanghaften Verhaltensmuster. Er hat ausgeprägte Zwangsrituale z.B. beim Waschen seiner Wäsche. Bestimmte Kleidungsstücke dürfen nicht mit anderen zusammen gewaschen werden. Diese genau zu trennen, braucht lange Zeit und wird mehrmals von ihm kontrolliert. T-Shirts sollen z.B. nicht Schlafanzüge berühren. Die Wäschemenge pro Waschgang reduziert sich damit deutlich, die Anzahl der Waschgänge dagegen nimmt zu, was zu hohen Mietnebenkosten führt. Wenn die jährliche Nebenkostenabrechnung kommt, bei der er in der Regel einen hohen Betrag nachzahlen muss, entstehen eine finanzielle Notlage und ein innerer Druck, die Anlass für ihn und Frau Tesch sind, diese Zwangsrituale zu thematisieren und zu versuchen, eine Lösung zu finden.

Im Gegensatz zu akut psychotischen Phasen einer schizophrenen Erkrankung sticht ein Residuum nicht so deutlich ins Auge und es ist unter Umständen nur schwer als erneute Erkrankung bzw. Phase einer Erkrankung zu erkennen. Bei genauerem Hinsehen fällt bei Herrn Schneider jedoch eine Ansammlung verschiedener Symptome auf, die umso deutlicher werden, je länger man ihn kennt. Dazu gehören die kognitive Beeinträchtigung und Verlangsamung, eine Verarmung im Ausdruck von Emotionalität, soziale Rückzugstendenzen und eine Abnahme, aus intrinsischer Motivation heraus handeln zu können. Hinzu kommen ein Interessenverlust und eine zunehmende Desintegration auf der sozialen Ebene sowie (materielle) Verarmung. Diese Symptomatik wird als »Negativsymptomatik« bezeichnet (siehe auch weiter unten bei Fachwissen, S. 121).

8.3 Beziehungsaufbau und Beziehungsgestaltung

Jan Schneider wirkt in der ersten Begegnung sehr ruhig, zurückhaltend, schüchtern und auch eher jünger als Anfang dreißig. Er ist bei vereinbarten Terminen pünktlich, und obwohl er sich in der Situation eines Beratungsgesprächs sichtlich unwohl fühlt, bemüht er sich sehr, alles richtig zu machen. Eigentlich liegt es ihm gar nicht, intensiv über sich zu reden und sich so sehr in den Vordergrund zu stellen. Er redet leise, aber mit klarer Stimme, wobei er in der Regel nicht lange am Stück erzählt, sondern eher knapp und spärlich auf Fragen Antwort gibt.

Über seine Erkrankung will er im Rahmen des Betreuten Wohnens zunächst am liebsten gar nicht sprechen und erst im Verlauf der Begleitung ist es ihm möglich, etwas mehr über sich zu erzählen. Es ist dabei immer wieder eine deutliche Sorge zu spüren, er könne sich selbst oder jemand anders in einem schlechten Licht darstellen. Und so stellt er auch seinen Unterstützungsbedarf im Betreuten Wohnen als einen eher geringen dar.

Deutlich wohler fühlt er sich, wenn gemeinsam etwas getan wird, und so besteht ein großer Teil der Begleitung darin, mit ihm zusammen zu kochen, seine Wohnung zu renovieren oder etwas gemeinsam zu unternehmen. In solchen Situationen fällt es ihm auch wesentlich leichter, ins Gespräch zu kommen. Frau Tesch ist im Laufe der Jahre für ihn eine sehr wichtige Person geworden und inzwischen gelingt es ihm mit wachsendem Vertrauen immer besser, auch Problembereiche von sich aus aktiv anzusprechen. Bei manchen Bereichen, die von Frau Tesch als problematisch beurteilt werden, wie z.B. seinem Alkoholkonsum, bleibt allerdings der Eindruck, dass er sich nicht in die Karten schauen lassen möchte. In Gesprächen über dieses Thema ist er außerordentlich einsilbig und nicht bereit, sein Verhalten zu hinterfragen.

8.4 Soziale Diagnostik und Teilhabe

Materielle Absicherung Jan Schneider hat im Lauf seines Lebens immer wieder versucht, seinen Lebensunterhalt durch verschiedene Hilfsarbeiten abzusichern oder zumindest aufzubessern. Es ist ihm jedoch bislang nicht gelungen. Zuletzt absolvierte er zumindest aus Sicht der Gruppenleiter mit Erfolg eine Probewoche in einer Werkstatt für behinderte Menschen (WfbM).

Das Vorhaben, möglichst stundenweise bei einem Zuverdienstprojekt mitzuarbeiten, ließ sich leider nicht realisieren, da er sich dort den gestellten Arbeitsaufgaben nicht gewachsen sah. Jeder Wechsel gewohnter Arbeiten verunsicherte ihn stark. Herr Schneider ist deswegen auf die Leistungen der Grundsicherung bei Erwerbsminderung nach SGB XII angewiesen. Da es für ihn eine große Herausforderung ist, seine Ausgaben zu planen und die knappen finanziellen Mittel einzuteilen, vereinbarten Frau Tesch und sein rechtlicher Betreuer mit ihm, wöchentlich den entsprechenden Betrag der Grundsicherung durch Mitarbeiter des Betreuten Wohnens an ihn auszuzahlen.

Rechtliche Position Herr Schneider hat seit etwa zehn Jahren einen rechtlichen Betreuer, der u. a. für die Bereiche Aufenthaltsbestimmungsrecht und Vermögenssorge bestellt ist. Auch wenn er sich zu Beginn gegen die Betreuung gesträubt hatte, ist er inzwischen sehr froh, einen Betreuer zu haben, der ihm z.B. bei Anträgen hilft. Dadurch hat dieser wohl mit der Zeit eine gute Beziehung zu Herrn Schneider aufgebaut.

Wohnsituation Herr Schneider bewohnt eine knapp dreißig Quadratmeter große Einzimmerwohnung der städtischen Wohnungsgesellschaft. Mieter der Wohnung ist der Leistungserbringer, Herr Schneider wiederum ist Untermieter des Leistungserbringers. Mit diesem hat er zusätzlich einen Vertrag zu Assistenzleistungen nach § 78 SGB IX abgeschlossen, in dem die konkrete ambulante Unterstützung geregelt ist.

EXKURS

Trennung von Wohnraum und mobiler Unterstützung

Das Konstrukt der Untervermietung ermöglicht es, auch Menschen eine eigene Wohnung zur Verfügung zu stellen, die auf dem freien Wohnungsmarkt wenig Chancen haben. Vermieter*innen fällt es oft leichter, an psychisch kranke Menschen zu vermieten, wenn sie als Ansprechpartner in schwierigen Situationen z.B. einen Träger sozialer Einrichtungen haben. Dabei ist der (Unter-)Mietvertrag unabhängig vom Vertrag für Assistenzleistungen zu schließen, sodass Klient*innen nicht automatisch ausziehen müssen, wenn sie den Vertrag für Assistenzleistungen kündigen.

Ein Qualitätskriterium Sozialer Arbeit ist es in diesem Sinne, Betreuungs- und Mietverträge entsprechend kund*innenfreundlich zu gestalten sowie mit den Klient*innen diesen Sachverhalt zu thematisieren. So gibt sie ihren Klient*innen die Möglichkeit, sich auch gegen eine weitere Betreuung oder für die Betreuung durch einen anderen Leistungserbringer zu entscheiden, ohne Angst haben zu müssen, das Dach über dem Kopf zu verlieren.

In seiner Wohnung fühlt sich Jan Schneider sehr wohl. Er ist froh, Ideen zur Gestaltung der Wohnung umsetzen zu können und auf eigenen Füßen zu stehen. Ideal ist für ihn auch die Lage der Wohnung mit Bäcker nebenan und Bushaltestelle vor der Tür und dem Tageszentrum ganz in der Nähe.
Zur Ausstattung seiner Wohnung bekam Herr Schneider vom Kostenträger der Eingliederungshilfe eine Erstausstattungsbeihilfe. Es gelingt ihm normalerweise sehr gut, seine Wohnung ohne Hilfe in Ordnung zu halten. Unordnung wäre für seine Sozialarbeiterin Frau Tesch ein Indiz, dass es ihm persönlich nicht gut geht.

Tagesstruktur, Beschäftigung und Arbeit Aktuell geht Herr Schneider jeden Morgen um 8:00 Uhr in die in der Nähe liegende Tagesstätte für psychisch kranke Menschen und bleibt dort bis 12:30 Uhr. In Handarbeit werden für einen Auftraggeber Messgeräte montiert. Jan Schneider macht die Arbeit in der Gruppe Spaß und er kann sie gut bewältigen.

Neben der Arbeitstätigkeit gibt es in der Tagesstätte regelmäßig andere Angebote, z.B. Ausflüge, die er gerne mitmacht. Außerdem gibt es dort auch ein Mittagessen, was er sehr praktisch findet, da er sich dann zu Hause nichts mehr kochen muss. Es gefällt Herrn Schneider inzwischen in der Tagesstätte so gut, dass er dreimal in der Woche freiwillig zwei Stunden länger bleibt und auch bei der Nachmittagsgruppe noch dabei ist.

Es stellt sich die Frage, ob Herr Schneider nicht inzwischen stabil und belastbar genug ist, um einen erneuten Anlauf zur Aufnahme einer Arbeit zu versuchen. Die Mitarbeiter*innen der WfbM, die mit seiner Arbeitsleistung sehr zufrieden waren, würden ihn gern in die WfbM aufnehmen. Doch Herr Schneider traut sich diese Arbeit nicht zu. Die Vorstellung, in der Regel acht Stunden täglich arbeiten zu müssen, schreckt ihn ab, trotz aller Entlastungsmöglichkeiten, die es in einer WfbM gibt.

EXKURS

Teilzeitarbeit für Menschen mit Behinderung

Alle Arbeitnehmer*innen, die nicht in Vollzeit arbeiten wollen, können nach dem Teilzeit- und Befristungsgesetz (TzBfG) einen Anspruch auf Teilzeitarbeit gegenüber dem Arbeitgeber geltend machen. Die Rahmenbedingungen dafür

sind in § 8 TzBfG geregelt und gelten prinzipiell auch für Menschen mit einer Behinderung, die in einer WfbM beschäftigt sind.
In der Werkstättenverordnung (WVO) hingegen ist in § 6 geregelt, dass die wöchentliche Beschäftigungszeit in Werkstätten zwischen 35 und 40 Stunden betragen muss (inklusive Erholungspausen und arbeitsbegleitender Maßnahmen). Sie kann im Einzelfall verkürzt werden, wenn es wegen Art oder Schwere der Behinderung oder zur Erfüllung des Erziehungsauftrages bei eigenen Kindern notwendig erscheint.
Die Reduzierung im Einzelfall nach § 6 WVO kann im Prinzip mit einem ärztlichen Attest erreicht werden, wenn von den Klient*innen die Mindestarbeitszeit von 15 Stunden in der Woche bewältigt werden kann. In diesem Fall werden z.B. auch weiterhin in vollem Umfang Beiträge in die Rentenkasse einbezahlt. Das kann natürlich bei einer Teilzeitarbeit gemäß § 8 TzBfG anders sein. Ebenso kann mit einer Teilzeitarbeit für die Werkstätten eine Kürzung der Maßnahmepauschale einhergehen. Dies führt momentan dazu, dass die weitere Ausgestaltung und Ausweitung solcher Formen der Teilzeitarbeit, wie sie für nicht behinderte Arbeitnehmer*innen weit verbreitet und »normal« sind, leider noch häufig scheitern.

Soziales Netz Eine Analyse des sozialen Netzwerkes von Jan Schneider auf der Basis einer Netzwerkkarte nach Pantuček-Eisenbacher (2019, S. 189 ff.) ergibt zunächst ein erstaunlich ausgewogenes, strukturiertes Bild für einen Menschen, der seit zehn Jahren psychisch krank ist und auch lange Zeiten in Klinik und Heim verbracht hat (Abb. 8.1, S.118).

Herr Schneider hat Kontakte in allen vier Sektoren, auch wenn die Gesamtzahl der Personen in seinem Netzwerk eher gering ist. Im Freundeskreis gibt es drei isolierte Kontakte, die nicht mit anderen Personen des Netzwerks vernetzt sind. Dies macht sie zu idealen Beratern und Vertrauenspersonen. Zu zwei früheren Freunden hat Herr Schneider den Kontakt verloren, was er sehr bedauert. In der Familie hat er vor allem Kontakt zu seiner Mutter, aber auch zu seinen beiden Schwestern. Zum Bruder hat er aktuell keinerlei Kontakt. Frau Tesch, seine Betreuerin im Betreuten Wohnen, ist die Person, mit der er momentan am meisten zu tun hat und die auch die meisten Verbindungen zu anderen Personen in seinem Netzwerk hat.

Der Bereich der professionellen Helfer*innen ist insgesamt der mit der höchsten Kontaktdichte versehene Sektor seiner Netzwerkkarte. Das zeigt die

Gefahr an, sehr stark von Profis abhängig zu werden, und macht deutlich, wie wichtig es ist, im Betreuten Wohnen auch daran zu arbeiten, dass Herr Schneider autonome Freundschaften und Kontakte pflegt und – wenn möglich – neue aufbaut. Insgesamt gibt es eher wenige Verknüpfungen zwischen den einzelnen Sektoren, was sicher auch Herrn Schneiders Bedürfnis, seine Privatsphäre zu wahren, sehr entgegenkommt bzw. deswegen von ihm so gestaltet wurde.

Abbildung 8.1 **Das soziale Netz von Jan Schneider**

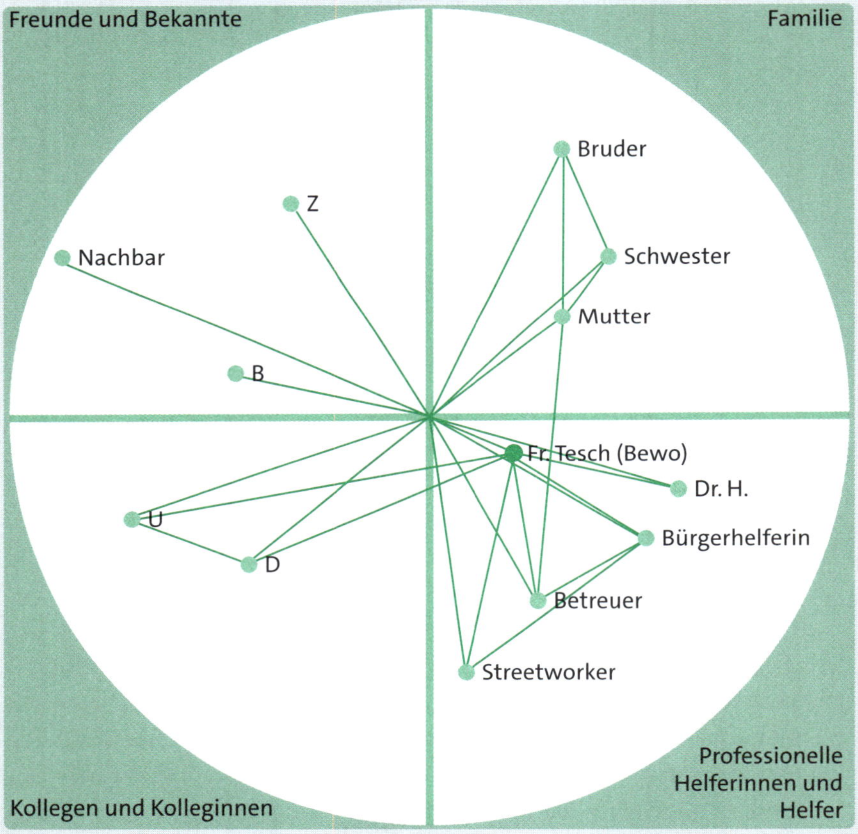

Kulturelle Teilhabe Jan Schneider geht einmal in der Woche mit einer Freizeitgruppe des Betreuten Wohnens schwimmen. Außerdem geht er gerne mit Freunden essen oder mit seiner ehrenamtlichen Bürgerhelferin ins Kino und zum Bowling. Er zeltet sehr gerne und schließt sich bei Zeltfreizeiten zweier Wohnheime für psychisch Kranke nach Möglichkeit an.

In den letzten Jahren hat sich gezeigt, dass Herrn Schneider möglichst häufige und vielfältige Angebote im Freizeitbereich gemacht werden sollten, denn in Zeiten, in denen dies aus unterschiedlichen Gründen nicht gelang, kam es regelmäßig zu erhöhtem Alkoholkonsum mit den dann folgenden negativen Begleiterscheinungen wie beginnende Verwahrlosung seiner Wohnung, Sturzgefahr und entsprechende Verletzungen.

Es fällt auf, dass Jan Schneider für einen großen Teil seiner aktiv gestalteten Freizeit professionelle Angebote für psychisch Kranke nutzt. Er wird deswegen von der betreuenden Sozialarbeiterin ermutigt, auch andere Formen der Freizeitgestaltung auszuprobieren, z.B. den örtlichen Schwimmverein aufzusuchen oder über die Volkshochschule (VHS) an einem Kochkurs teilzunehmen. Hier muss Frau Tesch immer wieder motivieren und auch einige Zugangshürden mit ihm im Gespräch durchdenken und ausräumen. Den Schwimmverein lehnt er ab. Auf den VHS-Kurs müsste er sparen. Wegen seiner Schüchternheit wird er zum ersten Termin nur in Begleitung mit Frau Tesch gehen. Und manches ist noch ungeklärt: Wie wird das wirken, wenn eine Person angemeldet ist, aber zwei kommen? Was macht er, wenn er tatsächlich oder vermeintlich kränkende Kommentare hört?

Eine Ressource von Herrn Schneider ist es, dass er sehr mobil ist. Sowohl zu Fuß als auch mit dem Fahrrad ist er gerne und oft in der Stadt und in der Umgebung unterwegs und findet sich gut zurecht. Auch die Nutzung der öffentlichen Verkehrsmittel macht ihm nach einer anfänglichen Einweisung in die Nutzung von Fahrplänen keinerlei Probleme mehr. Informationen zu den für ihn interessanten Themen beschafft er sich mithilfe seines Smartphones im Internet.

Sicherstellung der Wirksamkeit der ärztlichen, nicht ärztlichen und ärztlich verordneten Leistungen Versuche, sein Medikament, ein sogenanntes atypisches Neuroleptikum, zu reduzieren bzw. abzusetzen, hatten die gesundheitliche Situation von Herrn Schneider vor einigen Jahren deutlich verschlechtert. Er hat für sich nach Gesprächen mit seinem Psychiater und Frau Tesch das vorläufige Fazit gezogen, dass er sein Medikament offensichtlich vorläufig braucht, um stabil zu bleiben. Von Zeit zu Zeit äußert Herr Schneider aber dennoch die Hoffnung, irgendwann ohne Medikament auszukommen, weil er die Nebenwirkungen der Benommenheit und Müdigkeit im Alltag als sehr einschränkend erlebt. Heimlich lässt er die Tabletten hin und wieder weg, ebenso heimlich setzt er sie wieder an, wenn er merkt, dass ohne sie nach einiger Zeit seine Ängste deutlich zunehmen und er sich von allen Kontakten komplett zurückziehen will.

Seine Compliance ist gut, so steht es immer wieder in den Akten. Das soll zum einen bedeuten, er nimmt regelmäßig seine Termine beim behandelnden

Psychiater wahr und befolgt dessen Verordnungen in der Regel recht konsequent, zum anderen ist er, wenn er Vertrauen gefasst hat, auch bereit, in Gesprächen mit dem Arzt offen seine Fragestellungen und Zweifel anzusprechen.

Eine Anbindung an eine zahnmedizinische Versorgung bestand seit seinem Heimaufenthalt und wurde von ihm auch weiterhin zuverlässig genutzt. Die Fahrzeiten in die seit dem Umzug in seine Wohnung einige Kilometer entfernte Zahnarztpraxis nimmt er gerne in Kauf, um in gewohnter Umgebung und von einer Ärztin, der er vertraut, behandelt werden zu können. Der Kontakt zu einer nahe gelegenen Hausarztpraxis wurde von Frau Tesch hergestellt und beim ersten Mal begleitet. Danach konnte Herr Schneider Termine bei Bedarf selbst vereinbaren und ohne weitere Unterstützung wahrnehmen.

Umgang mit der Erkrankung Über Schwierigkeiten oder dass es ihm nicht gut geht, redet Herr Schneider nicht gerne von sich aus. Die Initiative dazu muss derzeit noch überwiegend von Frau Tesch ausgehen, die sozusagen stellvertretend für ihn von ihr beobachtete mögliche Frühwarnzeichen zur Sprache bringt wie z.B. eine beginnende Unordnung in seiner Wohnung oder Veränderungen seiner Stimmungslage.

In den Gesprächen mit Frau Tesch geht es häufig um Faktoren, die einen akuten Ausbruch seiner Psychose begünstigen könnten, wie z.B. seinen Cannabiskonsum. Vor einigen Jahren kam es in so einer Situation zu einem akuten Ausbruch der Psychose, bei dem Jan Schneider in völliger Panik auf dem Boden seiner Wohnung lag und um sich herum den kompletten Inhalt seines Kleiderschrankes verteilt hatte. Er war im Gespräch kaum noch erreichbar und redete in wirren, kurzen Sätzen, ohne dass von Außenstehenden irgendein roter Faden zu erkennen gewesen wäre. Die Verhandlung mit ihm darüber, sich stationär behandeln zu lassen, gestaltete sich außerordentlich schwierig, letztendlich war er aber nach Zuspruch seines rechtlichen Betreuers damit einverstanden. Den Mitarbeiter*innen in der Klinik erzählte er dann, er habe eine Kamera im Schrank vermutet, die seinen Drogenkonsum dokumentieren sollte.

Ein wichtiges Ziel der Arbeit mit Herrn Schneider ist daher, dass er selbst Frühwarnzeichen zu erkennen lernt, die eine psychotische Episode ankündigen können, um sich Unterstützung zu holen und so eine eventuell nötige Zwangseinweisung in die Klinik zu vermeiden. Dazu gehören auch die gemeinsame Suche nach Faktoren, die ihm helfen können, stabil zu bleiben, sowie die Unterstützung eines Lebensstils mit genügend Ruhezeiten und mit Interessen, die ihm lohnend erscheinen. Eine psychoedukative Vermittlung von stabilisierenden Faktoren, die für andere Betroffene von Nutzen sind, könnte ihm zusätzliche Anregungen zum Ausprobieren geben.

8.5 Fachwissen Schizophrenie

Der Begriff »Schizophrenie« beschreibt keine eigene Krankheitseinheit (vgl. Kapitel A 4 in Bischkopf u. a. 2023). Er beschreibt ein Syndrom, bei dem sich u. a. eine ausgeprägte Veränderung der Realitätswahrnehmung entwickelt. Auch das Denken und das Empfinden sind meist erheblich verändert. Leitsymptome für die Diagnose Schizophrenie sind nach ICD-10 insbesondere (vgl. DIMDI 2022):

- Gedankenlautwerden, -eingebung, -entzug oder -ausbreitung;
- Wahnvorstellungen, z.B. paranoide Gedanken oder solche mit dem Gefühl des Gemachten bezogen auf Körper- oder Gliederbewegungen, Gedanken, Tätigkeiten oder Empfindungen;
- kommentierende oder dialogische Stimmen (Trugwahrnehmungen oder Halluzinationen);
- Denkstörungen, z. B. Zwangsgedanken, überwertige Ideen, Denkhemmung, Gedankenwiederholung, Gedankenabreißen.

Manche Symptome der Schizophrenie kann man einteilen in »Plussymptome« und »Negativsymptome«. Unter Plussymptomen versteht man Erlebnisse, die zum üblichen Erleben hinzukommen. Das sind z.B. Denkstörungen, Wahnphänomene, Halluzinationen und Fremdbeeinflussungserlebnisse. Als Negativsymptome bezeichnet man die Abnahme oder den Verlust von Fähigkeiten, die einem sonst zur Verfügung stehen. Sie zeigen sich als Verarmung des Gefühlslebens, Aufmerksamkeitsminderung, Freud- und Mutlosigkeit, verstärktes Grübeln, Antriebseinbuße, Energielosigkeit, Rückzugsverhalten mit entsprechender Kontaktverarmung. Herr Schneider zeigt einige dieser Negativsymptome.

Die Häufigkeit (Prävalenz) der Schizophrenie liegt bei ca. 0,5–1% der Bevölkerung. Das Risiko, im Laufe des Lebens an Schizophrenie zu erkranken (Lebenszeitprävalenz), liegt bei 0,5–1,6% pro 100 Einwohner*innen. Es ist für Frauen und Männer gleich hoch. Diese Werte scheinen weltweit und kulturunabhängig zu gelten, allerdings kann die Symptomatik jedoch abhängig von kulturellen Faktoren sein.

Die Therapie sollte aus einem individuell abgestimmten und mit den Betroffenen vereinbarten Mix aus Psychopharmaka, bestimmten Formen der Psychotherapie, sozialtherapeutischen Maßnahmen und Psychoedukation bestehen. In einer Psychoedukation kann man z.B. ein Manual einsetzen, das extra für den ambulanten Bereich in der Betreuung schizophren Erkrankter entwickelt wurde (Wienberg u. a. 2013). Klient*innen wie Herr Schneider könnten noch besser von einem Programm in Leichter Sprache profitieren, hierzu gibt es erste Initiativen (Fuchs 2015).

Der langfristige Verlauf der Schizophrenie kann sich sehr unterschiedlich gestalten: 10–20% der Betroffenen erleben nur einmal eine psychotische Episode, 40–60% erleben mehrere Episoden und bei 20–30% entwickelt sich eine chronische Erkrankung (vgl. Bäuml 2008, S. 8). Insgesamt hat – den weit verbreiteten Vorurteilen zum Trotz – die Hälfte aller Betroffenen eine gute Prognose, d.h., dass sie nach einer oder mehreren psychotischen Phasen ein (fast) normales Leben führen können. Ungefähr ein Drittel erlebt eine Chronifizierung und benötigt aufgrund der sich dadurch häufig entwickelnden sozialen Desintegration eine langfristige und umfassende Unterstützung durch die Soziale Arbeit.

Für die Arbeit mit psychotisch erkrankten Menschen ist es wichtig, die Lebenswelt umfassend zu betrachten, um keinen Bereich aus dem Blick zu verlieren. Sozialarbeiter*innen müssen sich darauf einstellen, dass sich Klient*innen mit dem Sinngehalt ihrer psychotischen Erlebnisse beschäftigen und jemanden suchen, mit dem sie das besprechen können. Eine gemeinsame Annäherung an eine biografische Einordung von psychotischem Verhalten und Erleben ist durchaus möglich. Wenn Jan Schneider in der akuten Psychose im Schrank Kameras vermutet, dann macht sein Verhalten, diese Beweismittel seines Drogenkonsums zertrümmern zu wollen, durchaus Sinn.

8.6 Soziale Arbeit mit Jan Schneider

Nach dem Auszug aus der stationären Wohneinheit ins ambulante Wohnen gibt es verschiedene Ziele in der Betreuungsarbeit mit Herrn Schneider: Es gilt, seine materielle Basis zu sichern, seine sozialen Kontakte zu halten und womöglich auszubauen, eine seinen Fähigkeiten angemessene Beschäftigung zu finden, ihm Situationen zu ermöglichen, in denen er Selbstbewusstsein erleben kann, und durch gemeinsames Handeln eine Gesprächsbasis aufzubauen, bei der – sozusagen nebenbei – auch emotional bedeutsame Themen zur Sprache kommen können.

Beim Übergang von einer stationären Einrichtung in ambulant Betreutes Wohnen war es zunächst einmal wichtig, Rahmenbedingungen zu schaffen und dann auch längerfristig zu etablieren, die es ermöglichen, dass Herr Schneider dauerhaft ohne Heimstruktur sein Leben planen und organisieren kann. Dazu war die Sicherung der eigenen Wohnung Voraussetzung. Der oben erwähnte Alkoholexzess mit Polizeieinsatz verängstigte die Nachbarschaft erheblich. Frau Tesch wurde deswegen unmittelbar nach dem Vorfall angesprochen und es waren einige gemeinsame Gespräche nötig, um Ängste abzubauen. Seitdem sind solche Vorfälle allerdings nicht mehr vorgekommen und das Verhältnis zur Nachbarschaft ist inzwischen gut.

Finanziell lebt Herr Schneider von Grundsicherung bei Erwerbsminderung. Hier ist mit ihm in Absprache mit dem rechtlichen Betreuer darauf zu achten, dass die Bewilligungsfristen im Auge behalten werden. Zudem braucht er die anteilige wöchentliche Auszahlung der Grundsicherung durch Frau Tesch, um nicht Schulden entstehen zu lassen. Trotz ihrer Bemühungen gelang es bisher noch nicht, ein kleines finanzielles Polster als Rücklage zu bilden, da Herr Schneider bislang darauf besteht, eventuell übrig gebliebene Beträge am Ende des Monats auszugeben. Ein solches Polster wäre sehr wichtig, da aufgrund seiner Zwänge regelmäßig am Ende des Jahres hohe Nachzahlungen für Wasser und Strom fällig werden. Bisher spart Jan Schneider sich deren Bezahlung im Fälligkeitsmonat dann buchstäblich vom Munde ab.

Wichtiger Bestandteil der Sozialen Arbeit mit Herrn Schneider ist weiterhin, seine Integration in die Nachbarschaft im Blick zu haben und zu fördern, z.B. indem Herr Schneider ermutigt wird, über kurze Treppenhausgespräche oder durch die Unterstützung von Nachbar*innen im Alltag mit ihnen gut im Kontakt zu bleiben.

Thema werden auch die unterbrochenen Kontakte zu den zwei Freunden. Neben der Recherche, wo diese derzeit wohnen, geht es darum, probeweise Sätze zu formulieren, wie er den Kontakt wieder aufnehmen könnte. Da er sich selbst die Kontaktunterbrechung anlastet und eine Ablehnung seiner alten Freunde fürchtet, bedarf es wiederholter Ermutigung von Frau Tesch.

In der Tagesstätte fühlt sich Herr Schneider sehr wohl und integriert. Trotz des positiven Verlaufs seiner Probearbeitswoche in der WfbM ist er noch nicht zu einem Wechsel zu motivieren. Frau Tesch sieht dabei zwei Aspekte: Auf der einen Seite arbeitet er derzeit unter seinem Leistungsniveau, auf der anderen Seite ist sein Gefühl der guten Integration in der Tagesstätte wertvoll und schützenswert. Der Zeitpunkt zu einem Wechsel scheint noch nicht reif zu sein. Frau Tesch wird zu späteren Gelegenheiten die Option der WfbM wieder ansprechen.

Herr Schneider hat regelmäßig zwei Termine pro Woche mit ihr. Einmal wöchentlich wird zusammen gekocht. Diese Tätigkeit liegt ihm und er ist dazu sehr motiviert. Das Kochen hat sich bei ihm als eine gute Methode herauskristallisiert, um in einem für ihn überschaubaren Rahmen Aufgaben geplant und strukturiert anzugehen und dabei Erfolgserlebnisse zu haben und sein Selbstbewusstsein zu stärken. Auch fällt es Herrn Schneider beim gemeinsamen Erfüllen einer Aufgabe wesentlich leichter, beiläufig ins Gespräch zu kommen.

Das Kochen ist ein gutes Beispiel für die Vielschichtigkeit von Interventionen in der Sozialen Arbeit. Es geht dabei nur zu einem geringen Anteil um das Vermitteln hauswirtschaftlicher Fähigkeiten. Wesentlich wichtiger ist es, einen Begegnungsraum zu schaffen, in dem Klient*innen sich wohlfühlen und der es ihnen leichter macht, auch schwierige Themen wie z.B. ihren Alkoholkonsum anzusprechen.

Der zweite wöchentliche Termin steht deshalb für andere Aufgaben zur Verfügung, die auf den ersten Blick banal erscheinen, für Jan Schneider aber eine fast unüberwindbare Hürde darstellen und bei denen er Unterstützung braucht, wie z.B. der Umtausch eines nach wenigen Wochen schon defekten Elektrogerätes. Diesem Gespräch mit der Verkäuferin fühlt er sich nicht gewachsen, weil er meint, es werde dann offensichtlich, dass nicht das Gerät defekt, sondern er unfähig sei, das Gerät richtig zu bedienen. Eine Vergewisserung und Realitätsüberprüfung bei Frau Tesch sind deshalb notwendig. Solche Situationen vorzubesprechen, durchzuspielen, zu planen und Herrn Schneider dann auch als stille Unterstützung dabei zu begleiten, machen einen großen Teil der Arbeit aus.

Eine wichtige Aufgabe der Arbeit mit Herrn Schneider ist es auch, die Gratwanderung zu bewältigen, ihm einerseits eine vertrauensvolle Beziehung anzubieten und gleichzeitig doch auch frühzeitig für ihn unangenehme Dinge anzusprechen, die aus professioneller Sicht das Potenzial haben, seine Lebensqualität deutlich zu verringern. Dazu gehören insbesondere eine Rückmeldung zu beobachteten Frühwarnsymptomen seiner Erkrankung und eine Thematisierung seines problematischen Umgangs mit Alkohol und Cannabis.

8.7 Zusammenfassung

Soziale Arbeit im Betreuten Wohnen ist eine permanente Gratwanderung zwischen dem Akzeptieren des Willens und den Vorstellungen zur Lebensgestaltung (nicht nur von Herrn Schneider) und der geduldigen Motivation zu punktuellen Verhaltensänderungen, um die Entstehung sich wiederholender oder neuer sozialer Probleme zu verhindern. Sozialarbeiter*innen müssen in der Arbeit mit psychotisch erkrankten Menschen offen sein für andersartige Lebensgestaltung und mit den Betroffenen immer wieder neu aushandeln können, wie viel davon behalten werden soll und wie viel, wie und wo soziale Integration unter diesen Vorgaben dann möglich ist. Diese Beziehungsarbeit produziert in der Regel keine schnellen Lösungen, muss aber dennoch mögliche Lösungswege aufzeigen, anbieten und miteinander aushandeln. So wird sich entscheiden, ob es gelingt, die Symptomlast zu verringern, das Ausmaß an sozialer Integration mindestens zu halten oder zu verbessern und die Lebensqualität zu erhöhen.

***Peter Brückner** ist Dipl.-Sozialarbeiter und leitet den Wohnverbund des Erthal Sozialwerks.*

***Prof. Dr. Christoph Walther** ist Dipl.-Sozialpädagoge und Professor für Soziale Arbeit an der Technischen Hochschule Nürnberg mit Schwerpunkt Sozialpsychiatrie und Beratung.*

8.8 Vertiefungsmöglichkeiten

8.8.1 Downloadmaterial

Betreuungsvereinbarung zwischen dem Träger des Betreuten Wohnens und Herrn Schneider

HEB-Bogen von Herrn Schneider

Untermietvertrag zwischen dem Träger des Betreuten Wohnens und Herrn Schneider

8.8.2 Internet

Kompetenznetz Schizophrenie (KNS): http://www.kns.kompetenznetz-schizophrenie.info/

Informationen und Diskussionsforum zum Thema Schizophrenie: https://schizophrenie-online.com/

8.8.3 Literatur

Bock, T. (2020): Menschen mit Psychose begleiten. Köln: Psychiatrie Verlag.

Finzen, A. (2020): Schizophrenie. Die Krankheit verstehen, behandeln, bewältigen. 3. Aufl. Köln: Psychiatrie Verlag.

Romme, M.; Escher, D. (2013): Stimmenhören verstehen. 2. Aufl. Köln: Psychiatrie Verlag.

8.9 Fragen und Übungen

1. Recherchieren Sie in der ICD-10 die Unterformen von Schizophrenie und die jeweils dazugehörenden diagnostischen Leitlinien.
2. Was halten Sie für sinnvoller bei einem Klienten, den sie zum ersten Mal treffen: sich zunächst im direkten Gespräch mit ihm einen Eindruck zu verschaffen oder sich durch Lesen bereits vorhandener Akten auf die ersten Gespräche vorzubereiten? Warum? Wem glauben Sie im Zweifel mehr, dem Klienten oder den Berichten von Kolleg*innen? Warum?
3. Was sind die Voraussetzungen zum Erhalt von Grundsicherung bei Erwerbsminderung und wie verläuft das genaue Antragsverfahren bei Ihnen vor Ort?
4. Wie würden Sie argumentieren, wenn der Kostenträger bei einer Klientin, die bislang keinen rechtlichen Betreuer hatte, die Stunden im Betreuten Wohnen kürzen will, weil die Unterstützung bei Anträgen zukünftig durch einen rechtlichen Betreuer erbracht werden soll?
5. Wie compliant sind Sie im Allgemeinen? Wie konsequent befolgen Sie die Ratschläge Ihres Arztes z.B. in Bezug auf Rauchen, Ernährung, Bewegung, Einnahme von Antibiotika oder Impfempfehlungen? Was könnte Ihre Compliance verbessern?

8.10 Referenzen

Bäuml, J. (2008): Psychosen aus dem schizophrenen Formenkreis. 2. Aufl. Berlin, Heidelberg: Springer.

Bischkopf, J.; Deimel, D.; Walther, C.; Zimmermann, R.-B. (2023): Soziale Arbeit in der Psychiatrie. Lehrbuch. Stuttgart: utb / Psychiatrie Verlag.

DIMDI – Deutsches Institut für Medizinische Dokumentation und Information (2022): ICD-10-GM. https://www.icd-code.de/icd/code/ICD-10-GM.html (13.08.2022).

Fuchs, S. (2015): Psychoedukation in einfacher Sprache für Menschen mit Lernschwierigkeiten unter Berücksichtigung des Recovery-Konzeptes. https://www.herzogsaegmuehle.de/fileadmin/PDF/webherzogsaegmuehle/Download/Leicht_Lesen/Kongressband_2015_Sabine_Fuchs.pdf (24.08.2022).

Pantuček-Eisenbacher, P. (2019): Soziale Diagnostik. Verfahren für die Praxis Sozialer Arbeit. 4., aktual. Aufl. Göttingen: Vandenhoeck & Ruprecht.

Wienberg, G.; Walther, C.; Berg, M. (2013): PEGASUS. Psychoedukative Gruppenarbeit mit schizophren und schizoaffektiv erkrankten Menschen. Köln: Psychiatrie Verlag.

9 Lernfall Schizophrenie bei Wohnungslosigkeit

Kai Hauprich

In diesem Kapitel wird die alltägliche Arbeit der Wohnungslosenhilfe beschrieben, wenn diese dem Housing-First-Ansatz folgt. Sie lernen nicht nur diesen Ansatz kennen, sondern auch die Prinzipien der Motivierenden Gesprächsführung, mit denen Sozialarbeiter*innen vor allem arbeiten, wenn Klient*innen Veränderungen gegenüber ambivalent sind.
Schlagworte: **Obdachlosigkeit, Nutzer*innenorientierung, Housing First, aufsuchende Sozialarbeit**

9.1 Lebensgeschichte und aktuelle Situation aus Sicht von Carsten Epping

Ich wurde 1980 in Laudenbach geboren. Meine Eltern trennten sich, als ich zwei Jahre alt war.

Als ich vier war, hat meine Mutter wieder geheiratet. Mein Stiefvater war Alkoholiker. Bis ich 14 war, hat er mich immer wieder geschlagen.

Nach dem Hauptschulabschluss habe ich Konditor gelernt. Nach der Lehre bin ich direkt ausgezogen.

Ich habe nie wieder einen Fuß in die Wohnung gesetzt. Mit meiner Mutter telefoniere ich manchmal, zum Geburtstag, zu Weihnachten, manchmal auch zwischendurch.

Mit 25 bin ich Vater geworden. War nicht geplant und die Beziehung hielt auch nicht. Wie soll man das aushalten, wenn das eigene Kind stirbt?

Dann war auch die Wohnung weg.

Seit ich auf der Straße lebe, habe ich vieles ausprobiert, Kokain, Heroin, Medikamente. Wenn ich Stress habe, höre ich Stimmen.

In einer Notunterkunft hat ein Sozialarbeiter dafür gesorgt, dass ich in eine Klinik konnte, seitdem bin ich clean. Er hat mir auch einen Platz in einer Wohngemeinschaft verschafft. Leider war der Platz weg, als ich wegen meiner Schulden in Haft musste. Danach waren auch meine persönlichen Sachen weg.

Die Streetworker im Viertel kennen mich. Einer hat gesagt, dass ich eine eigene Wohnung haben kann, er hat mir eine Nummer gegeben. Ich konnte es kaum glauben, habe aber angerufen. Ein paar Tage später kam tatsächlich jemand vorbei. Er erzählte mir etwas von einem neuen Projekt. Mal sehen, ob das klappt.

9.2 Lebensgeschichte und aktuelle Situation aus Sicht der Fachleute

Carsten Epping wurde in einem kleinen Ort in Hessen geboren und wuchs mit einer Halbschwester bei seiner leiblichen Mutter und seinem Stiefvater auf. Seine Eltern trennten sich, als er zwei Jahre alt war. Sein leiblicher Vater verstarb, als Carsten Epping etwa 16 Jahre alt war. Sein Stiefvater, ein Alkoholiker, misshandelte ihn während seiner gesamten Kindheit und Jugend.

Nach einer Lehre zum Konditor verließ Carsten Epping das Elternhaus, fand einen Arbeitsplatz in einer Kölner Konditorei und lebt seither in der Domstadt. Er pflegt keinen Kontakt mehr zu seinen Familienangehörigen. Lediglich zu seiner Mutter besteht derzeit sporadisch telefonischer Kontakt.

Aus einer kurzen Beziehung ging ein Kind hervor, das jedoch im Alter von acht Wochen starb. Zu diesem Zeitpunkt war Carsten Epping 25 Jahre alt. Zur damaligen Partnerin besteht keinerlei Kontakt mehr.

Durch eine Räumungsklage verlor er 2011 seine Wohnung und lebte seither überwiegend obdachlos. Immer wieder verbrachte er auch kurze Zeit in verschiedenen Einrichtungen der freien Wohlfahrtspflege, in Notunterkünften oder auch in Hotels, in denen er gemäß Ordnungsbehördengesetz durch die Stadtverwaltung untergebracht wurde.

Seit Beginn der Wohnungslosigkeit hat er neben Alkohol durchgehend verschiedenartige, illegalisierte Suchtmittel wie Kokain, Heroin und verschiedene verschreibungspflichtige Medikamente konsumiert. Aufgrund dessen leidet er seit einiger Zeit an einer drogeninduzierten Psychose. Wenn er unter Stress gerät, hört er bedrohliche Stimmen und wird laut und aggressiv. Er ist dann sehr dünnhäutig und reizbar und gerät regelmäßig in Konflikt mit seinen Mitmenschen, die oft Angst vor ihm bekommen.

Die akute Sucht hat er mittlerweile durch Entgiftung, Entwöhnung und verschiedene Therapieformen überwunden. Es hat sich jedoch eine Situation der Überschuldung ergeben, sodass Herr Epping immer wieder Haftstrafen in Justizvollzugsanstalten (JVA) verbüßen musste. Ein Privatinsolvenzverfahren läuft seit 2016.

Nach seiner letzten Haftentlassung musste er feststellen, dass der Wohnungslosenhilfeträger seinen Wohngemeinschaftsplatz weitervergeben hatte und dass auch seine persönlichen Gegenstände in diesem Zuge verloren gegangen waren. Carsten Epping sah sich gezwungen, fortan improvisiert auf einer Holzpalette unter einer S-Bahn-Brücke zu schlafen.

Er verfügt lediglich über die wenigen persönlichen Gegenstände, die er aus der JVA mitnehmen konnte und die er nun in einem kleinen Rollkoffer mitführen muss. Da er die Situation in Notunterkünften und Wohngemeinschaften der Wohnungslosenhilfe als belastend empfindet und insbesondere sozialer Stress die Symptome seiner Psychose verstärkt, möchte er keines dieser traditionellen Hilfsangebote mehr nutzen.

Einer der Streetworker*innen macht Carsten Epping auf das Projekt Housing First des Vereins Vringstreff e.V. aufmerksam. Dieser kontaktiert über sein Mobiltelefon die Projektmitarbeiter*innen und bekundet sein Interesse, sodass ein Informationsgespräch an seinem Schlafplatz stattfindet. Dieses führt Herr Wahlen, ein Sozialarbeiter.

Zum Zeitpunkt dieses ersten Kontakts wirkt Carsten Epping ruhig und freundlich, jedoch extrem in sich gekehrt. Er leidet unter massivem Schlafentzug, wirkt apathisch und kann sich geistig nur unter höchster Anstrengung fokussieren. Er spricht sehr langsam und braucht viel Zeit. Er scheint unter psychotischen Schüben und einer Art affektiver Störung (vermutlich einer Depression) zu leiden, die seine emotionale und kognitive Leistungsfähigkeit massiv einschränken.

Zudem hat er bei Kontaktaufnahme Angst, seine letzten persönlichen Dinge durch Diebstahl oder Räumung seines Schlafplatzes zu verlieren, sodass er sich nicht von seiner Europalette wegbewegen möchte – eine faktische Einschränkung seines räumlichen Aktionsradius auf etwa 50 Meter. Seine Notdurft verrichtet er in einen Eimer oder bei einer Firma für Gartenlandschaftsbau, die auf der anderen Straßenseite liegt und ihn aufgrund seiner freundlichen Art mit dem Nötigsten zu versorgen versucht.

9.3 Beziehungsaufbau und Beziehungsgestaltung

Herr Epping verhält sich grundsätzlich freundlich und aufgeschlossen, ist jedoch immer nur kurzweilig über sein Mobiltelefon zu erreichen, da er es immer wieder abschaltet und auch nur nach vorheriger Absprache an seinem Schlafplatz aufgesucht werden möchte. Als Grund gibt er an, eine durchgehende Nutzung des Gerätes beeinträchtige sein seelisches Wohlbefinden und provoziere bisweilen auch psychotische Schübe. Herr Wahlen erkundigt sich daher, wie ein regelmäßiger, wechselseitiger Kontakt herstellbar sein könnte. Herr Epping schlägt vor, sich über SMS und Mailbox zu festen Zeiten zu verabreden. Darüber hinaus wird vereinbart, dass Herr Wahlen Herrn Epping so lange an seinem Schlafplatz aufsucht, bis die gesuchte Mietwohnung bezogen werden kann. Ämterangelegenheiten werden über die digitalen Angebote der Stadt Köln gemeinsam erledigt. Hier erweisen sich die besonderen Rahmenbedingungen der Coronapandemie als günstig, da Jobcenter und Sozialamt auf mobiles Arbeiten eingestellt sind.

Da Herr Epping Angst vor einer Covid-19-Schutzimpfung hat, kann er in der ersten Zeit des Kontakts die Räumlichkeiten der Beratungsstellen nicht betreten (2-G-Regelung), und so finden alle Treffen und Erledigungen von Ämterangelegenheiten draußen statt. Bei diesen Gelegenheiten kann Herr Wahlen Herrn Epping über die Vorteile und möglichen Nebenwirkungen einer Impfung aufklären, sodass dieser schließlich entscheidet, sich impfen zu lassen. Der Sozialarbeiter begleitet ihn auf seinen Wunsch hin zum Impftermin.

EXKURS

Wohnungslosenhilfe während der Coronapandemie

Das Housing-First-Projekt des Vereins Vringstreff e.V. begann wenige Wochen vor Beginn der Coronapandemie. Zunächst mussten daher alle persönlichen Kontakte zu Hilfesuchenden unter besonderen Sicherheitsbedingungen des wechselseitigen Schutzes stattfinden. Entgegen Fehlannahmen und Vorurteilen war der ganz überwiegende Teil der wohnungslosen Menschen – wie auch international wissenschaftlich empirisch belegt (vgl. Mohsenpour u. a. 2021) – bemüht, sich an die allgemeinen Coronaschutzmaßnahmen zu halten.

Auch wenn die Wohnungslosenhilfe ihre Angebote und Unterstützungsleistungen oft wöchentlich an aktuelle Rahmenanforderungen anpassen musste, hat

Covid-19 die Arbeit der Wohnungslosenhilfe in gewisser Weise positiv verändert. Zum einen wurde mobile, digitale Arbeit befördert, der die Soziale Arbeit und vor allem die Wohnungsnotfallhilfe bis dahin äußerst abwartend gegenüberstand (vgl. Hauprich 2021), damit beschleunigten und vereinfachten sich viele Hilfeprozesse. Zum anderen hat die Neuartigkeit einer globalen Pandemie im Einzelfall auch die Beziehung zwischen Hilfesuchenden und Sozialarbeiter*innen gestärkt, denn beide Seiten standen vor einer gemeinsamen Herausforderung und waren zu wechselseitigem Respekt aufgefordert.

Auch für Housing First hat Corona schlussendlich eine bedeutende strategische Rolle gespielt. Denn in den Lockdown-Phasen wurden wohnungslose Menschen in leer stehenden Hotels und Herbergen untergebracht. Sie konnten dort nicht nur zeitweise sicher leben, sondern auch zeigen, dass sie durchaus in der Lage sind, eigenständig zu leben, sofern man ihnen gewünschte Hilfen anträgt. Während der Coronapandemie prüfte niemand »housing readiness« oder forderte von obdachlosen Menschen, »Wohnfähigkeit« zu demonstrieren.

9.4 Soziale Diagnostik und Teilhabe

Materielle Absicherung Herr Epping lebt von Leistungen nach dem zweiten Sozialgesetzbuch (SGB II). Es steht ihm der vollständige Regelsatz zu. Jedoch hat Herr Epping nicht immer Zugriff auf sein Geld, da sein Regelsatz nicht auf sein Konto überwiesen wird. Herr Epping hat Angst vor einer Pfändung. Seine Schecks lässt er daher an die erwähnte Gartenlandschaftsbaufirma schicken. Doch da er es nicht wagt, seinen Schlafplatz zu lange zu verlassen, löst er die Schecks nur unregelmäßig ein und lebt von Lebensmittel- und Geldspenden von Passant*innen. Herr Wahlen erklärt ihm, dass die Einrichtung eines Pfändungsschutzkontos möglich ist und seine SGB-II-Leistungen nicht gepfändet werden können. Er richtet eine Postadresse im Vringstreff für Herrn Epping ein und bringt ihm die Post. Außerdem eröffnen Kolleg*innen mit Herrn Epping ein Pfändungsschutzkonto und finanzieren über Spendengelder hin und wieder Gutscheine einer Discounterkette, falls dieser über keinerlei Mittel mehr verfügt, um Lebensmittel oder Hygieneartikel zu kaufen.

Etwa zwei Monate später können die Sozialarbeiter*innen einen Mietvertrag bei einer regionalen Wohnungs- und Siedlungsgesellschaft vermitteln. Die Kaution für die Wohnung beantragt Herr Wahlen bei der Fachstelle Wohnen der Stadt Köln zusammen mit Herrn Epping, der die Kaution sodann mit 10% seines

Einkommens nach und nach abbezahlt. Herr Wahlen hilft ihm auch, Geld für eine Möbelerstausstattung beim Jobcenter zu beantragen. Eine einfache Küche wird durch eine Geldspende finanziert.

Klärung der rechtlichen Position Herr Epping ist zum Zeitpunkt des Kennenlernens erwerbslos, 42 Jahre alt, hat seinen Lebensmittelpunkt in Deutschland und ist berechtigt, Leistungen nach dem SGB II sowie für Kosten der Unterkunft (Miete) zu erhalten.

Carsten Epping gehört unfraglich zur Gruppe der Menschen, bei denen besondere Lebensverhältnisse mit sozialen Schwierigkeiten verbunden sind. Er ist damit berechtigt, Hilfeleistungen nach § 67 SGB XII zu erhalten. Zu diesen Leistungen können hier eine Sozialberatung, aber auch ambulante, wohnbegleitende Hilfe gehören, die es dem Hilfeanbieter ermöglicht, Herrn Epping im Projektkontext Housing First zu betreuen.

Wohnsituation und Selbstversorgung Carsten Epping ist in der Lage, seinen Alltag selbst zu gestalten und sich selbst zu versorgen. Das Housing-First-Team unterstützt ihn jedoch bei allen Bedarfen und Bedürfnissen, bei denen er sich Hilfe wünscht. Hierzu trifft sich Herr Wahlen oder ein anderes Teammitglied mindestens einmal in der Woche mit ihm – entweder in seiner neuen Wohnung, in der Beratungsstelle oder aber an einem anderen wechselseitig vereinbarten Ort.

Intensive Unterstützung leistet das Housing-First-Team bei der Beantragung von Leistungen zur Herstellung der Wohnsituation (Kosten der Unterkunft, Möbelerstausstattung, Möbeltransport) sowie bei Krankenversicherung und Einrichtung eines Bankkontos, eines Internetanschlusses und eines Mobilfunkvertrags. Dabei entscheidet, gemäß dem Housing-First-Ansatz, ausschließlich Herr Epping, wie er wohnen möchte. Das Team prüft weder eine vermeintliche »Wohnfähigkeit« noch kontrolliert es Herrn Epping in der Wohnung. Stattdessen berät und begleitet es ihn unter Anwendung der Methode der Motivierenden Gesprächsführung (siehe unten) bei der Herstellung einer angemessenen Wohnsituation nach eigenem Wunsch.

Tagesstruktur, Beschäftigung und Arbeit Unmittelbar nach Einzug initiiert Herr Epping ohne fremde Hilfe eine Beschäftigungsmöglichkeit im Rahmen einer durch das Jobcenter geförderten Maßnahme nach § 16i SGB XII. Als gelernter Konditor findet er schnell Arbeit in einer Großküche und ist dort zurzeit in Vollzeit beschäftigt. Da er aus dem SGB-II-Bezug kommt, beantragen die Sozialarbeiter*innen Übergangsgeld mit ihm.

Soziales Netz In Phasen des seelischen Wohlbefindens zeichnet sich Herr Epping durch hohe Soziabilität und Kommunikationsfähigkeit aus. Daher hat er auch in der Episode der erneuten Obdachlosigkeit viele soziale Kontakte geknüpft zu

Personen, die ihn in dieser Krise emotional unterstützten; die Mitarbeitenden der Gärtnerei zählten dazu, aber auch andere Wohnungslose. Durch den Einzug in die Wohnung hat sich seither seine soziale Eingebundenheit zunächst faktisch verschlechtert, da er nun weiter weg wohnt und durch die Arbeit auch weniger Zeit hat. Herr Wahlen und seine Kolleg*innen suchen daher mit ihm gemeinsam nach Möglichkeiten, neue stabile und konstruktive soziale Kontakte zu etablieren. Im Alltag kommt Herr Epping jedoch immer wieder in Loyalitätskonflikte, da Personen, mit denen er in der Obdachlosigkeit Zeit verbracht hat und die immer noch auf der Straße leben, ihn fragen, ob sie zeitweise bei ihm wohnen können. Dieses Problem von Nähe und Distanz aufzulösen bzw. damit umzugehen, ist ein weiterer wichtiger Teil der Arbeit im Housing-First-Projekt.

Kulturelle Teilhabe Der erste zentrale Schritt zu einer kulturellen Teilhabe besteht darin, Herrn Epping dabei zu unterstützen, sich seine Wohnung in einer Weise einzurichten, dass sie dem soziokulturellen Existenzminimum entspricht. Um die langen Strecken der »leeren Zeit« emotional überwindbar zu machen, wird ein Internetanschluss hergestellt sowie nach Möglichkeiten des Streamings gesucht. Herr Epping ist ein großer Eishockeyfan und schaut gerne alle Spiele der »Kölner Haie« online.

Sicherstellung der Wirksamkeit der ärztlichen, nicht ärztlichen und ärztlich verordneten Leistungen Die Inanspruchnahme von ärztlichen Leistungen und die Behandlung von Sucht- und anderen, auch psychiatrischen Erkrankungen können im Housing First eine Rolle spielen, sind aber nicht zwingend. Da, wo Herr Epping einen Rückfall in die Abhängigkeitserkrankung fürchtet und seine Psychose als belastend empfindet, werden Strategien erarbeitet, die das Wohlbefinden steigern und soziale Konflikte reduzieren. So erarbeiten Herr Wahlen und Herr Epping gemeinsam Notfallpläne für Krisen und akute Psychoseschübe.

Umgang mit der Erkrankung Aufgrund der Phase der Obdachlosigkeit verfügt Herr Epping nur noch über wenige persönliche Dokumente. Auch seine Krankenkassenkarte hat er verloren, sodass Herr Wahlen umgehend dafür sorgt, dass er eine neue Gesundheitskarte erhält. Sodann werden gemeinsam Termine vereinbart und Fachärzt*innen aufgesucht in allen Bereichen, in denen Herr Epping dies wünscht.

Da er aufgrund der Obdachlosigkeit über sechs Monate aus Angst vor Diebstahl mit Schuhen schlafen musste, ist ein Fuß massiv entzündet. Herr Epping empfindet das belastender als seine Psychose: »Meine Psychose habe ich ja schon viele Jahre. Mit der komme ich zurzeit echt klar. Aber mein Fuß tut gerade total weh!« Dem Housing-First-Prinzip des Consumer Choice (vgl. Tsemberis 2010) folgend hat also der Besuch einer orthopädischen Praxis oberste Priorität.

9.5 Fachwissen Motivierende Gesprächsführung

Motivierende Gesprächsführung (Motivational Interviewing, MI) ist eine aktive Beratungsmethode, die bei der intrinsischen Motivation der Rat suchenden Menschen ansetzt und gewünschte Veränderungsprozesse begleitet (vgl. Weigl & Mikutta 2019). Dabei geht es nicht – wie man zunächst vermuten könnte – darum, der Rat suchenden Person »gut zuzureden«, sie zu loben und zu bestärken, sondern darum, durch gezielte offene Gesprächsführungstechniken Verhaltensveränderungen anzustoßen und deren Etablierung ausgerichtet an den Zielen und Bedürfnissen der Ratsuchenden zu begleiten.

Motivierende Gesprächsführung geht davon aus, dass gewünschte Veränderungsprozesse nicht durch reinen Willen umgesetzt werden können, sondern verschiedene Phasen durchlaufen werden müssen, bevor ein neues Verhalten ein altes weitgehend ersetzt. Insbesondere Furchtappelle (»Wenn du weiter Drogen nimmst, wirst du ins Gefängnis kommen oder sterben«) und Drohungen (»Wenn Sie nicht lernen, mit den anderen Bewohnern auszukommen, müssen Sie unsere Wohngruppe verlassen«) beeindrucken Laien, sind jedoch tatsächlich wenig geeignet, komplexe, langfristige und dauerhafte Veränderungen zu befördern, da sie dem Prozesscharakter einer jeden Verhaltensänderung nicht gerecht werden.

Die Erreichung eines Veränderungsziels setzt zum einen intrinsische Motivation voraus, die diesen Prozess trägt, und zum anderen einen Plan, der den Ressourcen, Fähigkeiten und Vorstellungen der jeweiligen Person entspricht und den Weg zum Veränderungsziel aufzeigt. Die Motivierende Gesprächsführung (vgl. Weigl & Mikutta 2019) geht dem sogenannten »transtheoretischen Modell« (siehe S. 82 ff.) folgend davon aus, dass Veränderungen im Wesentlichen die folgenden Stadien durchlaufen:

1. Absichtslosigkeit (Precontemplation)
2. Absichtsbildung (Contemplation)
3. Vorbereitung (Preparation)
4. Handlung (Action)
5. Aufrechterhaltung gesunden Verhaltens (Maintenance)
6. Rückfall (Relapse)
7. Dauerhafter Ausstieg aus ungesundem Verhalten bzw. dauerhafte Beibehaltung gesunden Verhaltens (Termination)

Mit speziellen Beratungstechniken und Gesprächsführungsmethoden werden die Ratsuchenden durch diese Stadien begleitet, bis die von ihnen gewünschte Veränderung dauerhaft umgesetzt werden kann. Es wird versucht, bei inneren Beweggründen anzusetzen und gemeinsam mit den Klient*innen alle Vor- und Nachteile einer Verhaltensänderung wertfrei zusammenzutragen. Widersprüche unterschiedlicher Werte und Ziele werden ergründet und Hürden herausgearbeitet, die der gewünschten Veränderung im Wege stehen könnten. Die Basis dieser Beratungsmethode ist eine grundsätzliche Haltung der Partnerschaftlichkeit, Akzeptanz und des Mitgefühls.

Aufgrund der akzeptierenden Grundhaltung und besonderen Betonung der Wahl- und Entscheidungsfreiheit der Klient*innen eignet sich Motivational Interviewing besonders gut für die Arbeit mit dem Housing-First-Konzept und gehört daher zum festen Bestandteil dieses Ansatzes (vgl. Tsemberis 2010; Stefancic u. a. 2013). Rückschläge und Probleme bei der Erreichung selbst gesteckter Ziele werden nicht als Scheitern verstanden oder sanktioniert, wie es in vielen anderen Settings der Wohnungslosenhilfe noch heute der Fall ist (»Herr Müller ist leider rückfällig geworden und kann daher nicht mehr in dieser Wohngruppe bleiben«), sondern sie werden konstruktiv genutzt. Rückschläge werden aktiv als Lernerfahrung aufgegriffen und Krisen als Entwicklungsmöglichkeiten verstanden.

Motivational Interviewing eignet sich u. a. deshalb so gut für Housing First, weil dieses Lernen aktiv und geordnet abläuft über offene Fragemethoden, Würdigung von Erfolgen und reflektierendes Zuhören (»Wenn ich Sie richtig verstehe: Vor Ihrem Rückfall haben Sie – wie Sie es sich wünschen – lange ohne Alkohol gelebt. Das ist doch eine tolle Leistung! Was hat Ihnen denn damals dabei geholfen und können wir das wieder nutzen?«). Damit diese Methode erfolgreich eingesetzt werden kann, muss sie sorgfältig erlernt und immer wieder aktiv geübt werden (vgl. Miller & Rollnick 2015).

9.6 Soziale Arbeit mit Herrn Epping

Herr Epping kontaktiert an einem Freitagnachmittag den Projektleiter des Housing-First-Projekts mittels Mobiltelefon. Es kostet ihn ein hohes Maß an Überwindung und innerer Anstrengung, den Anruf zu tätigen. Da solche Situationen einzigartige Möglichkeiten darstellen, eine Beziehung aufzubauen, sind die Housing-First-Fachkräfte darauf geschult, solchen spontanen Gesprächen Priorität vor anderen Arbeitsprozessen einzuräumen, eine zugewandte und verbindliche Gesprächsführung anzubieten und den unmittelbaren Gebrauchswert ihrer Arbeit herauszustellen (»Schön, dass Sie anrufen! Was wünschen Sie sich von uns und wann darf ich Zeit einplanen, Sie zu unterstützen?«). Hier zeigt sich die Nutzwertorientierung, Flexibilität und akzeptierende Grundhaltung dieser Form Sozialer Arbeit deutlich: Housing-First-Projekte haben nämlich einen besonders ausgeprägten Dienstleistungscharakter (»Rather than me telling you what I think you should do, you tell me what you need«, Tsemberis zitiert in Birrell 2020, Minute 28 f.).

Soziale Arbeit im Kontext von Housing First bedeutet nicht nur, Menschen eine Wohnung zu »geben«, sondern ihnen die Möglichkeit zu eröffnen, sich ein Zuhause zu schaffen, in dem sie Kraft schöpfen können dafür, ihre anderen Probleme und Ziele selbstbestimmt anzugehen.

Am Tag der Schlüsselübergabe zu seiner neuen Wohnung verfügt Herr Epping noch über keinerlei Möbel. Er möchte sich als ersten Einrichtungsgegenstand eine Fritteuse kaufen, da er Pommes liebt und lange nichts Warmes mehr gegessen hat. Er leiht sich daher bis zum Erhalt seines Schecks für die Erstausstattung 50 Euro vom Housing-First-Projekt, um sich eine Fritteuse und eine Blume zu kaufen. Dies wird von dem Team nicht als »Spinnerei« gelesen, sondern als aktiver Aneignungsprozess seines neuen Zuhauses. Und dieses Ereignis wird zum Anlass genommen, um mit Herrn Epping über seine Bedürfnisse, Wünsche und Hoffnungen zu sprechen: »Kochen und schönes Wohnen ist Ihnen doch wichtig. Wie sieht Ihre Idealvorstellung eines Zuhauses aus? Was müssen Sie noch dazu tun, damit das erreicht ist? Und wie können wir Ihnen dabei konkret helfen?«

Housing First verfolgt einen ganzheitlichen Recoveryansatz. Das heißt, Gesundheit wird nicht als Abwesenheit von Krankheit verstanden, sondern als ein Zustand des körperlichen, seelischen und auch sozialen Wohlbefindens. Daher ist es von zentraler Bedeutung, die Bedürfnisse der Nutzer*innen kennenzulernen.

9.7 Zusammenfassung

Viele wohnungslose Menschen möchten durchaus professionelle soziale Dienstleistungen in Anspruch nehmen. Sie wünschen sich jedoch, dass der erste Schritt in Richtung Veränderung die eigene mietvertraglich gesicherte Wohnung ist. Housing First ist ein nutzer*innenorientierter Ansatz, der die Wahl- und Entscheidungsfreiheit der Angebotsnutzenden unbedingt respektiert und aktiv fördert. Ein eigenes Zuhause mit regulärem Mietvertrag ist Ausgangspunkt weiterführender, auf Freiwilligkeit basierender Hilfen, die wiederum bestimmten Prinzipien folgen. Zu diesen gehören auch eine ganzheitliche Gesundheitsorientierung (Recovery Orientation) sowie ein akzeptierender, schadenreduzierender Umgang mit Suchtmittelkonsum (Harm Reduction).

Housing First ist also ein komplexes, ausdifferenziertes Hilfsangebot der Wohnungslosenhilfe für Menschen mit seelischen Erkrankungen und Sucht und geht weit über die reine Wohnraumvermittlung hinaus. Es setzt eine fundierte Ausbildung in unterschiedlichsten sozialpädagogischen und therapeutischen Ansätzen voraus. Eine wichtige Basismethode, die täglich eingesetzt wird, da sie sich im Kontext der Wahlfreiheitsorientierung und der akzeptierenden Arbeit bewährt hat, stellt die Motivierende Gesprächsführung dar.

__Kai Hauprich__ ist Sozialarbeiter und leitet das Projekt Housing First Köln beim Vringstreff e.V. Er ist Gründungsmitglied und Vorsitzender des Bundesverbands Housing First.

9.8 Vertiefungsmöglichkeiten

9.8.1 Internet

Housing first europe: https://housingfirsteurope.eu/

9.8.2 Literatur

Miller, W. R.; Rollnick, S. (2015): Motivierende Gesprächsführung. 3. Aufl. Freiburg im Breisgau: Lambertus.

Padgett, D.; Henwood, B. F.; Tsemberis, S. J. (2016): Housing first. Ending homelessness, transforming systems, and changing lives. Oxford, New York: Oxford University Press.

Pleace, N. (2016): Housing First Guide Europe. https://www.feantsa.org/download/hfg_full_digital1907983494259831639.pdf (16.01.2023).

Tsemberis, S. (2010): Housing first. The Pathways Model to end homelessness for people with mental health and substance use disorders. Revised and updated for DSM-5 edition. Minnesota: Hazelden (Severe Mental Disorders Program).

9.9 Fragen und Übungen

1. Welche »sanften Bestrafungsmethoden« kennen Sie aus dem Alltag der Sozialarbeit, die eine vertrauensvolle Zusammenarbeit mit den Hilfesuchenden verhindern, und was könnte stattdessen eingesetzt werden?
2. Welche Methoden sind geeignet, bei Menschen Veränderungen in Bewegung zu setzen ohne gleichzeitig mit Druck und Zwang, »Sanktionen« und »Konsequenzen« zu arbeiten?
3. Welchen Prinzipien folgt der Ansatz Housing First? Wie sind diese inhaltlich miteinander verbunden und aufeinander bezogen?

9.10 Referenzen

Birrell, K. (2020): Housing First Podcast. 12. Mai. Father of Housing First – Dr. Sam Tsemberis. https://podcasts.apple.com/us/podcast/fatherof-housingfirst-dr-sam-tsemberis/id1551702434?i=1000511603715 (28.01.2022).

Hauprich, K. (2021): Die Mobiltelefon- und Internetnutzung durch Menschen mit Lebensmittelpunkt Straße in Nordrhein-Westfalen und ihr Nutzen in deren besonderen Lebensverhältnissen. Essen, Duisburg: DuEPublico. DOI: 10.17185/duepublico/74772

Miller, W. R.; Rollnick, S. (2015): Motivierende Gesprächsführung. 3. Aufl. Freiburg im Breisgau: Lambertus.

Mohsenpour, A.; Bozorgmehr, K.; Rohleder, S.; Stratil, J.; Costa, D. (2021): SARS-Cov-2 prevalence, transmission, health-related outcomes and control strategies in homeless shelters: Systematic review and meta-analysis. EClinicalMedicine, 38, 101032. DOI: 10.1016/j.eclinm.2021.101032

Padgett, D.; Henwood, B. F.; Tsemberis, S. J. (2016): Housing first. Ending homelessness, transforming systems, and changing lives. Oxford, New York: Oxford University Press.

Stefancic, A.; Tsemberis, S.; Messeri, P.; Drake, R.; Goering, P. (2013): The Pathways Housing First Fidelity Scale for Individuals With Psychiatric Disabilities. American Journal of Psychiatric Rehabilitation, 16 (4), S. 240–261. DOI: 10.1080/15487768.2013.847741

Tsemberis, S. (2010): Housing first. The Pathways Model to end homelessness for people with mental health and substance use disorders. Revised and updated for DSM-5 edition. Minnesota: Hazelden (Severe Mental Disorders Program).

Weigl, T.; Mikutta, J. (2019): Motivierende Gesprächsführung. Eine Einführung. Wiesbaden: Springer.

10 Lernfall Depressive Episode

Johannes Mertens

In diesem Fall lernen Sie die Lebenssituation und Problemlagen einer Klientin mit einer depressiven Erkrankung kennen. In alltags- und lebensweltorientierten sozialarbeiterischen Interventionen des ambulant Betreuten Wohnens erfolgt eine eigenständige Beratungs- und Begleitungsarbeit mit der Klientin und ihren An- und Zugehörigen. Diese ist eingebettet in eine koordinierende und moderierende interprofessionelle Netzwerkarbeit.
Schlagworte: **ambulant Betreutes Wohnen, Depression, Trauer, psychosoziale Betreuung, Case Management**

10.1 Lebensgeschichte und aktuelle Situation aus Sicht von Julia Gärtner

Ich bin 27 Jahre alt und wohne in einem Ortsteil der Stadt Aachen. Aufgewachsen bin ich mit meinen zwei kleineren Brüdern in der nahe gelegenen Region Eifel, im kleinen Dorf Kalterherberg. Meine Eltern hatten zu Hause häufig lautstarke Konflikte vor uns Kindern. Ihre Streitigkeiten eskalierten über die Jahre immer weiter. Meistens ging es um finanzielle Sorgen, die mangelnde Beteiligung meines Vaters in der Haushaltsführung und der Kindererziehung oder um sein Trinkverhalten und seine starken Stimmungsschwankungen.

Auf dem Gymnasium wurde ich durch Kommentare über meine uncoole Kleidung und Figur schnell zum Mobbingopfer. Das böswillige Gerede über mich und die Witze über mein Aussehen haben mich sehr verletzt und verunsichert.

Meine Versuche, in der Klasse Anschluss zu finden, missglückten. Das verdarb mir die Freude an der Schule. Meine Berichte über Beleidigungen und Ausgrenzungen haben meine Eltern nie ernst genommen. Meine Schulnoten waren das Einzige, wonach sie mich fragten. Zu Hause, in der Schule und auch in der Nachbarschaft im Dorf – überall war es allen egal, was mit mir gemacht wurde und wie ich mich dabei fühlte.

Zu dieser Zeit trank mein Vater immer mehr und wurde schließlich richtig alkoholabhängig. Eigentlich war er ein freundlicher Typ. Aber betrunken wurde er laut, ungehobelt und konnte mit seinen Worten sehr verletzend sein. Uns Kindern gegenüber wurde er aber nie handgreiflich. Er war ausgebildeter Maler und auch insgesamt handwerklich sehr geschickt. Früher malte er tolle Bilder, von denen heute noch einige in meiner Wohnung hängen. Vor zwei Jahren starb er am Alkohol. Eine Nachbarin fand ihn tot in seiner Wohnung. Anfangs war das ein richtiger Schock für mich. Er fehlt mir immer noch sehr. Seither trage ich seine alte Lederjacke als Andenken.

Als wir klein waren, hat meine Mutter viel mit uns Kindern unternommen. Sie war lustig und herzlich, aber über die Jahre wurde sie sehr streng und kalt. Ich war 16 Jahre alt, als meine Eltern sich endlich trennten. Wir Kinder sind mit meiner Mutter über Nacht ausgezogen, nachdem mein Vater ihr ein blaues Auge geschlagen hatte.

Nach ständigen Streitigkeiten in der kleinen provisorischen Wohnung bei Bekannten meiner Mutter erlaubte sie mir, zurück zu meinem Vater zu ziehen. Dort hatte ich meine Ruhe. Ich wollte eigentlich den Kontakt zu meiner Mutter und meinen Brüdern halten. Das war für meinen Vater aber schwierig und so sahen wir uns fast nur zu Geburtstagen und an Weihnachten, manchmal haben wir telefoniert.

Der Zustand meines Vaters verschlechterte sich derweil beständig und er fuhr seine Firma vor die Wand. Nachdem er mehrfach nachts betrunken von der Polizei aufgegriffen worden war und unser Haus zunehmend versiffte, kam ich für ein Jahr in eine Pflegefamilie. Als diese Hilfe auslief, half mir eine Sozialarbeiterin des Jugendamts, eine eigene Wohnung zu finden. Dort lebe ich heute noch.

In Absprache mit dem Jugendamt und meinen Eltern stimmte ich einer gesetzlichen Betreuung zu. Seitdem ist Frau Müller meine gesetzliche Betreuerin in finanziellen Angelegenheiten, Behördenangelegenheiten und der Gesundheitsfürsorge. Sie ist immer freundlich, aber auch sehr direkt und klar mit mir. Das gefällt mir an ihr.

Mit der Zeit wurde es für mich immer schwerer, morgens das Haus zu verlassen. Es fühlte sich so an, als ob ich ständig eine schwere Bleischürze tragen müsste und meine Gedanken verklebten. Ich verlor die Lust an so ziemlich allem im Leben.

Als ich zum zweiten Mal durch das Abi rasselte, habe ich daran gedacht, mir das Leben zu nehmen. Frau Müller hat mich dann in eine psychiatrische Klinik eingewiesen. Nach der Entlassung aus der Klinik willigte ich in Hilfe durch das Betreute Wohnen ein. Ich bekam meinen Alltag einfach nicht mehr auf die Reihe und hatte Schulden wegen offener Handyrechnungen und Internetkäufen.

Meine Bezugsperson im BeWo ist Herr Said. Wir sehen uns mindestens einmal wöchentlich. Er hilft mir, den Überblick zu behalten, ohne mich zu bevormunden. Das gefällt mir gut. Außerdem versteht er meinen sarkastischen Humor. Ihm kann ich vertrauen. Mit der Unterstützung von Herrn Said begann ich eine Arbeitstherapie im Gartenbau. Neben der Strukturierung meines Tages- und Wochenablaufs sollte mir das bei der Motivation und Orientierung für eine sinnvolle Beschäftigung außerhalb des Internets helfen. Die Arbeit war eigentlich gut, aber ich bin nach dem Tod meines Vaters kaum noch hingegangen, hing wieder vermehrt am Computer und schaute YouTube-Videos in Endlosschleife. Später wurde mir mitgeteilt, dass mein Platz vorübergehend vergeben sei. Aktuell fühle ich mich noch nicht so weit, dass ich wieder in eine Arbeitstherapie kann.

10.2 Lebensgeschichte und aktuelle Situation aus Sicht der Fachleute

Frau Gärtner entwickelte innerhalb der unsicheren familiären Bindungsdynamiken und ihrer insgesamt erschwerten Kindheit eine psychosoziale und emotionale Reifungsstörung. Sie erfuhr wenig Zuwendung und Vertrauen, welches u. a. zu einem gestörten Bild ihrer selbst und zu unzureichenden Ich-Grenzen führte. Während ihrer Schulzeit erlitt sie zudem mehrjährige psychische sowie vermutlich auch körperliche Gewalthandlungen durch Mobbing ihrer Mitschüler*innen. Es entwickelten sich rezidivierende depressive Episoden, deren Symptomatik des Nichtkönnens und Nichtwollens ihr Denken, Fühlen und Handeln beeinflusst (Knebel 2021). Ihre fortdauernd niedergedrückte Stimmung äußert sich in einer Freud- und Interessenlosigkeit. Obschon sie intellektuell problemlos das angestrebte Abitur hätte schaffen können, scheiterte sie aufgrund der depressionsbedingten Symptomatik.

Aktuell besteht eine bereits über einen langen Zeitraum anhaltende, deutliche Antriebsminderung. Diese geht mit dem sozialen Rückzug aus dem Austausch mit anderen und somit einem Entzug jeglicher Bestätigung von Leistungsfähigkeit einher. Daraus resultiert ein mangelndes Selbstvertrauen. Weiter leidet Frau Gärtner unter Schlafstörungen, die teilweise zu einer kompletten Tag-Nacht-Umkehr führten. Außerhalb der Kontakte zu Personen im Hilfesystem bestehen keine sozialen Beziehungen. Begleitet von Herr Said beginnt vorsichtig ein erneuter Kontakt zu ihrer Mutter und ihren Geschwistern.

Frau Gärtner ist nicht in der Lage, selbstständig eine Tagesstruktur aufrechtzuhalten und ihren Haushalt zu führen. Entsprechend ist sie auch mit ihren Behörden- und Leistungsträgerangelegenheiten sowie finanziellen Angelegenheiten überfordert. Besonders ihr sorgloser und teilweise trieb- und wunschgesteuerter Umgang mit ihren finanziellen Möglichkeiten führte in der Vergangenheit wiederkehrend zur Anhäufung von Schulden insbesondere durch Bestellungen im Internet.

Eine Kombination aus Behandlungselementen führte insgesamt zu einer Stabilisierung ihrer Situation. Die Unterstützung und die Beratung in der Bewältigung von Alltagsaufgaben durch ihre Bezugsperson Herrn Said fördern das Erleben ihrer Selbstwirksamkeit. Er verbalisiert ihr im Alltagsverlauf immer wieder die von ihm beobachteten Erfolge der gemeinsam vereinbarten Zielsetzungen wie z.B. das Einhalten von Tageszielen in der Haushaltsführung, selbstständiges Einkaufen und Umgang mit finanziellen Möglichkeiten oder den Kontaktaufbau zu ihrer Mutter und ihren Geschwistern.

Auch die Trauerarbeit über den Tod ihres Vaters ist Bestandteil der Begleitung. Frau Gärtner berichtet, dass es ihr wohltue, gelegentlich in Begleitung von Herrn Said an das Grab ihres Vaters fahren zu können. Anhand der ihr vererbten Bilder regt Herr Said sie u.a. dazu an, diese gedanklich mit schönen Erinnerungen und Geschichten über ihren Vater zu verknüpfen und davon zu erzählen.

Weiter erhält sie eine psychotherapeutische Unterstützung und wurde auf antidepressive Medikation eingestellt. Sukzessive verbesserte sich ihr Schlaf-wach-Rhythmus.

Nach einer längeren Phase des Vertrauensaufbaus sind Fortschritte in einer selbstständigeren Lebensführung zu verzeichnen. Neben dem verbesserten Schlaf-wach-Rhythmus ist Frau Gärtner in der Lage, sich ihre Wocheneinkäufe zu planen und teilweise ohne Begleitung einzukaufen. Ihre Mahlzeiten bereitet sie sich eigenständig zu. Von suizidalen Gedanken hat sie sich mittlerweile glaubhaft distanziert.

Herr Said beobachtet mit Besorgnis die Entwicklung ihres Computerspielverhaltens, welches eindeutige Anzeichen einer komorbiden Suchtproblematik erfüllt. Ihr körperlicher Allgemeinzustand ist geprägt von einer jahrelangen Bewegungsarmut und ungesundem Ernährungsverhalten. Sie leidet unter starkem Übergewicht und weist zudem erhebliche Nährstoffdefizite auf.

Frau Gärtner verfügt über einen Realschulabschluss. Eine Ausbildung hat sie bisher nicht begonnen. Sie ist jedoch bereit, sich im Jobcenter bezüglich einer erneuten arbeitstherapeutischen Maßnahme beraten zu lassen. Zunächst möchte sie weiter an Stabilität gewinnen.

10.3 Beziehungsaufbau und Beziehungsgestaltung

Im Kontakt ist Frau Gärtner anderen Menschen gegenüber zunächst misstrauisch und distanziert. Wird über eine authentische, wertschätzend-kongruente Gesprächsführung und Beziehungsgestaltung ein stabiles Arbeitsbündnis erreicht, wirkt sie gelegentlich gelöster und schätzt mit ihren Bezugspersonen wie mit Herrn Said einen humorvollen Umgang. Der Kontakt mit offiziellen Stellen, Behörden oder die sukzessive Erweiterung der im Netzwerk beteiligten Helfer*innen setzen sie unter Stress. Mit der Rückversicherung von Frau Müller und Herrn Said kann sie sich jedoch darauf einlassen.

Julia Gärtner ist intelligent und kann sich in Sprache und Schrift sowohl in ihrer Muttersprache sowie in Englisch sehr gut ausdrücken. Dies ist beispielsweise im Bereich der Psychoedukation eine wichtige Ressource.

Im Rahmen des systemischen Case Managements bespricht und evaluiert Herr Said angestrebte Zielsetzungen mit Frau Gärtner, z.B. in Bezug auf Wohlbefinden, Wohnsituation, Gesundheit, Familie, Freizeitgestaltung und (mögliche) Arbeit. Neben den wöchentlichen Beratungskontakten begleitet Herr Said sie z.B. bei den Kontakten zur Hausärztin, zum Jobcenter oder moderiert Gespräche zwischen Frau Gärtner und ihrer Familie, Nachbar*innen im Wohnhaus oder mit ihrer gesetzlichen Betreuerin.

Die sozialarbeiterische Anamnese im Rahmen einer längeren Falleinschätzungsphase beinhaltet eine umfangreiche psychosoziale Diagnostik inklusive Lebensführungskompetenzen und -defiziten, aktueller familiärer und sozialer Kontexte im Zusammenhang mit der individuellen Familienhistorie, früheren und aktuellen beteiligten Helfenden im Hilfesystem, vergangenen und bestehenden Zielformulierungen und zielbezogener Handlungsplanungen. Nach der Einübung einer Einschlafroutine hat sich Frau Gärtners Schlafrhythmus bereits normalisiert. Das Zubereiten regelmäßiger Mahlzeiten gelingt aktuell gut, die Einhaltung eines basalen Aufräum- und Putzplans gelegentlich.

Auf Grundlage der erhobenen Informationen wird zusammen mit Julia Gärtner ein individueller Hilfeplan erstellt, der sich im fortlaufenden Kreislauf aus Einschätzung, Implementierung, Überwachung, Ergänzung und Evaluation weiterentwickelt. Dies geschieht in enger Kooperation mit ihrer gesetzlichen Betreuerin sowie ihrer Hausärztin und ihrer Psychotherapeutin. Deren Informationen und Empfehlungen werden wiederum in die Evaluation des Case Managements einbezogen, in Fallgesprächen des ambulant Betreuten Wohnens diskutiert und wieder mit Frau Gärtner reflektiert. Neben der weiteren Festigung ihrer Routinen und Strukturen in der Haushaltsführung stehen aktuell für Frau Gärtner der Kontaktaufbau mit ihrer Mutter und ihren Geschwistern sowie die Integration der veränderten inneren Beziehung zu ihrem verstorbenen Vater im Vordergrund.

10.4 Fachwissen Trauer und Trauerarbeit

Trauer ist von Depression abzugrenzen. Während in der Phase der Trauer die Welt arm und leer geworden scheint, ist es bei der Depression das Ich selbst, welches im Kern Leere erlebt (Freud zitiert in Frick 2015). Die Leistung der Trauer besteht darin, dass sie die Bindung nicht nur auflöst, sondern gleichzeitig auch eine innere Beziehung zu dem Verstorbenen erhält (Jungbauer 2013).
Für die Soziale Arbeit ist zu unterscheiden zwischen einer Depression als behandlungswürdiger Erkrankung und temporären Trauerprozessen, in denen Soziale Arbeit in ihrer tröstenden Funktion (Krüger 2021) gefragt ist. Wenn ein Mensch das Versterben einer nahestehenden Person erlebt, bedeutet dies immer einen schmerzlichen Verlust und das Hindurchgehen durch eine schwere Zeit der Trauer sowie einen ganzheitlichen Entwicklungsprozess im großen Zusammenhang der Selbstwerdung. Trauerprozesse können Wendepunkte der Lebensführung markieren (Rechenberg-Winter 2020).
Trauer, Trauerarbeit und Abschied sind Bindungsphänomene, weil ihr Wesen gerade darin besteht, von einer Bindungsfigur verlassen zu werden. Nach Worden (2011) können verschiedene Grundsätze, Verfahren und Traueraufgaben unterschieden werden, die sich zirkulär und wechselseitig durchdringen und Anhaltspunkte für die Beratung, Begleitung und Unterstützung einer verlust- und trauersensiblen Sozialen Arbeit geben:

- Die Realisierung des unwiederbringlichen Verlustes kann im Kontakt begreifbar und verbalisierbar werden. In einem stützenden, sicheren Rahmen kann beispielsweise im Gespräch oder durch mediengestützte gestalterische

Arbeiten eine einfühlsame Auseinandersetzung mit dem konkreten Erleben und sich ergebenden Fragestellungen ermöglicht und gefördert werden.

- Wie in anderen Beratungsprozessen auch sind die Wahrnehmung und Annahme der Gefühle zu unterstützen, insbesondere wenn es sich um Gefühle von Wut, Angst oder Schuld handelt.
- Eine Anpassung an die Umwelt zu gestalten, in der das Verlorene fehlt, kann die Begleitung handfester und alltagspraktischer Aufgaben beinhalten, die neue Aufgaben und Rollen für die Hinterbliebenen einschließen. Weiter kann es auch um interne, spirituelle Anpassungsprozesse gehen, die Anlass für Fragen nach der eigenen Identität und Lebensausrichtung geben. Lebenssinn und Lebensziele können sich im Zuge dieser Grenzerfahrung verändern.
- Sozialarbeiter*innen werden Betroffene mittels lösungsorientierter, ratschlagsloser Fragen ermutigen, dem verlorenen Menschen einen Platz im Innern einzuräumen und die Bindung und die Erinnerungen zu bewahren. Sie werden auf die Erlaubnis und Möglichkeit einer fortwährenden inneren Beziehung zu der verstorbenen Person hinweisen sowie die Entwicklung einer solchen Beziehung begleiten. Das gilt insbesondere, wenn Trauernde persönliche Glaubenssätze plagen, die besagen, dass eine derartige innere Beziehung einer gesunden, aktiven Gestaltung des veränderten (Weiter-) Lebens entgegensteht.

Die unterschiedlichen Traueraufgaben können einer akuten Trauerphase in vier wechselseitig verschränkten Ebenen der körperlichen, kognitiven, emotionalen, verhaltensbezogenen Trauerprozesse zugeordnet werden, wodurch eine Spannbreite unterschiedlicher Trauerreaktionen sichtbar wird. Ihre komplexen Wechselwirkungen sind bei jedem Menschen anders und in ihrer Intensität und Dauer höchst individuell.

Für die professionelle Unterstützung und Begleitung in der Trauerarbeit und Trauerbewältigung gilt es, die Unterscheidung zwischen normalen und komplizierten Trauerprozessen zu beachten. Jungbauer weist darauf hin, dass es extreme, komplizierte Trauerreaktionen gibt, die so weitreichende negative Folgen für die betroffene Person haben, dass eine Weiterleitung an professionelle psychotherapeutische Hilfe notwendig ist (Jungbauer 2013). Die folgende tabellarische Darstellung (Abb. 10.1, S. 146) veranschaulicht den Vergleich von normaler bzw. einfacher und komplizierter Trauer:

Abbildung 10.1 Merkmale einfacher und komplizierter Trauer
(nach Jungbauer 2013)

	Einfache Trauerreaktion	Komplizierte Trauerreaktion
Verlauf	allmähliche Anpassung an die neue Realität • vergleichsweise abnehmende Intensität der gefühlten Trauer • Anpassung an die neue Realität ohne den verstorbenen Menschen gelingt	• chronische Trauerreaktion • starke, impulsive emotionale Reaktion wie Wut, Schuldgefühle und Angst • verzögerte Trauerreaktion • keine kontinuierliche Abnahme der Trauerintensität • Trauer wird oft nicht als Traurigkeit erlebt • Anpassung an neue Realität ohne den verstorbenen Menschen gelingt nicht
Symptomatik	• Traurigkeit mit Rückzug und häufigem Weinen • Trauerausdruck ist stark von kulturellen Normen geprägt	• verzögerte, unterdrückte Trauerreaktion • selbstschädigendes Verhalten • Panikattacken • depressive Reaktionen, exzessive Reizbarkeit, anhaltende und häufige Intrusionen (»Flashbacks«) • Gefühl der inneren Leere und Sinnlosigkeit
Gesundheit	• langfristig keine gesundheitlichen Folgen	• übertriebene und lavierte Trauerreaktion, z. B. einhergehend mit massiven psychischen Problemen wie Depressionen, Angststörungen, Alkoholismus usw. • Schlaf- und Essstörungen • erhöhte Anfälligkeit für Infektionskrankheiten
Soziale Folgen	• kurzfristig Rückzug aus dem gewohnten sozialen Umfeld • langfristig keine negativen Folgen	• Vernachlässigung des sozialen Netzes (Freund*innen, Bekannte) • Einbußen im Bereich des beruflichen Funktionierens • Vereinsamung, Isolation

10.5 Psychosoziale Diagnostik und Teilhabe

Im Rahmen der Falleinschätzungsphase und des zirkulären Verlaufs des systemischen Case Managements führt Herr Said eine umfangreiche psychosoziale Diagnostik mit Frau Gärtner durch.

Materielle Absicherung Frau Gärtner ist arbeitslos und bezieht Leistungen der Grundsicherung. Im gemeinsamen Sortieren und Aufarbeiten loser Rechnungs- und Mahnungsschreiben in ihrer Wohnung sowie ihrer Internetaccounts und Bankkonten wird in enger Kooperation mit ihrer gesetzlichen Betreuerin Frau Müller eine Übersicht ihrer Schulden erstellt. Diese belaufen sich aktuell auf knapp 4.500 Euro bei unterschiedlichen Gläubigern. Hierbei handelt es sich um nicht bezahlte Handyrechnungen, ein zu spät gekündigtes Vertragsverhältnis, eine Überziehung ihres Kontos durch diverse »In-Game-Käufe«, die Julia Gärtner in einem Internetspiel über einen längeren Zeitraum wiederholt tätigte, sowie ausstehende Ratenzahlungen für unterschiedliche elektronische Geräte, Kleidungsstücke und Computerspiele bei einem Onlinehändler.

Mittlerweile ist ein Einwilligungsvorbehalt von Frau Müller eingerichtet, weshalb die Situation als nicht existenzbedrohend eingestuft wird. Gleichzeitig birgt aus einer klinischen Sichtweise die komplette Übernahme der Verantwortung für diesen Bereich durch die gesetzliche Betreuerin die Gefahr, dass dies mit Blick auf die Entwicklungsperspektive von Frau Gärtner zu einer weiteren Destabilisierung ihrer Daseinsmächtigkeit führen könnte.

Klärung der rechtlichen Position Die sozialrechtliche Position kann formal als gesichert eingestuft werden. Frau Gärtner ist arbeitslos und lebt von Leistungen der Grundsicherung nach SGB II. Sie ist gesetzlich krankenversichert und hat damit Zugang zum Gesundheitssystem. Aufgrund eines fachärztlichen Gutachtens wird sie aktuell als nicht arbeitsfähig eingestuft. Für sie ist es eine große Erleichterung, dass sie sich nicht arbeitssuchend melden muss und keinen weiteren Druck vonseiten des Jobcenters zu erwarten hat. Gemeinsam mit Frau Müller, Herrn Said und ihrer Beraterin des Jobcenters wird vereinbart, dass sie vor dem nächsten Versuch einer arbeitstherapeutischen Maßnahme in einer suchttherapeutischen Behandlung ihre Internet- und Spielsucht bearbeitet.

Wohnsituation und Selbstversorgung Frau Gärtner lebt in einer Einzimmerwohnung, deren Mietkosten (warm) vom Jobcenter getragen werden. Nach Begleitung und Anleitung von Herrn Said ernährt sie nicht mehr ausschließlich von Instantsuppen und Keksen, sondern nutzt mittlerweile selbstständig ihre Küche und bereitet sich regelmäßig ihre eigenen Mahlzeiten zu. Nach anfänglicher Begleitung und Anleitung plant und tätigt sie auch ihre Einkäufe selbstständig. Ihre Wohnung ist allerdings weiterhin chaotisch eingerichtet und stark vermüllt. Bisher schafft sie es gelegentlich, dem mit tagestrukturierenden Haushaltstätigkeiten wie Wäschewaschen, Spülen, Putzen und dem Entsorgen von Müll und Abfällen entgegenzuwirken.

Tagesstruktur, Beschäftigung und Arbeit Hier sind in der Hinsicht Erfolge zu verzeichnen, dass es Frau Gärtner nach einer Einstellung auf eine antidepressive Medikation und komplementärer Beratung und Begleitung von Herrn Said bzgl. des Einübens eines Schlafrituals gelungen ist, wieder einen adäquaten Schlaf-wach-Rhythmus aufrechtzuhalten. Zuvor war es ihr nicht möglich, vor 13:00 Uhr aus dem Bett aufzustehen, weil sie häufig erst in den Morgenstunden völlig erschöpft einschlafen konnte. Gegenüber der Idee, einer Lauf- und Selbsthilfegruppe für junge Menschen mit Depression beizutreten, ist sie bisher noch ambivalent. Als vorbereitende Initiative macht sie regelmäßige Spaziergänge mit Herrn Said.

Eine Tagesstruktur ist seit dem Wegfall der Arbeitstherapie nur rudimentär erkennbar und ihr Alltag stark durch Langeweile geprägt. Die Schwierigkeiten, ihre diesbezüglich selbst gesetzten Ziele und erwünschten Verhaltensänderungen sukzessive zu erreichen, belasten Julia Gärtner sehr.

Momentan verbringt sie nahezu den ganzen Tag mit Rollenspielen im Internet und YouTube-Videos. Unterbrechungen gelingen ihr meist nur durch Einwirkungen von außen, bei Besuchen von Herrn Said oder dessen Interventionen über das Telefon. In stabileren Phasen erledigt sie kleinere Haushaltstätigkeiten, schreibt Gedichte und Fan-Fiction-Essays, zeichnet oder näht kleine Kissen und Kleidungsstücke für ihre Spielzeugfiguren.

Soziales Netz Die Analysen der Genogramm- und Netzwerkkartenarbeit zu den sozialen Beziehungen und Kontexten von Frau Gärtner verdeutlichen ihre starke Vereinsamung, aber auch potenzielle Ressourcen. Seit dem Tod ihres Vaters ist sie noch mehr sozial isoliert und hatte bisher außerhalb des Hilfesystems keinerlei soziale Kontakte.

Der durch die Vermittlung und Moderation von Herrn Said wieder entstandene Kontakt zu ihrer Mutter und ihren Brüdern gibt ihr Hoffnung für die Zukunft. In der arbeitstherapeutischen Maßnahme gelang es ihr gut, einen Kontakt zu ihren Kolleg*innen aufzubauen.

Kulturelle Teilhabe Frau Gärtner ist seit ihrer Kindheit ein großer Fan unterschiedlicher Werke und Autor*innen der Comic- und Science-Fiction-Kultur. Sie verfügt über detaillierte und umfangreiche Kenntnisse sowie Hintergrundwissen zu unterschiedlichsten mehrbändigen Bücher- und Filmreihen und kennt die dazugehörigen populärkulturellen Diskurse. Durch ihre Affinität für Sprachen ist es ihr gelungen, sich mittels verschiedener Filmsequenzen, Büchern sowie entsprechender Internet-Tutorials einen größeren Wortschatz der fiktiven Sprachen ihrer Lieblingswerke anzueignen. Ihr Interesse und ihre inhaltliche Kompetenz in diesem Lebensbereich werden von Herrn Said zumeist im Joining der wöchentlichen Besuche wertgeschätzt. Die Ressourcen ihrer schnellen Auffassungsgabe, der Freude am Lernen und der Kreativität brachten ihr in der Arbeitstherapie viel positive Anerkennung. Im Erzählen über ihre Lieblingswerke übt sie sich darin, in Kontakt mit anderen Personen zu treten.

Frau Gärtner spart die vom Kostenträger genehmigte Pauschale für Aktivitäten zur kulturellen Teilhabe sowie einen Teil ihres Taschengeldes an, um mit Herrn Said oder dessen Kolleg*innen gemeinsame Kinobesuche erleben zu können. Ihr Traum ist es, an Treffen und Stammtischen der lokalen Comic- und Science-Fiction-Szene teilzunehmen.

Sicherstellung der Wirksamkeit der ärztlichen, nicht ärztlichen und ärztlich verordneten Leistungen Julia Gärtner ist gesetzlich krankenversichert. Über ihre Krankenversicherung wird ihre haus- und fachärztliche Anbindung finanziert. Die Kosten für das ambulant Begleitete Wohnen werden im Rahmen der Eingliederungshilfe vom überörtlichen Sozialhilfeträger übernommen. Im Zuge der Beratung und Begleitung der letzten Jahre konnte Frau Gärtner wieder in eine stabile hausärztliche Begleitung integriert werden. Die Wiederaufnahme der zahnärztlichen Behandlung führte zu einigen kleineren Eingriffen, in denen ihr potenzielle Entzündungsherde z.B. in abgestorbenen Zähnen entfernt wurden.

Ihre psychiatrische Behandlung verlief lange ausschließlich mit Fokus auf die medikamentöse Einstellung. Auf Wunsch von Frau Gärtner wurde in kollegialen Gesprächen zwischen gesetzlicher Betreuung, Betreutem Wohnen und der behandelnden Fachärztin ein Wechsel zu einer psychotherapeutischen Begleitung mit verhaltenstherapeutischer Psychotherapie eingeleitet.

Umgang mit der Erkrankung Julia Gärtner ist in der Lage, die ihr vertrauten Personen im Hilfenetzwerk zu nutzen und sich mit deren Unterstützung lebenswerte Bedingungen zu erarbeiten sowie darin enthaltene Beziehungsangebote anzunehmen. Im Rahmen der Psychoedukation ist es ihr möglich, realistische Anteile ihres Selbstbilds und ein Verständnis des eigenen Krankheitskonzepts zu entwickeln sowie unterstützende Verhaltensweisen aufzubauen (Schlafhygiene, gesunde Ernährung, Angstmanagement, Stressbewältigung, Tagesstrukturierung, gesundheitsförderliche Bewegungsimpulse, Ausbau angenehmer Aktivitäten usw.).

Julia Gärtner ist auch in der Lage, sich in Beratungsgesprächen mit ihrem depressiven Verhalten als kontextgebundenem Lösungsversuch auseinanderzusetzen sowie ehemalige gute Gründe ihrer Verhaltensweisen anzuerkennen. Und sie ist bereit, veränderungswürdige Zusammenhänge und Verhaltensmuster zu benennen, sich auf damit zusammenhängende Handlungsanforderungen einzulassen und neue Perspektiven zu entwickeln.

10.6 Soziale Arbeit mit Frau Gärtner

Die Soziale Arbeit im ambulant Betreuten Wohnen mit Frau Gärtner ist eine alltags- und lebensweltorientierte Langzeitbegleitung, welche auf die Stabilisierung und Stärkung ihrer Lebensführungskompetenzen zielt. Dabei ist sie auf die Erarbeitung von hoffungsvollen und zugleich realistischen Perspektiven ausgerichtet. Die Unterstützungsmaßnahmen werden komplementär und kooperativ mit allen weiteren im Hilfenetzwerk beteiligten Personen und Institutionen geplant und durchgeführt. Im Kontinuum zwischen Anleitung, Begleitung und Beratung verschränken sich viele kleine niedrigschwellige psychosoziale Interventionen. Sie fokussieren auf eine stark ressourcenorientierte, angeleitete Selbsthilfe. Dazu gehören das fortlaufende Training von Alltagsfertigkeiten und situativ soziales Training.

Bei Orientierungshilfen und Beziehungsarbeit zur Milieugestaltung von alltags- und lebenspraktischen Angelegenheiten stehen häufig eine beiläufige psychoedukative Beratung sowie die Begleitung und Anleitung zu sinnstiftenden gesundheitsförderlichen Ritualen und Verhaltensweisen im Vordergrund, die nicht zuletzt auch auf die Etablierung einer Tages- und Wochenstruktur zielen.

In der begleitenden Beratung bezüglich ihrer finanziellen Situation wird versucht, möglichst transparent und im Konsens mit ihr offensichtliche Fehlentscheidungen und Impulskäufe aufzuarbeiten. In diesem Rahmen kann sie die Auswirkungen ihres Handelns wahrnehmen und ihre eigenen Beweggründe besser verstehen.

Neben der Netzwerkarbeit im Hilfesystem ist die Arbeit mit den relevanten Systemen der Zu- und Angehörigen im ambulant Betreuten Wohnen von zentraler Bedeutung. Nach dem Aufbau eines vertrauensvollen und stabilen Arbeitsbündnisses konnten u. a. durch die Genogrammarbeit und systemische, lösungsorientierte Beratungsgespräche mit Herrn Said bisherige Probleme, Herausforderungen sowie positive Ausnahmen und Wunschvorstellungen in Bezug auf die Herkunftsfamilie herausgearbeitet werden. Dies führte u. a. dazu, dass Frau Gärtner einen zunächst begleiteten Kontakt zu ihrer Mutter und ihren Geschwistern aufnehmen konnte, welchen sie mittlerweile in Eigenregie weiterführt.

Alle Entwicklungen werden beständig mit Julia Gärtner rückgekoppelt, reflektiert und von ihr in passende, anschließende Aufträge und Zielsetzungen für die Soziale Arbeit formuliert. Durch ihre Beteiligung an der Behandlungsgestaltung erlebt sie Selbstwirksamkeit und einen beständigen Kompetenzzuwachs.

10.7 Zusammenfassung

Depressionen sind Störungen der Affektivität mit einer gewissen Zeitstabilität und Gefahr der Chronifizierung. Sie verleiten die Betroffenen dazu, die eigene Kraft, Stärke und die eigenen Ressourcen zu unterschätzen, ihren Selbstwert kleinzureden, jeden Fehler aufzubauschen und einen negativen Blick auf die Zukunft zu werfen. Der schwere Schleier der Traurigkeit, Gehemmtheit und Willenlosigkeit kann bis hin zu suizidalen Tendenzen führen. Im Nichtkönnen und Nichtwollen kann sich eine bedrohliche Verselbstständigung einstellen, die sich selbst verstärkt.

Im Fall von Frau Gärtner wird deutlich, wie sehr die Interventionen der Sozialen Arbeit mit ihrem besonderen Fokus auf die Wechselwirkungen von sozialen und gesundheitlichen Faktoren zwar nicht direkt auf eine Heilung zielen, aber dennoch durchaus heilsam wirken können. Sichtbar wird auch, wie sehr die Soziale Arbeit den Zugang und die Inanspruchnahme möglicher Therapien, Behandlungen und Interventionen zu unterstützen und zu begünstigen vermag. Voraussetzungen sind idealerweise eine gute Kommunikation aller beteiligten Professionen und agierenden Personen im Rahmen einer verbindlichen Kooperation sowie seitens der Sozialen Arbeit ein methodisch gelenkter, prozessorientierter und in Fallgesprächen reflektierter Beratungs- und Begleitungsplan. Dieser ist partizipativ und transparent mit den Nutzer*innen der Sozialen Arbeit entlang klarer Kontrakt- und Zielvereinbarungen zu entwickeln.

Johannes Mertens, *Systemischer Berater (DGSF), ist Lehrkraft für besondere Aufgaben im Lehrgebiet Theorien, Methoden und Konzepte der Sozialen Arbeit an der Katholischen Hochschule NRW am Standort Aachen. Weiter ist er freiberuflich als Berater in unterschiedlichen Kontexten des Sozial- und Gesundheitswesen tätig.*

10.8 Vertiefungsmöglichkeiten

··· 10.8.1 Internet

Deutsche Depressionshilfe: https://www.deutsche-depressionshilfe.de

10.8.2 Literatur

Knebel, L. (2021): Psychotherapie, Depression und Emanzipation. Eine subjektwissenschaftliche Studie zur verhaltenstherapeutischen Praxis. Wiesbaden: Springer Nature.

Konrad, C. (Hg.) (2017): Therapie der Depression. Praxisbuch der Behandlungsmethoden. Berlin: Springer.
Ruf, G.D. (2015): Depression und Dysthymia. Heidelberg: Carl Auer.
Worden, W.J. (2011): Beratung und Therapie in Trauerfällen. Ein Handbuch. 4. Aufl. Bern: Huber.

10.9 Fragen und Übungen

1. Wie schätzen Sie die psychosoziale Situation von Frau Gärtner ein? Welche Belastungen und Ressourcen können Sie identifizieren?
2. Wie könnten hilfreiche Begleitungsschritte in der Trauerarbeit mit Frau Gärtner aussehen? Wie lassen sich die Traueraufgaben mit einer ressourcenorientierten Beratung verbinden?
3. Recherchieren Sie die »Nationale Versorgungsleitlinie Unipolare Depression« (https://www.leitlinien.de/themen/depression) und studieren Sie besonders den Punkt »Hilfe zur Selbsthilfe«. Welche Impulse für die Begleitung von Frau Gärtner ziehen Sie daraus?

10.10 Referenzen

Frick, E. (2015): Psychosomatische Anthropologie. 2. Aufl. Stuttgart: Kohlhammer.
Jungbauer, J. (2013): Trauer und Trauerbewältigung aus psychologischer Perspektive. In: Jungbauer, J.; Krockauer, R. (Hg.): Wegbegleitung, Trost und Hoffnung. Interdisziplinäre Beiträge zum Umgang mit Sterben, Tod und Trauer, S. 49–70. Opladen: Verlag Barbara Budrich.
Knebel, L. (2021): Psychotherapie, Depression und Emanzipation. Eine subjektwissenschaftliche Studie zur verhaltenstherapeutischen Praxis. Wiesbaden: Springer Nature.
Krüger, T. (2021): Soziale Arbeit als tröstende Profession. Neue Praxis. Zeitschrift für Sozialarbeit, Sozialpädagogik und Sozialpolitik, 51 (6), S. 503–520.
Rechenberg-Winter, P. (2020): Trauer im System. Zeitschrift für systemische Therapie und Beratung, 38 (1), S. 3–9.
Schweitzer, J.; Schlippe, A. von (2007): Lehrbuch der systemischen Therapie und Beratung II. Das störungsspezifische Wissen. Göttingen: Vandenhoeck & Ruprecht.

Worden, W.J. (2011): Beratung und Therapie in Trauerfällen. Ein Handbuch. 4. Aufl. Bern: Huber.

11 Lernfall Bipolare affektive Störung

Tobias Teismann und Nathalie Schnoor

In diesem Kapitel wird veranschaulicht, unter welchen Symptomen, Beeinträchtigungen und Folgeproblemen Betroffene einer bipolaren Störung leiden, welcher psychosoziale Unterstützungs- und Behandlungsbedarf sich ergeben kann und welche Bedeutung der sozialarbeiterischen Beratung und Begleitung – im Rahmen eines multidisziplinären Behandlungsansatzes – zukommt.
Schlagworte: **Bipolare Störung, Suizidalität, psychische Erkrankung professioneller Helfer*innen, PsychKG**

11.1 Lebensgeschichte und aktuelle Situation aus Sicht von Melanie Franzen

Ich bin 1979 geboren und in einer Kleinstadt im Ruhrgebiet groß geworden. Meine Kindheit war sehr harmonisch. Mein Vater war Schlosser und meine Mutter hat als Kindergärtnerin gearbeitet. Geschwister habe ich keine. Die Mutter meiner Mutter hat aber bei uns gewohnt.

Ich war immer sehr leistungsstark, hatte keinerlei Probleme in der Grundschule und bin dann als Erste aus der Familie zum Gymnasium gegangen. Meine Eltern fanden das super und haben mich wirklich gut unterstützt.

Mit Eintritt in die Oberstufe ist dann meine Oma plötzlich an einem Herzinfarkt verstorben. Das hat mich sehr getroffen. Aus der heutigen Sicht würde ich sagen, dass ich damals das erste Mal in eine depressive Phase gerutscht bin. Ist natürlich schwer zu sagen, weil die Traurigkeit natürlich auch angemessen war (siehe Fachwissen zur Trauer in vorhergehendem Lernfall, S. 144 ff.). Irgendwie ging das aber über Traurigsein hinaus: Ich habe mich zurückgezogen, wenig gegessen, konnte nicht mehr schlafen und hatte auf einmal totale Zweifel an mir selbst. Das Lernen fiel mir dann auch nicht mehr leicht. Damals hatte ich das erste Mal den Eindruck, dass mein Denken sich verlangsamt, meine Auffassungsgabe reduziert ist. Bis heute finde ich, dass das das schlimmste Symptom einer Depression ist. Was bleibt von mir, wenn ich nicht mehr richtig denken kann? Erst nach sechs Monaten ging es mir wieder besser.

Kurz vor dem Abitur ist es dann richtig schlimm geworden. Einen echten Auslöser kann ich gar nicht benennen. Ich war auf einmal so voller Zweifel: Schaffe ich das? Spiele ich nicht allen – auch mir selbst – »das schlaue Mädchen« nur vor? Bin ich vielleicht gar nicht die, die ich vorgebe zu sein?

Das hat sich dann massiv aufgeschaukelt. Ich bestand innerlich irgendwann nur noch aus Panik und Verzweiflung. Das war aber alles nur in mir drin; für andere muss ich völlig erstarrt gewirkt haben. Meine Mutter meinte später, dass ich »wie ein Zombie« gewirkt hätte. Sie hat diesen Zustand irgendwann nicht mehr ausgehalten und mich in die Kinder- und Jugendpsychiatrie gebracht. Das war das erste Mal. Es wurde eine schwere depressive Episode diagnostiziert und ich war bestimmt vier Monate vollstationär. Das Zusammensein mit den anderen Jugendlichen, die Gespräche mit meiner Therapeutin und wahrscheinlich auch die Medikamente haben mir gut geholfen.

Ich habe danach mein Abitur gemacht, eine Zeitlang bei meiner Mama im Kindergarten gejobbt und schließlich angefangen, Psychologie zu studieren. Rund um das Vordiplom wurde es stimmungsmäßig dann wieder »etwas eng«. Ein Psychiater hat mir zu dem Zeitpunkt erneut Antidepressiva verschrieben und so bin ich durch die Lern- und Prüfungszeit gekommen.

Als die Prüfungen durch waren und das Depressive weniger wurde, bin ich in einen richtigen Hochzustand geraten. Ich habe das total genossen: Ich war gut gelaunt, energiegeladen, konnte superschnell denken, war schlagfertig, lustig und fand mich selbst richtig attraktiv und gut. Das hat drei Wochen gedauert und dann war alles wieder ganz normal.

Ich muss ehrlich sagen, dass ich diese hypomanen Phasen bis heute sehr schätze. So fühlt man sich wahrscheinlich, wenn man Kokain nimmt. Inzwischen habe ich aber natürlich immer Sorge, dass es nicht bei der Hypomanie bleibt. Damals habe ich mir dabei aber nichts gedacht. Ich wusste noch nicht einmal, dass dieses Gut-drauf-Sein irgendwie auch krankhaft sein könnte. Ich habe das als Erleichterung verbucht darüber, dass Depression und Vordiplom vorbei waren.

Ich habe zu Ende studiert, die Ausbildung zur Psychologischen Psychotherapeutin begonnen, bin mit einem Freund zusammengekommen und zu Hause ausgezogen. Zu der Zeit ist alles gut gelaufen. Dann bin ich ungewollt schwanger geworden und hatte eine Fehlgeburt im dritten Monat. Das hat mich komplett aus der Bahn geworfen. Ich bin wieder in eine richtig schlimme Depression gerutscht: Klinikaufenthalt für mehrere Wochen, absolute Denkblockade und zum ersten Mal ernsthafte Suizidgedanken.

Mein damaliger Partner hat sich toll gekümmert, meine Eltern auch. Ich bin irgendwann wieder auf die Beine gekommen, hatte erneut eine hypomane Nachschwankung, habe die Ausbildung zu Ende gebracht und eine kleine Praxis eröffnet. Das war ein echter Traum von mir, obwohl ich natürlich mit ganz vielen Zweifeln und Ängsten zu kämpfen hatte. Gleichzeitig fand ich mich als Therapeutin wirklich gut und habe auch viel positives Feedback bekommen.

Und dann hat mein Partner mich verlassen. Er meinte, dass die »Liebe weg sei« und dass er auch nicht wisse, ob er mit mir eine Familie gründen wolle, »ich sei so instabil« und »bräuchte so viel Bestätigung«.

Zuerst habe ich das ganz cool weggesteckt. Keine Ahnung, vielleicht habe ich meine Gefühle einfach verdrängt. Ich war so richtig in einer Trotzphase: Bin in Urlaub gefahren, habe durchgefeiert, hatte diverse One-Night-Stands. Das hat sich dann irgendwie verselbstständigt und war dann leider nicht mehr so angenehm. Ich war extrem reizbar, fand alle und alles viel zu langsam und langweilig, habe fast gar nicht mehr geschlafen, war fahrig und ablenkbar.

Schließlich hatte ich Ärger mit der Polizei, weil ich zu schnell Auto gefahren bin. In der Folge kam es zu einem Streit mit meiner Mama, der völlig eskaliert ist. Ich habe geschrien und ihr mit körperlicher Gewalt gedroht, weil ich mich von ihr in die Enge gedrängt und nicht unterstützt gefühlt habe. Aus einem Missverständnis heraus bin ich dann sogar auf sie los. Da hat mein Vater die Polizei gerufen. Ich war so »drüber«, dass ich mich mit denen auch geschlagen habe. Zu sechst haben sie mich dann mit Hand- und Fußfesseln in die Psychiatrie gebracht. Zwangseinweisung. Unterbringung für sechs Wochen. In dem Zuge ist mir der Führerschein entzogen worden und meine Approbation als Psychotherapeutin ruht nun. Ich gehe davon aus, dass dies durch die Polizei veranlasst wurde.

In der Klinik bin ich ziemlich schnell wieder in eine Depression gerutscht, sodass aus den sechs Wochen am Ende vier Monate wurden. Mein Partner war weg, mein Job war weg, meine Mutter wollte mich nicht besuchen. Ein absoluter Scherbenhaufen. Nur Papa hat weiter zu mir gehalten und irgendwann gab es auch ein klärendes Gespräch mit Mama.

Nach der Klinikentlassung bin ich wieder bei den beiden eingezogen. Da war ich 34 Jahre alt. Meine Wohnung habe ich aufgegeben. Ich hatte keine Hoffnung, dass mein Leben jemals wieder funktionieren könnte. Ich war so verzagt, dass ich mir weder vorstellen konnte, mich für die medizinisch-psychologische Untersuchung (MPU) zur Wiedererlangung des Führerscheins anzumelden, noch mich um meine Begutachtung zur Wiedererlangung der Approbation zu kümmern. Ich habe einfach zu Hause gesessen und Fernsehen geguckt. Ich habe mich so geschämt. Tatsächlich finde ich am allerschlimmsten an der Manie, dass man sich als soziale Person so völlig unmöglich macht. Ich will einfach niemand sein, der seine Mutter schlägt und mit der Polizei ringt.

Es ist dann leider erst mal keine Ruhe eingekehrt: Nach der Depression bin ich direkt wieder manisch geworden und alles ging wieder von vorne los. Approbation und Führerschein habe ich bis heute nicht zurück.

Vor einigen Monaten habe ich mich auf eine Behandlung mit Lithium eingelassen. Seitdem bin ich etwas stabiler. Allerdings habe ich unter der Behandlung sehr zugenommen – was für meinen Selbstwert nicht so gut ist – und ich habe den Eindruck, dass mein gesamtes emotionales Erleben gedämpft ist. Ich brauche viel Selbstkontrolle, um die Medikamente regelmäßig zu nehmen. Mir geht es daher oft nicht gut. Das ist nicht das Leben, welches ich mir erhofft habe. Es macht mir auch Angst, dass ich finanziell und emotional so abhängig von meinen Eltern bin. Die sind inzwischen beide über siebzig und ich weiß überhaupt nicht, was passiert, wenn es die beiden irgendwann nicht mehr gibt.

Suizidgedanken spielen daher immer wieder eine Rolle. Vor zwei Jahren stand ich einmal kurz davor. Ich war alleine am Meer im Urlaub, bin geschwommen und habe ganz plötzlich den Entschluss gefasst, einfach immer weiter hinauszuschwimmen, bis mich die Kräfte verlassen. Irgendjemand am Strand muss mich beobachtet und der Strandwache Bescheid gegeben haben. Die sind mir mit einem Schlauchboot hinterhergekommen. Ich habe einfach so getan, als hätte ich die Situation unter Kontrolle, bin umgedreht und zurückgeschwommen.

Meiner Mama habe ich später davon erzählt. Seitdem hat sie immer Angst um mich und lässt mich gar nicht mehr aus den Augen. Ich kann das einerseits verstehen, andererseits nervt mich das. Ich habe ohnehin das Gefühl, dass alle mich nur noch unter einer Krankheitsperspektive betrachten. Wenn ich mal anstrengend bin, dann heißt es direkt, »nicht dass das ein Frühwarnzeichen ist«. Ich traue mir oft selber nicht so richtig über den Weg, da hilft es mir nicht, wenn andere jede Emotionsäußerung, ob positiv oder negativ, als potenziell pathologisch bewerten.

Irgendwie muss ich wieder Fuß fassen im Leben und mir klar werden, was ich kann und will.

11.2 Lebensgeschichte und aktuelle Situation aus Sicht der Fachleute

Melanie Franzen leidet unter einer bipolaren Störung. Gegenwärtig steht eine depressive Symptomatik im Vordergrund. Im Verlauf der Krankheitsgeschichte musste die Diagnose verschiedentlich angepasst werden. Im Jugendalter war zunächst von einer depressiven Störung bzw. einer rezidivierenden, d.h. wiederkehrenden depressiven Störung auszugehen. Im Krankheitsverlauf kamen dann zunächst hypomane Episoden hinzu, auf die zu einem späteren Zeitpunkt manische Episoden folgten.

Zu Störungsbeginn lässt sich nicht vorhersehen, welchen Verlauf die Erkrankung nehmen wird. Die psychosoziale Unterstützung muss diesen Diagnosewechseln Rechnung tragen (Meyer & Bauer 2020). Besonderes Augenmerk bedarf zudem suizidales Erleben und Verhalten, welches im Kontext bipolarer Störungen von vielen Betroffenen berichtet wird (siehe unten).

11.3 Beziehungsaufbau und Beziehungsgestaltung

Im Kontakt ist Frau Franzen zugewandt und freundlich. Sie legt unmittelbar offen, dass es ihr schwerfällt, Hilfe in Anspruch zu nehmen, weil sie eigentlich lieber »auf der anderen Seite des Tisches sitzen würde«. Sie schämt sich sehr für Dinge, die sie in manischen Phasen gesagt und getan hat, und dafür, welche Entwicklung ihr Leben genommen hat. In Beratungs- und Behandlungssettings ist es für sie wichtig, als gleichberechtigt ernst genommen und »nicht von oben herab« behandelt zu werden. Sie sei diesbezüglich vielleicht etwas empfindlich; sie leide aber einfach darunter, dass sie sich oft auf eine »bipolare Identität« festgeschrieben erlebe. Schließlich sei sie außerhalb depressiver und manischer Phasen »doch ein ganz normaler Mensch, der sich mal besser und mal schlechter fühle«. Ein Kontakt lässt sich zu Frau Franzen leicht etablieren; es gibt keine interaktionellen Auffälligkeiten. Sie nimmt Termine verlässlich wahr und arbeitet auf konstruktive Weise mit, spricht schwierige und belastende Themen an und zeigt sich offen für alternative Betrachtungs- und Verhaltensweisen.

11.4 Soziale Diagnostik und Teilhabe

Materielle Absicherung Frau Franzen bezieht kein geregeltes Einkommen. Die Eltern übernehmen sämtliche Lebenshaltungskosten für sie. In »guten Phasen« bietet Frau Franzen in ihrer Praxis Coaching- und Beratungsgespräche an. Hierdurch kann sie sich gelegentlich etwas Geld hinzuverdienen. Eine Erwerbsminderungs möchte Frau Franzen genauso wenig beantragen wie Bürgergeld. Frau Franzen leidet unter der angespannten finanziellen Situation, will gleichzeitig aber nicht »auf Kosten des Staats« leben.

Klärung der rechtlichen Position Die zwangsweise Unterbringung von Frau Franzen in einer psychiatrischen Klinik erfolgte nach dem Psychisch-Kranken-Gesetz (PsychKG; siehe Brosey & Osterfeld 2023, S. 177 ff.). Seitdem steht die Frage im Raum, ob die Einrichtung einer rechtlichen Betreuung für einzelne Bereiche wie etwa die Finanzen sinnvoll ist. Bislang haben ihre Eltern eine Vollmacht für ihr Konto und können es auch sperren, sollte Frau Franzen in einer hypomanen Phase das Konto über 1.000 Euro überziehen.

Wohnsituation und Selbstversorgung Melanie Franzen ist nach dem ersten erzwungenen stationären Aufenthalt wieder bei ihren Eltern eingezogen. Die Eltern besitzen ein Zechenhaus. Sie wohnt wieder in ihrem alten Kinderzimmer. Die Beziehung der Familienmitglieder untereinander ist gut und eng, sodass das wohnliche Miteinander keinen Konfliktanlass darstellt. Melanie Franzen leidet jedoch darunter, dass es ihr »als erwachsener Frau« nicht möglich ist, eigenständig zu leben.

Tagesstruktur, Beschäftigung und Arbeit Die Umsetzung ihrer beruflichen Vorstellungen und die berufliche Anerkennung waren und sind Melanie Franzen sehr wichtig. Aufgrund der ruhend gestellten Approbation kann sie ihren Beruf als Psychologische Psychotherapeutin derzeit nicht ausüben. Sporadisch bietet sie Coaching- und Beratungsgespräche in ihrer Praxis an. Darüber hinaus besucht sie Veranstaltungen des Bündnisses gegen Depression und nimmt wöchentliche Psychotherapiesitzungen in Anspruch (siehe unten).

Ihr Tag wird vor allem durch die Routinen ihrer Eltern strukturiert. In guten Phasen nimmt sie alle drei Mahlzeiten gemeinsam mit den Eltern ein, hilft ihnen in Haushalt und Garten und begleitet sie zu Einkaufs- und Arztterminen. In depressiven Phasen verbringt sie den Großteil des Tages in ihrem Zimmer, ist nachts lange wach und schläft in den Tag hinein. Hieraus ergeben sich gelegentlich Konflikte mit den Eltern.

Soziales Netz Im Erkrankungsverlauf hat sich das soziale Netz von Frau Franzen stark ausgedünnt. Sie hat eine sehr enge Beziehung zu ihren Eltern und zwei

Freundinnen, mit denen sie sich etwa einmal im Monat trifft. Der Kontakt zu den Freundinnen sei nicht unbelastet, sie leide darunter, immer die »Schwache und Bedürftige« in diesen Beziehungen zu sein.

Den Kontakt zu ehemaligen Ausbildungskolleginnen hat sie weitgehend eingestellt, sie erlebe sich in deren Nähe immer »wie die letzte Versagerin«. Eine Partnerschaft gibt es seit Jahren nicht, sie fände sich körperlich und seelisch »unzumutbar« und habe Angst, mit einer Enttäuschung nicht umgehen zu können.

Im unmittelbaren Nachgang der stationären Aufenthalte hat Melanie Franzen die Kontaktstelle des lokalen Sozialpsychiatrischen Dienstes (SpDi) besucht. In guten Phasen habe sie mit den Menschen und Angeboten dort jedoch nichts anfangen können und sei lieber zu Hause geblieben. Den entstandenen Kontakt zu einer der dortigen Sozialarbeiterinnen hat sie jedoch aufrechterhalten: Sie mailt ihr und sporadisch trifft sie sich mit ihr auf einen Kaffee in der Kontaktstelle. Guten Kontakt hat sie zudem zu ihrem behandelnden Psychotherapeuten und ihrer Psychiaterin.

Kulturelle Teilhabe Die kulturelle Teilhabe von Melanie Franzen ist aus finanziellen Gründen eingeschränkt. Gleichzeitig nutzt sie sich ihr bietende Möglichkeiten zu Museums-, Kino- und Theaterbesuchen. Von der Sozialarbeiterin des Sozialpsychiatrischen Dienstes wurde ein Kontakt zu einer lokalen Selbsthilfegruppe vermittelt und Frau Franzen wurde auf die Aktivitäten des Bündnisses gegen Depression hingewiesen, das immer wieder Informationsveranstaltungen, Lesungen und auch Filmabende organisiert. Die entsprechenden Treffen nimmt Frau Franzen gerne in Anspruch.

Sicherstellung der Wirksamkeit der ärztlichen, nicht ärztlichen und ärztlich verordneten Leistungen Melanie Franzen befindet sich seit mehreren Jahren in ambulant-psychiatrischer Behandlung. Sie ist medikamentös auf Lithium eingestellt, vertraut der behandelnden Ärztin und nimmt die verordneten Medikamente ein – auch wenn ihr das vor dem Hintergrund der genannten Nebenwirkungen (Gewichtszunahme, emotionale Dämpfung) eher schwerfällt.

Zudem befindet sie sich in ambulanter kognitiv-verhaltenstherapeutischer Behandlung. Im Rahmen der Psychotherapie stehen Themen der Krankheitsbewältigung, der zielgerichteten Aktivierung und der Selbstwertarbeit im Vordergrund.

Umgang mit der Erkrankung Melanie Franzen weiß – nicht zuletzt durch ihre Ausbildung – gut über ihre Erkrankung Bescheid und nutzt die verschiedenen Behandlungsoptionen. Gleichzeitig leidet sie in erheblicher Weise unter den Folgen der Erkrankung: Sie leidet unter dem Stigma der Störung, der unklaren beruflichen Perspektive, den finanziellen Einschränkungen und der Sorge, wie sie ohne ihre Eltern zurechtkommen soll. Aus Furcht vor neuerlichen Enttäuschungen und Beschämungen meidet sie Anforderungen: Sie hat sich nicht zur MPU angemeldet, um ihren Führerschein zurückzuerhalten, sie schiebt den Antrag auf Wiedererteilung ihrer Approbation auf, sie hat sich aus Freundes- und Bekanntenkreisen zurückgezogen und vermeidet – bei bestehendem Partnerschaftswunsch – Kontakte zu Männern. In der Konsequenz verstärkt sich zunehmend der Eindruck »eines Lebens im Stand-by-Modus«.

11.5 Fachwissen Bipolare affektive Störung

Von einer bipolaren Störung – früher auch manisch-depressive Störung genannt – spricht man dann, wenn neben depressiven Episoden im lebenszeitlichen Verlauf auch sogenannte manische oder hypomane Episoden auftreten.
Eine manische Episode (»manía« lässt sich aus dem Griechischen als »Raserei« übersetzen) ist laut ICD-10 dadurch charakterisiert, dass über mindestens eine Woche hinweg unnormal gute bis euphorische (oder alternativ anhaltend reizbare) Stimmung vorherrscht. Hinzukommen müssen eine massive Steigerung des Aktivitäts- oder Energieniveaus wie auch einige der folgenden Kriterien: erhöhter Rededrang, Gedankenrasen, Verlust sozialer Hemmungen, übersteigerte Selbsteinschätzung bis hin zu wahnhaften Größenideen, vermindertes Schlafbedürfnis, leichte Ablenkbarkeit und tollkühnes oder leichtsinniges Verhalten, welches unangenehme Konsequenzen nach sich ziehen kann (z.B. ungezügeltes Einkaufen, sexuelle Abenteuer oder das Tätigen ungünstiger geschäftlicher Investitionen). Die Symptome müssen so ausgeprägt sein, dass es zu deutlichen Beeinträchtigungen in der Lebensführung kommt oder ein Krankenhausaufenthalt notwendig wird, um Schaden von der Person oder anderen abzuwenden.
Eine hypomane Episode nennt man eine schwächer ausgeprägte manische Episode, d.h., die Symptome treten für kürzere Zeit auf und die Beeinträchtigung durch die Symptome ist nicht so stark, dass es zu ernsthaften Problemen im beruflichen und sozialen Bereich kommt.

Während eine Manie durch das »grenzüberschreitende Verhalten« auch für Außenstehende leicht zu erkennen ist, ist eine Hypomanie oft nur von Angehörigen und Freund*innen als »abnorm« und untypisch für die Person wahrzunehmen.
Eine bipolare Störung Typ 1 wird diagnostiziert, wenn mindestens eine manische Episode im Lebenslauf aufgetreten ist.

Eine bipolare Störung Typ 2 wird diagnostiziert, wenn mindestens eine hypomane Episode erlebt wurde, jedoch nie eine manische Episode.

Grundsätzlich leiden 1–5% der Bevölkerung unter einer bipolaren Störung; Frauen und Männer sind dabei gleichermaßen häufig betroffen (Meyer & Bauer 2020). Therapeutisch ist eine sachgerechte medikamentöse Rückfallprophylaxe von zentraler Bedeutung. Die beste Datenlage für die Rückfallprophylaxe bipolarer Störungen liegt dabei für eine Behandlung mit Lithium vor. Zudem sollte – laut Leitlinie (DGBS & DGPPN 2020) – eine begleitende Psychotherapie zur Rückfallprophylaxe empfohlen werden. Hintergrund hierfür ist, dass durch eine Pharmakotherapie allein oft keine langfristige und hinreichende Stabilisierung erreicht werden kann und dass Medikamente die oft vorliegenden psychosozialen Probleme wie z. B. innerfamiliäre Konflikte, Selbstwertprobleme oder inadäquate Stressbewältigung nicht beseitigen. Verschiedene psychotherapeutische Verfahren – u. a. die kognitive Verhaltenstherapie (Hautzinger & Meyer 2011) – haben sich hinsichtlich der Rückfallprophylaxe bewährt. Schließlich sollten unterstützende Therapieverfahren wie z.B. Entspannungs-, Bewegungs-, Ergo- und künstlerische Therapien Bestandteil des Behandlungsplans sein (DGBS & DGPPN 2020).

Besonderer Beachtung bedarf schlussendlich das erhöhte Suizidrisiko bei Patient*innen, die an einer bipolaren Störung leiden.

EXKURS

Suizidales Erleben und Verhalten

Suizidales Erleben und Verhalten ist im Kontext bipolarer affektiver Störungen äußerst verbreitet (Scheerer u. a. 2021): In einer Langzeitbeobachtungsstudie fanden Nordentoft und Kolleg*innen (2011) eine Suizidrate von 8% bei Männern und 5% bei Frauen.

Das Risiko für Suizid ist vor allem während schwerer depressiver Episoden erhöht. Vorangegangene Suizidversuche, Hoffnungslosigkeit und männliches Geschlecht gelten als weitere Risikofaktoren, genauso wie jüngeres Alter und das erste Jahr nach der Diagnosestellung. Suizidgedanken und Suizidversuche werden von bis zu 80% der Betroffenen berichtet (Valtonen u. a. 2005).

Die Angaben machen deutlich, dass suizidales Erleben und Verhalten bei Personen, die an einer bipolaren Störung leiden, besonders beachtet werden muss. Finden sich Hinweise auf suizidales Erleben, sollte dieses unmittelbar, offen und mit konkreten Worten angesprochen werden: »Denken Sie darüber nach, sich das Leben zu nehmen?« Es ist ein empirisch gut widerlegter Mythos, anzunehmen, dass man Patient*innen auf die Idee bringt, sich umzubringen, wenn man sie auf Suizidgedanken und -pläne anspricht (DeCou & Schumann 2018).

Im weiteren Gespräch geht es darum, die Frequenz und Intensität von Suizidgedanken zu erfragen, Suizidpläne und -absichten zu eruieren, frühere Suizidversuche und selbstverletzendes Verhalten in den Blick zu nehmen und sich ein Bild vom Vorliegen verschiedener Risikofaktoren für suizidales Verhalten zu machen, u. a. Furchtlosigkeit vor Sterben und Tod, Impulsivität, Alkohol- und Drogenkonsum, Zugriff auf letale Mittel, Suizide im Familienkreis oder von Freund*innen.

Grundsätzlich muss man sich darüber im Klaren sein, dass eine sichere Risikoabschätzung unmöglich ist: Weder ist es möglich, suizidales Verhalten vorherzusagen, noch ist es möglich, in ausreichendem Maße zwischen Hochrisikopatient*innen und Niedrigrisikopatient*innen zu differenzieren (Teismann & Friedrich 2021). Dies bedeutet aber mitnichten, dass auf ein abklärendes Gespräch verzichtet werden könnte oder sollte. Nur die Idee, am Ende des Gesprächs eine Vorhersage treffen zu können, wie gefährdet eine Person ist, sollte aufgegeben werden. Ziel sollte vielmehr sein, herauszufinden, was Patient*innen in einer Krisensituation benötigen: Welche Unterstützung wird gewünscht? Was wird gebraucht, um sich sicherer zu fühlen?

Im Fall, dass Patient*innen sich nicht von akut bevorstehendem suizidalem Verhalten distanzieren können oder keine Absprachefähigkeit besteht, weil die Person beispielsweise manisch und/oder psychotisch ist, muss eine stationäre Behandlung in Betracht gezogen werden. In weniger akuten Fällen kann suizidales Erleben jedoch gut im ambulanten Rahmen behandelt werden.

Es bietet sich an, mit der betroffenen Person gemeinsam einen Notfallplan zu erstellen, d.h. vorauszuplanen und aufzuschreiben, welche Strategien und Kontakte der Person helfen können, wenn erneut Suizidgedanken auftreten (https://www.suizidpraevention-sachsen.de/fuer-betroffene/). Darüber hinaus sollte besprochen werden, wie der unmittelbare Zugriff auf Tötungsmittel verhindert werden kann. Grundsätzlich sollten suizidale Krisen psychotherapeutisch aufgearbeitet werden.

11.6 Soziale Arbeit mit Melanie Franzen

Melanie Franzen hat nach der ersten zwangsweisen stationären Unterbringung in einer Psychiatrie Kontakt zum Sozialpsychiatrischen Dienst (SpDi) hergestellt und nimmt nun Gespräche bei einer Sozialarbeiterin, Frau Basilowski, in Anspruch. Es handelt sich zunächst um stabilisierende Gespräche, in denen die Wohnsituation und die finanzielle Absicherung besprochen werden.

Es folgen Angehörigengespräche, innerhalb derer eine weitergehende Aufklärung der Eltern von Melanie Franzen über das Störungsbild der Manie stattfindet. Wichtig für die Mutter von Frau Franzen ist es vor allem, zu erfahren, dass keine permanente Gefährdung von ihrer Tochter ausgeht und dass die Manie nicht mit einer anhaltenden Persönlichkeitsveränderung einhergeht. Frau Basilowski empfiehlt den Eltern außerdem den Besuch einer Selbsthilfegruppe für Angehörige schwer psychisch erkrankter Menschen. Die Mutter nimmt diese Anregung auch auf.

In weiteren Einzelgesprächen steht eine beruflich-rechtliche Aufklärung im Vordergrund, d.h., es geht um die Frage, welche Schritte Frau Franzen unternehmen muss, um den Führerschein und die Approbation wiederzuerlangen. Parallel weist Frau Basilowski immer wieder auf die Möglichkeit hin, ergänzende Leistungen wie das Bürgergeld oder eine Erwerbsminderungsrente beim Rentenversicherungsträger zu beantragen.

Vor dem Hintergrund der anhaltenden psychischen Belastung hilft Frau Basilowski bei der Suche nach einem Psychotherapieplatz und begleitet Frau Franzen auf deren Bitte hin zum ersten Termin. Auf vergleichbare Weise wird der Kontakt zu einer Selbsthilfegruppe angebahnt. In diesem Sinne fungiert die SpDi-Sozialarbeiterin als koordinierende Schnittstelle zwischen den verschiedenen Behandler*innen, sodass die regelmäßigen Gespräche schrittweise reduziert werden können. Es besteht gleichwohl ein weiterhin loser Kontakt, der von Frau Franzen aktiv aufrechterhalten wird.

Melanie Franzen äußert hier bei Gelegenheit den Wunsch nach konkreter Unterstützung, u. a. bei den immer noch aktuellen Themen Führerschein und Alltagsgestaltung. Es würde ihr beispielsweise helfen, wenn eine Person sie zu entsprechenden Terminen begleitet. Da sich hier der Fokus von der psychiatrischen Versorgung und Beratung hin zu lebensweltorientierten Themen verschiebt, passt dieses Anliegen von Melanie Franzen nicht mehr in das Profil des SpDi und es gilt, die Klientin zu vermitteln.

Deshalb informiert Frau Basilowski sie in einem späteren Gespräch über die Möglichkeit einer ambulanten psychosozialen Betreuung durch einen Träger der

Eingliederungshilfe. Eine ambulante Betreuung nach dem SGB IX könnte eine weitere Unterstützungssäule neben der ambulanten Psychotherapie darstellen und zu der Lebenssituation von Melanie Franzen passen. Ihr gefällt diese Idee und sie stellt mit Frau Basilowskis Hilfe einen Antrag beim zuständigen Amt für Soziale Dienste. Nach den verschiedenen Stufen der Bedarfsermittlung, die zu diesem Beantragungsverfahren gehören, wird ihr – zunächst für ein Jahr – ein Unterstützungsbedarf von zwei Stunden wöchentlich bewilligt. Melanie Franzen nimmt Kontakt mit einem Träger auf, der ambulante Betreuung vermittelt und auf die Arbeit mit psychisch Erkrankten spezialisiert ist. Drei Wochen später lernt sie ihre ambulante Betreuerin, Meike Schmidt, kennen. Bei all diesen Schritten bleibt Frau Basilowski zunächst für Melanie Franzen ansprechbar und kann bei Fragen beraten.

Meike Schmidt lernt Melanie Franzen bei einem Spaziergang im Park kennen und führt mit ihr ein erstes Gespräch, worum es bei ihr geht und welche Ziele sie mithilfe der ambulanten Betreuung erreichen möchte. Als erstes Ziel setzt Melanie Franzen sich die Wiedererlangung des Führerscheins. Sie und Meike Schmidt planen die nächsten Termine, dazu gehört auch ein gemeinsamer Besuch bei einer MPU-Prüfstelle. Das Erstgespräch verläuft gut, Melanie Franzen möchte das Verfahren beginnen und hat in Meike Schmidt eine professionelle Helferin, die sie in dieser Sache praktisch unterstützt und mit ihr beispielsweise die Unterlagen durchgeht.

Neben der Arbeit an konkreten Zielen kann Melanie Franzen ihre ambulante Betreuerin auch kontaktieren, wenn sie sich psychisch sehr belastet und instabil fühlt. Oft ist ein entlastendes Gespräch zeitnah möglich.

Meike Schmidt ist es auch, die ihre Klientin ermutigt, einer alten Freundin eine Nachricht zu schreiben. Melanie Franzen ist sehr aufgeregt und hat Angst, in diesem Kontakt etwas falsch zu machen – es beschäftigt sie sehr, was ihre Freundin wohl über ihre Erkrankung denkt. Meike Schmidt reflektiert mit ihr ihre Ängste und erinnert sie an ihre Stärken und Qualitäten als Freundin – die genauso ein Teil ihrer selbst sind wie ihre bipolaren Episoden.

Neben den Terminen bei Melanie Franzen zu Hause versuchen die beiden, viel von der gemeinsamen Betreuungszeit draußen zu verbringen, z.B. an Orten, die zum Spazierengehen einladen, oder in offenen Begegnungszentren, sodass Melanie Franzen wieder häufiger die Wohnung verlässt und sich ihre Umgebung unter einem neuen Blickwinkel erschließt. Sie nimmt sich vor, auch an den Tagen ohne ambulante Betreuung mindestens einen Spaziergang zu machen. Sie merkt, dass diese regelmäßige moderate Aktivität ihr guttut.

Durch die professionelle Unterstützung von Meike Schmidt hat Melanie Franzen nun eine weitere zuverlässige Bezugsperson. Langfristig möchte sie noch unabhängiger von ihren Eltern werden, auch wenn das Zusammenleben im Großen und Ganzen harmonisch ist. Strategien der finanziellen Vorsorge zu entwickeln, die eine Kontovollmacht ihrer Eltern in der Zukunft nicht mehr nötig machen, ist eines ihrer Ziele. Auch hierbei können gemeinsam mit der ambulanten Betreuerin Schritte geplant und begleitet werden, sodass Melanie Franzen sich nicht mehr nur auf sich allein gestellt fühlt.

11.7 Zusammenfassung

Bipolare Störungen zählen zu den schweren psychischen Störungen und gehen mit einer erheblichen Wiedererkrankungsrate einher. Die klinische Erfahrung verweist schließlich darauf, dass psychosoziale Unterstützungsangebote zur Stabilisierung von Betroffenen beitragen können. Die Soziale Arbeit hat hier verschiedene Aufgaben. Es geht um Koordination und Vernetzung sowie um die Vermittlung und Begleitung zu anderen Stellen, Ämtern und Angeboten. Im Zentrum stehen immer wieder die Beziehungsarbeit und die zuverlässige und kontinuierliche Hilfebeziehung, die hier sowohl Frau Basilowski als auch Meike Schmidt in ihren unterschiedlichen fachlichen Bereichen bieten. So kann ein langfristiger Weg der Unterstützung mit Melanie Franzen bestritten werden. Durch das erweiterte Beziehungsnetz lassen sich auch mögliche erneute Krisen früher erkennen und ein Umgang mit ihnen kann fachlich begleitet werden. So könnten in der Zukunft Zwangssituationen verhindert werden.

PD Dr. Tobias Teismann*, Diplom-Psychologe und Psychologischer Psychotherapeut (Verhaltenstherapie). Seit 2012 Geschäftsführender Leiter des Zentrums für Psychotherapie (ZPT) der Ruhr-Universität Bochum. Arbeits- und Forschungsschwerpunkte: Depression und Suizidalität.*

Nathalie Schnoor*, M.A. Soziologie und Deutsch, B.A. Soziale Arbeit (FH). Seit 2022 Doktorandin an der Christian-Albrechts-Universität zu Kiel und Stipendatin sowie Lehrbeauftragte der Fachhochschule Kiel. Arbeits- und Forschungsschwerpunkte: Einsamkeit und Gesundheit.*

11.8 Vertiefungsmöglichkeiten

11.8.1 Downloadmaterial

Melanie Gärtners Antrag auf Leistungen der Eingliederungshilfe

11.8.2 Internet

Deutsche Gesellschaft für Bipolare Störungen e.V.: https://www.dgbs.de

11.8.3 Literatur

Assion, H. J.; Brieger, P.; Hautzinger, M.; Bauer, M. (2021): Bipolare Störungen: Ein Praxishandbuch. Stuttgart: Kohlhammer.

Bock, T.; Koesler, A. (2005): Bipolare Störung: Manie und Depression erkennen und behandeln. Köln: Psychiatrie Verlag.

Jamison, K. R. (2014): Meine ruhelose Seele. Die Geschichte einer bipolaren Störung. München: mvg-Verlag.

Melle, T. (2016): Die Welt im Rücken. Hamburg: Rowohlt.

Pauls, H. (2013): Klinische Sozialarbeit. Grundlagen und Methoden psychosozialer Behandlung. Weinheim, Basel: Beltz Juventa.

Schäfer, M.; Reif, A.; Juckel, G. (2016): Therapie-Tools Bipolare Störungen. Weinheim: Beltz.

Teismann, T.; Forkmann, T.; Glaesmer, H. (Hg.): Suizidales Erleben und Verhalten: Ein Handbuch. Köln: Psychiatrie Verlag.

11.9 Fragen und Übungen

1. Welche psychosozialen Versorgungsangebote sowie Anlaufstellen bei akuter Suizidalität gibt es in Ihrer Region?
2. Welche psychosozialen Unterstützungsmöglichkeiten könnten Melanie Franzen zur Verfügung gestellt werden, wenn eine Unterstützung durch ihre Eltern nicht mehr länger möglich ist?
3. Diskutieren Sie die Möglichkeiten einer beruflichen Rehabilitation bei schweren psychischen Erkrankungen.

11.10 Referenzen

Brosey, D.; Osterfeld, M. (2023): Die Rechte der Klient*innen. In: Bischkopf, J.; Deimel, D.; Walther, C.; Zimmermann, R.-B. (2023): Soziale Arbeit in der Psychiatrie. Lehrbuch, S. 161–183. Stuttgart: utb / Psychiatrie Verlag.

DeCou, C. R.; Schumann, M. E. (2018): On the iatrogenic risk of assessing suicidality: a meta-analysis. Suicide & Life-Threatening Behavior, 48 (5), S. 531–543. DOI: 10.1111/sltb.12368

DGBS – Deutsche Gesellschaft für Bipolare Störungen e.V.; DGPPN – Deutsche Gesellschaft für Psychiatrie und Psychotherapie, Psychosomatik und Nervenheilkunde e.V. (2020): S3-Leitlinie zur Diagnostik und Therapie Bipolarer Störungen. https://www.awmf.org/leitlinien/detail/ll/038-019.html (17.08.2022).

Hautzinger, M.; Meyer, T. D. (2011): Bipolar affektive Störungen. Göttingen: Hogrefe.

Meyer, T. D.; Bauer, M. (2020): Bipolare Störungen. In: Hoyer, J.; Knappe, S. (Hg.): Klinische Psychologie und Psychotherapie, S. 1005–1026. Berlin: Springer.

Nordentoft, M.; Mortensen, P. B.; Pedersen, C. B. (2011): Absolute risk of suicide after first hospital contact in mental disorder. Archives of General Psychiatry, 68 (10), S. 1058–1064. DOI: 10.1001/archgenpsychiatry.2011.113

Scheerer, H.; Colla, M.; Kleim, B. (2021): Suizidales Erleben und Verhalten im Kontext psychischer Erkrankungen. In: Teismann, T.; Forkmann, T.; Glaesmer, H. (Hg.): Suizidales Erleben und Verhalten: Ein Handbuch, S. 46–68. Köln: Psychiatrie Verlag.

Teismann, T.; Friedrich, S. (2021): Risikoabschätzung und Diagnostik. In: Teismann, T.; Forkmann, T.; Glaesmer, H. (Hg.): Suizidales Erleben und Verhalten. Ein Handbuch, S. 115–135. Köln: Psychiatrie Verlag.

Valtonen, H.; Suominen, K.; Mantere, O.; Leppämäki, S.; Arvilommi, P.; Isometsä, E. T. (2005): Suicidal ideation and attempts in bipolar I and II disorders. Journal of Clinical Psychiatry, 66 (11), S. 1456–1462. DOI: 10.4088/jcp.v66n1116

12 Lernfall Posttraumatische Belastungsstörung

Andrea Ahrndt, Raphaela Deichmann und Oliver Göbel

In diesem Artikel erfahren Sie, unter welchen Beeinträchtigungen traumatisierte Geflüchtete leiden, welche psychosozialen Bedarfe sich daraus ergeben und wie sich innerhalb eines multidisziplinären integrativen Versorgungskonzeptes die sozialarbeiterische Beratung und Begleitung gestalten kann.
Schlagworte: **Trauma, Flucht, Aufenthalt, Teilhabe, Sprach- und Kulturmittlung**

12.1 Lebensgeschichte und aktuelle Situation von Frau Jihan Hamid

Ich bin 1979 in einem kleinen Dorf in der Nähe der Stadt Shingal im Nordirak geboren und aufgewachsen. Ich bin das fünfte von insgesamt acht Kindern meiner Eltern, die eine Schafzucht betrieben haben. Zu meinen Eltern, die immer gut für uns gesorgt haben, hatte ich eine liebevolle Beziehung. Überhaupt habe ich an meine Kindheit viele schöne Erinnerungen, auch wenn wir es, wie meine Familie und vor allem meine Großeltern erzählten, als Jesid*innen nicht immer leicht gehabt hatten. In unserer jesidischen Gemeinde gab es viele religiöse Feste und kulturelle Bräuche, die mir viel Freude bereitet haben.

Mit 19 Jahren habe ich einen Cousin geheiratet, zu dessen Familie in Shingal ich dann gezogen bin. Seine Familie besaß ein Geschäft für Elektrozubehör und Land an den Ausläufern des Sindschar-Gebirges. 2002 wurde mein Sohn Rami als erstes von insgesamt fünf Kindern geboren. Die Einkünfte unserer Familie reichten aus, um ein erträgliches Leben zu führen. Neben dem Haushalt und der Erziehung der Kinder half ich bei der Bewirtschaftung der Äcker und dem Abtragen der Ernte aus.

Nach dem Sturz von Saddam Hussein wurde das Leben im Irak entgegen vieler Hoffnungen kaum besser. Wir erfuhren von Anschlägen auf jesidische Führungspersönlichkeiten. In Mossul wurden Flugblätter verteilt, die zum Mord an jesidischen Männern und Frauen aufriefen. Als der sogenannte Islamische Staat (IS) Mossul im Frühling 2014 einnahm, verbreiteten sich schnell Gerüchte über die Gräueltaten an religiösen Minderheiten.

Im Sommer fiel der IS dann über Shingal her. Männer, die sich weigerten zu konvertieren, wurden meist auf der Stelle getötet, oft enthauptet. Frauen und Kinder wurden gefangen genommen und verschleppt. Die Peschmerga, also die offizielle Armee der autonomen Region Kurdistans, die hier stationiert war, sind von dem IS überrannt worden und mussten sich zurückziehen. Als wir Hilferufe und Maschinengewehre in unmittelbarer Nachbarschaft hörten, wussten wir, dass wir fliehen mussten. Wir sahen Familien zu Fuß in Richtung Sindschar-Gebirge eilen, um sich dort in Sicherheit zu bringen. Die Angst, dass wir nicht rechtzeitig wegkommen würden, machte mich beinah bewusstlos. Ich fühlte mich wie erstarrt.

Mein Mann setzte mich, die Kinder und weitere Familienmitglieder in unser Auto, mit dem wir schnell die Stadt verließen. Menschen versuchten in Panik auf unser Auto zu klettern. Sie flehten darum, sie mitnehmen. Noch an der Stadtgrenze wurde unser Auto beschossen, doch niemand wurde verletzt.

Als wir im Morgengrauen des nächsten Tages die Grenze zur Autonomen Region Kurdistans passierten, erreichte uns die Nachricht, dass unser Onkel, ein Vertreter der jesidischen Gemeinde, vom IS hingerichtet worden war. Später kursierte in den sozialen Medien ein Video von seiner Enthauptung. Es war schrecklich. Wir wollten es nicht glauben.

Noch am selben Tag erreichten wir ein Flüchtlingslager in der Nähe von Erbil. Tausende Menschen harrten auf engstem Raum bei extremen Temperaturen in provisorischen Zelten aus. Die Versorgung mit Nahrung, Hilfsmitteln und Wasser verlief zu Anfang nur schleppend. Ich machte mir große Sorgen um meine Kinder. Wir weinten viel und hatten Mühe, das Notwendigste zu organisieren. Ich wurde immer wieder bewusstlos und musste in einem Zelt des Roten Halbmondes behandelt werden. Sie gaben mir Beruhigungstabletten, damit ich schlafen konnte.

Fast vier Jahre lebten wir im Flüchtlingscamp, bis uns die Nachricht unseres ältesten Sohnes erreichte, dass er in Deutschland Asyl erhalten habe und er die Familie nachholen könne. Im Herbst 2018 erhielten wir die Einreisevisa und konnten mit dem Flugzeug von Erbil nach Berlin fliegen. Dieser Moment, meinen ältesten Sohn nach zwei langen Jahren wiederzusehen, ich werde es nie vergessen.

12.2 Lebensgeschichte und aktuelle Situation aus Sicht der Fachleute

Als Angehörige der jesidischen Religions- und kurdischen Volksgemeinschaft hat Frau Hamid es nicht immer leicht gehabt. Je nach den politischen Verhältnissen waren die Jesid*innen in der Vergangenheit immer wieder von Diskriminierung und Verfolgung betroffen, der IS ging noch einen Schritt weiter und tötete viele Männer und entführte und vergewaltigte viele Frauen. Als 2017 der IS zurückgedrängt wurde, hat man viele Massengräber in der Region gefunden. Bis heute werden Frauen und Kinder vermisst. Die Vereinten Nationen (UN) haben die Verbrechen des IS an den Jesid*innen als Völkermord anerkannt.

Die Familie Hamid hatte bei Beginn der Übergriffe ihren ältesten Sohn mit Geld ausgestattet, um ihm die Flucht nach Europa zu ermöglichen. 2015 war es ihm gelungen, bis nach Deutschland zu kommen. Mit Unterstützung einer Anwältin konnte er als minderjähriger Flüchtling den Familiennachzug beantragen. Seitdem lebt die Familie in einer Flüchtlingsunterkunft.

In der Gemeinschaftsunterkunft für geflüchtete Familien ist der Sozialdienst bereits früh auf die psychische Belastung insbesondere von Frau Hamid aufmerksam geworden und hat eine Vorstellung im Behandlungszentrum für Opfer von Kriegsgewalt empfohlen, da ein Zusammenhang zwischen den Kriegserlebnissen im Irak und den beschriebenen Zuständen und ihrer Ruhelosigkeit vermutet wird.

Frau Hamid hat immer wieder Zustände, in denen sie kaum ansprechbar ist und sehr viel grübelt. Sie schläft in der Nachtzeit nur sehr unregelmäßig und nur wenige Stunden.

12.3 Beziehungsaufbau und Beziehungsgestaltung

Erstgespräche im Behandlungszentrum für Opfer von Kriegsgewalt werden von zwei Kolleg*innen unterschiedlicher Profession durchgeführt: von Sozialarbeiter*innen und psychologischen oder ärztlichen Psychotherapeut*innen unter Einbeziehung von Sprach- und Kulturmittelnden. Frau Hamid wird von der Psychologin Frau Meier und der Sozialarbeiterin Frau Klee begrüßt.

Frau Hamid hat ein gepflegtes Äußeres und wirkt im Kontakt zunächst ängstlich und verschwiegen. Sie wird von ihrem Ehemann und ihrem ältesten Sohn begleitet, der schon gut Deutsch spricht. Der Sohn bietet auch gleich an, für sie zu übersetzen. Die beiden Frauen bedanken sich für das Angebot, lehnen aber ab, da sie grundsätzlich nur mit professionellen Sprach- und Kulturmittelnden arbeiten.

EXKURS

Arbeiten mit Sprach- und Kulturmittelnden

Um Sprachbarrieren im transkulturellen Setting zu überwinden, werden in der Beratung und im therapeutischen Kontext Sprach- und Kulturmittelnde eingesetzt. Der Einsatz von Freund*innen, Verwandten oder gar Kindern sollte vermieden werden. Neben der ungenauen Übersetzung besteht auch die Gefahr, dass die Klient*innen nicht offen über ihre Probleme und Beschwerden sprechen können. Sprach- und Kulturmittelnde sind professionell ausgebildete Dolmetscher*innen, die stets in der Ich-Form übersetzen und neben der reinen Übersetzungsarbeit auch kulturelle Aspekte vermitteln. Sie unterliegen der Schweigepflicht. Das ist für die Klient*innen von besonderer Bedeutung, da häufig Ängste bestehen, die Sprach- und Kulturmittelnden könnten etwas in der Community weitererzählen. Den Beratenden obliegt die Gesprächsführung, Fachbegriffe werden vermieden, das Gesprochene muss von den Beratenden und nicht von den Sprach- und Kulturmittelnden an das Bildungsniveau der Klient*innen angepasst werden.
Im Nachgespräch zwischen Sprach- und Kulturmittelnden und Beratenden können Missverständnisse geklärt und Informationen zu kulturellen, politischen und auch therapeutischen Hintergründen ausgetauscht werden.
Auch Sprach- und Kulturmittelnde sollten regelmäßig an Supervision teilnehmen, da die inhaltlichen Gegenstände in Beratungssequenzen auch psychische Belastungen auf ihrer Seite hervorrufen können.

Nach der Vorstellung aller Anwesenden und der Einrichtung wird Frau Hamid ruhiger und wirkt weniger ängstlich. Frau Meier und Frau Klee erheben Daten zur familiären, sozialen und aufenthaltsrechtlichen Situation und zu den psychischen und physischen Beschwerden von Frau Hamid. Dabei betonen sie, dass es zu diesem Zeitpunkt nicht notwendig ist, auf die Geschehnisse im Irak detailliert einzugehen.

Im Gespräch mit traumatisierten Patient*innen kann es bei Annäherung an das traumatische Ereignis zur Überflutung durch Erinnerungen kommen.

Dies kann zu dissoziativen Zuständen bis hin zu Flashbacks führen. Um das zu vermeiden, muss der Bericht, wenn er nicht in einen psychotherapeutischen Prozess eingebunden ist, begrenzt werden. Das hilft Betroffenen, wieder eigene Grenzen zu spüren und zu beachten.

Auf die Frage, was sie sich von der Beratung erhoffe, antwortet Frau Hamid: »Ich möchte alles vergessen und wieder so sein, wie ich früher war.« Bei der Verabschiedung nimmt sie zum ersten Mal Blickkontakt auf.

12.4 Soziale Diagnostik und Teilhabe

Materielle Absicherung Frau Hamid bezieht mit ihrer Familie Leistungen der Grundsicherung nach dem Zweiten Sozialgesetzbuch (SGB II). Davon müssen die laufenden Kosten beglichen werden. Daneben stehen ihnen Kindergeldleistungen zur Verfügung. Sprachbarrieren und lange Bearbeitungszeiten führen aber immer wieder zu prekären Situationen, weil notwendige Leistungen nicht rechtzeitig beantragt werden können oder Anträge monatelang nicht bearbeitet werden.

Frau Hamid leidet sehr unter der angespannten finanziellen Situation und der andauernden Wohnungslosigkeit. Ihre Familie ist es aus ihrem Herkunftsland gewohnt, aus eigener Kraft für sich selbst zu sorgen und in eigenem Wohnraum Privatsphäre zu genießen.

Klärung der rechtlichen Position Die Aufenthaltserlaubnis von Frau Hamid leitet sich von ihrem ältesten Sohn ab, der nach Einreise als Minderjähriger zunächst ohne Begleitung seiner Familienmitglieder als Flüchtling im Sinne der Genfer Flüchtlingskonvention (GFK) anerkannt wurde. Im Zuge des Familiennachzuges wird Familienangehörigen ersten Grades eine Aufenthaltserlaubnis aus familiären Gründen zugesprochen.

Da Frau Hamid selbst keinen Asylantrag gestellt hat, endete diese Erlaubnis mit der Volljährigkeit des Sohnes. Die Ausländerbehörde hat Frau Hamid sowie den anderen Familienmitgliedern 2020 daraufhin eine Aufenthaltserlaubnis aus humanitären Gründen erteilt (§ 25 (5) AufenthG), welche verglichen mit dem vorherigen Aufenthaltstitel einem unsicheren Status gleichkommt. Um den Aufenthaltsstatus von Frau Hamid zu verbessern, wird angestrebt, ein nationales Abschiebeverbot aufgrund einer schwerwiegenden Krankheit nach § 60 (7) AufenthG zu beantragen. Hierzu ist ein fachärztliches Attest notwendig, das im Rahmen der therapeutischen Behandlung erstellt wird.

Wohnsituation und Selbstversorgung Die siebenköpfige Familie lebt in einer Gemeinschaftsunterkunft für Geflüchtete. Küche, Bad und Toiletten befinden sich auf dem Flur und werden von allen Bewohner*innen gemeinsam genutzt.

Frau Hamid berichtet von katastrophalen hygienischen Bedingungen. Durch die beengte Unterbringung sei es schwer, zur Ruhe zu kommen. Die Kinder hätten keinen Platz zum Spielen oder zum Hausaufgabenmachen. Wenn Frau Hamid nachts Albträume habe und schreiend aufwache, würden alle wach werden. Die Kinder bekämen Angst und weinten dann. Auch Intimität zwischen den Eheleuten sei kaum möglich. Unter den Bewohner*innen komme es immer wieder zu Konflikten. Die prekären Wohnverhältnisse und fehlende Rückzugsräume befördern somit die Verschlechterung des psychosozialen Zustands der gesamten Familie.

Tagesstruktur, Beschäftigung und Arbeit Frau Hamid ist im Irak keiner Erwerbstätigkeit nachgegangen. Sie hat den Haushalt geführt, die Kinder versorgt und die Familie des Ehemanns in der Landwirtschaft unterstützt. Ihr Mann ist immer berufstätig gewesen. Es ist für ihn eine völlig neue Situation, den ganzen Tag ohne Beschäftigung zu sein. Herr Hamid hat seine Rolle als Versorger und Ernährer der Familie verloren. Frau Hamid berichtet, er sei zunehmend gereizt und ziehe sich immer mehr zurück. Ihre Ehe leide sehr darunter. Auch sie fühle sich nutzlos, habe als Hausfrau kaum Aufgaben, sei aber häufig auch nicht in der Lage, ihre frühere Position innerhalb der Familie auszufüllen.

Erschwerend kommt hinzu, dass es kaum Ablenkung gibt. Nur mit einer Nachbarin trifft sich Frau Hamid manchmal zum Tee. Beiden Eheleuten fehlen sehr freundschaftliche Kontakte, das gemeinsame Essen und Feiern von Festen sowie der Austausch im Alltag und bei Problemen. Auch Freizeitaktivitäten mit den Kindern sind nur eingeschränkt möglich, da es an Geld und Platz fehlt.

Soziales Netz Frau Hamid lebte im Irak in großfamiliären Strukturen innerhalb der jesidischen Gemeinde. In Berlin leben keine weiteren Familienangehörigen, weshalb sich der Kontakt mit anderen Menschen auf die Exilgemeinde der Jesid*innen beschränkt. In der Gemeinschaftsunterkunft lebt Frau Hamid weitgehend isoliert von anderen Bewohner*innen, nimmt aber bis zur Anbindung an das Behandlungszentrum für Opfer von Kriegsgewalt regelmäßig die offene Sprechstunde des dortigen Sozialdienstes wahr.

Zwei Sozialarbeiterinnen der Gemeinschaftsunterkunft sind für Hunderte Bewohner*innen zuständig und können Einzelne nur begrenzt unterstützen. Sie haben Familie Hamid anfänglich eine ehrenamtliche Helferin vermittelt, die zweimal in der Woche etwas mit den Kindern unternimmt und bei der Korrespondenz mit Behörden unterstützt.

Kulturelle Teilhabe Die kulturelle Teilhabe stellt vor dem Hintergrund, dass die Familie lediglich existenzsichernde Leistungen erhält und kein eigenes Einkommen erwirtschaftet, eine Herausforderung dar. Finanzielle Mittel in Form des Bildungs- und Teilhabepaketes, die das SGB II für Kinder und Jugendliche vorsieht, sind teilweise notwendig, um kostenpflichtige Freizeit-, Sport- und Kulturangebote wahrnehmen zu können. Gleichzeitig ist eine Aufgabe der Sozialarbeit, auf kostenfreie oder spendenbasierte Angebote der Kultur- und Freizeitgestaltung hinzuweisen, um kulturelle Teilhabe zu ermöglichen.

Neben Kulturvereinen, Stadtteilzentren und Bürgerinitiativen bietet auch das Behandlungszentrum für Opfer von Kriegsgewalt Gruppenangebote an, die ermöglichen, die hiesige Kultur kennenzulernen und sich auszutauschen. Hierzu zählen Theater-, Konzert- und Museumsbesuche ebenso wie die gemeinsame Austragung von Sommer- und Familienfesten. Ferner nimmt Familie Hamid regelmäßig an Treffen und Angeboten einer kurdischen Selbsthilfeorganisation teil, die für sie eine wichtige Anlaufstelle geworden ist.

Sicherstellung der Wirksamkeit der ärztlichen, nicht ärztlichen und ärztlich verordneten Leistungen Da Frau Hamid zu Beginn der Therapie über massive Schlafprobleme klagt, wird sie von einer fachärztlichen Kollegin im Behandlungszentrum beraten und anschließend medikamentös eingestellt. Bei regelmäßigen psychiatrischen Terminen wird die Wirkung der Medikamente evaluiert. Es zeigt sich, dass die Albträume weniger werden und Frau Hamid besser schlafen kann und in der Folge auch die anderen Familienmitglieder, die sonst nachts mit aufgewacht sind. Alle weiteren medizinischen Bedürfnisse der Familie werden eruiert und gegebenenfalls weitere Termine bei Ärzt*innen und Fachärzt*innen durch die Sozialarbeiterin Frau Klee vereinbart.

Umgang mit der Erkrankung Frau Hamid beschreibt sich bis zum Ausbruch der Gewalt im Irak als gesunde Frau. Erst mit dem Einmarsch des IS habe sie schlechter schlafen können und zunehmend Angst gehabt. Ganz schlimm sei es seit dem gewaltsamen Tod ihres Onkels. Sie habe das Gefühl, verrückt zu werden. Nichts sei mehr, wie es war, sie kenne sich selbst nicht wieder. Vor allem habe sie Angst, jede Nacht träume sie von ihrem toten Onkel und höre die verzweifelten Rufe flüchtender Familien. Auch tagsüber drängen sich die Bilder plötzlich auf. Immer wieder gebe es Momente, in denen sie sich vergesse und das Gefühl habe, wieder in Shingal zu sein. Wenn sie wieder zu sich komme, habe sie oft kein Zeitgefühl mehr und wisse nicht, wie lange sie abwesend war.

Frau Hamid würde am liebsten eine Tablette nehmen, die ihr hilft, alles zu vergessen. Dass sie wieder schlafen kann, erscheint ihr wie ein erster Schritt. Sie nimmt ihre Behandlungstermine regelmäßig wahr und ist sehr kooperativ. Sie empfindet die Gespräche als entlastend und versucht, in Beratung und Therapie Erlerntes umzusetzen.

12.5 Fachwissen Trauma und Flucht

Traumata können definiert werden als »Ereignisse, die eine Konfrontation mit tatsächlichem oder drohendem Tod oder ernsthafter Verletzung oder Gefahr für eigene oder fremde körperliche Unversehrtheit beinhalten« (Maercker 2013, S. 14).

Man unterscheidet zwei Kategorien:

- Menschlich verursachte Traumata (interpersonell, man-made disaster), z.B. Folter, Flucht, sexuelle Gewalt, Missbrauch, Geiselnahmen, Überfälle, Haft, Kriegserlebnisse;
- zufällige Traumata (akzidentell), z.B. Verkehrsunfälle, Naturkatastrophen, schwere technische Unfälle, Feuer.

Zudem wird unterschieden zwischen kurzfristigen Traumata (Typ I, gekennzeichnet durch Plötzlichkeit akuter Gefahr, Einmaligkeit) und langfristigen Traumata (Typ II, gekennzeichnet durch die Aufeinanderfolge mehrerer traumatischer Ereignisse, Langfristigkeit, Unvorhersehbarkeit des weiteren Geschehens).

Nach der ICD-10 entsteht eine Posttraumatische Belastungsstörung (PTBS) als Reaktion auf ein kurz oder lang anhaltendes Ereignis oder eine Situation von außergewöhnlicher Bedrohung oder katastrophenartigem Ausmaß, die bei fast jedem Menschen eine tiefe Verzweiflung auslösen würde (vgl. Dilling u. a. 2015.)

Die Leitsymptome werden in Abbildung 12.1 dargestellt.

Abbildung 12.1 Leitsymptome der PTBS nach ICD-10

Leitsymptome der PTBS nach ICD-10

- Schlafstörungen, Albträume
- Schreckhaftigkeit, Angst
- Wiederkehrende, belastende Erinnerungen, Bilder, Wahrnehmungen
- Flashbacks, d.h. Wiedererleben von Traumata als Reaktion auf traumatische Reize (z.B. bei Kriegstraumatisierten durch Feuerwerksknaller)
- Abwesenheitszustände
- Nervosität, Konzentrationsstörungen oder aber Verlangsamung, Erstarrung
- Reizbarkeit, Wutausbrüche
- Zittern, Atembeklemmungen, Kopfschmerzen
- Vermeidung belastender Themen
- Misstrauen, Rückzugsverhalten
- Somatische Beschwerden wie Kopf-, Magen- oder Rückenschmerzen

In der neuen ICD-11 wurde die komplexe Posttraumatische Belastungsstörung (K-PTBS) als eigenständige Diagnose aufgenommen. Diese umfasst neben den Kernsymptomen der PTBS nach Hecker und Maercker (2015) weitere Symptome wie z.B.:

- anhaltende und tiefgreifende Probleme der Emotionsregulation (verstärkte emotionale Reaktivität, Affektverflachung, gewalttätige Durchbrüche);
- negatives Selbstkonzept (Überzeugung, minderwertig, unterlegen, wertlos zu sein, Schuldgefühle, Schamgefühle);
- Probleme in zwischenmenschlichen Beziehungen (Schwierigkeiten, Beziehungen aufzubauen und aufrechtzuerhalten).

Die besondere Problematik von traumatisierten Geflüchteten kann angelehnt an das Modell der sequenziellen Traumatisierung nach Keilson (1979) in drei Sequenzen beschrieben werden (zit. nach Wenk-Ansohn 2019):

1. Sequenz Beginn der Verfolgung, die durch zunehmende Repression oder Kriegssituation gekennzeichnet ist;
2. Sequenz Zeit der Verfolgung bis zur Flucht, d.h. eine Phase mit hohem Risiko von traumatischen Ereignissen;
3. Sequenz Phase nach Beendigung der eigentlichen Verfolgungssituation.

Es hat sich gezeigt, dass die dritte Sequenz entscheidend für den Verlauf der posttraumatischen Erkrankung ist. Anhaltend prekäre Lebensbedingungen, wie sie Geflüchtete im Exil vorfinden, bergen die Gefahr einer Chronifizierung der Erkrankung.

12.6 Soziale Arbeit mit Jihan Hamid

Wie im Aufnahmegespräch deutlich wurde, leidet Frau Hamid neben der posttraumatischen Symptomatik unter erheblichen Ängsten aufgrund der unsicheren Aufenthaltssituation und der anhaltenden Wohnungslosigkeit. In der Folge werden erste stabilisierende Maßnahmen eingeleitet. Frau Klee erläutert Frau Hamid die rechtlichen Zusammenhänge und empfiehlt ihr, einen Rechtsanwalt hinzuzuziehen. Als Frau Hamid sich entscheidet, das Angebot wahrzunehmen, wird ihr zeitnah ein Termin vermittelt und die Begleitung durch einen Sprach- und Kulturmittelnden organisiert.

Die Psychotherapeutin Frau Berg bietet ihr an, im Anschluss an das Erstgespräch einen fachärztlichen Bericht zu erstellen, der das durch den Völkermord und auf der Flucht Erfahrene dokumentiert und die psychischen Beeinträchtigungen beschreibt. Dieser Bericht wird in den Antrag zur Begründung zielstaatsbezogener Abschiebehindernisse eingebracht.

Frau Hamid zeigt sich sehr erleichtert, dass in dem Gespräch neben ihren gesundheitlichen Problemen auch ihre Sorgen um Aufenthaltsperspektiven ernst genommen werden.

Für die Bewältigung der prekären Aufenthaltssituation bietet die Sozialarbeiterin Frau Klee Frau Hamid vierzehntäglich stützende Gespräche an. Gemeinsam erarbeiten sie Ressourcen und Belastungen. Hauptthemen sind die Sorge um die andauernde Wohnungslosigkeit und die Aufenthaltssituation.

Frau Hamid hat durch die jesidische Exilgemeinde erfahren, dass kürzlich eine obergerichtliche Entscheidung in Deutschland gefallen ist, die argumentiert, dass den Menschen jesidischer Religions- und kurdischer Volkszugehörigkeit im Nordirak aufgrund der Zerschlagung des IS aktuell keine Verfolgung mehr drohe. Dabei kennt sie Berichte von Menschen vor Ort, die weiterhin die Gefahr durch den IS bestätigen. Außerdem sei die Region Shingal durch Luftangriffe der Türkei, die gegen prokurdische Aktivitäten in der Region vorgehe, alles andere als sicher.

Frau Klee bezieht hier klar Position und benennt die prekären Sicherheitsstrukturen in bürgerkriegsbetroffenen Ländern und die undifferenzierte Sicht in der aktuellen Rechtsprechung. Sie versucht gleichzeitig zu vermitteln, dass alles, was im Moment getan werden kann – die Unterstützung durch den Rechtsanwalt, das Erstellen des fachärztlichen Berichts –, auch getan wird. Gemeinsam können sie in den folgenden Terminen erarbeiten, was Frau Hamid hilft, diese belastende Situation auszuhalten. Frau Hamid äußert immer wieder, dass es ihr nach den Gesprächen besser gehe. Nur im Zentrum könne sie über ihre Sorgen sprechen, vor den Kindern versuche sie immer, stark zu sein.

Frau Hamid berichtet, dass ihr älterer Sohn Rami nachts häufig schreiend aufwache und sich seinen Geschwistern gegenüber oft ungeduldig und aggressiv verhalte. So kenne sie ihn gar nicht. Frau Klee erklärt ihr die möglichen Auswirkungen von Krieg und Flucht auf die Psyche von Kindern und bietet an, einen Vorstellungstermin für den Sohn in der Kinder- und Jugendabteilung des Behandlungszentrums zu arrangieren. Auch wird beschlossen, Frau Hamid und ihrem Ehemann zwei Gesprächstermine zur Elternberatung in der Kinder- und Jugendabteilung anzubieten. Empfohlen wird zusätzlich eine kinderpsychiatrische Abklärung. Frau Klee bespricht dies mit der ehrenamtlichen Helferin, die anbietet, den ersten Termin bei einem Kinderpsychiater zu begleiten.

Neben der aufenthaltsrechtlichen Unsicherheit belastet Frau Hamid am meisten das Leben im Wohnheim. Zu siebt auf engstem Raum zu leben, keine

Rückzugs- und Beschäftigungsmöglichkeiten zu haben, sei für die gesamte Familie sehr schwer. Frau Klee weist Frau Hamid auf eine Beratungsstelle hin, die bei der Wohnungsvermittlung hilft. Da dort mit Sprach- und Kulturmittelnden gearbeitet wird, kann Frau Hamid diesen Termin selbstständig wahrnehmen und sich registrieren lassen. Die Chancen, zeitnah eine Mietwohnung zu finden, sind jedoch hier aufgrund der angespannten Situation auf dem Wohnungsmarkt sehr gering. Als Möglichkeit der kurzfristigen Entlastung wird von Frau Hamid der nahe gelegene Park entdeckt. Sie ist gerne in der Natur und nutzt die Zeit, wenn ihre Kinder mit der Helferin unterwegs sind, um hier ein bisschen Ruhe zu finden.

12.7 Zusammenfassung

Traumatisierende Erlebnisse im Herkunftsland und auf der Flucht haben für viele Geflüchtete erhebliche psychische und soziale Folgen, häufig auch verbunden mit somatischen Beschwerden oder Erkrankungen. Die restriktiven sozialen und rechtlichen Rahmenbedingungen, die Geflüchtete im Exil vorfinden, erschweren den Bewältigungsprozess. Dabei sind für den Verlauf der posttraumatischen Störungen die Lebensbedingungen im Aufnahmeland von entscheidender Bedeutung.

Für die Behandlung hat sich ein methodenintegratives und interdisziplinäres Angebot bewährt. Kernaufgabe der Sozialarbeit ist hierbei das Schaffen eines sicheren und unterstützenden Umfelds. Dies gilt als Voraussetzung für Stabilisierung und Rehabilitation. Ziel der Interventionen ist es, die Handlungsmöglichkeiten der Betroffenen zu erweitern, ihre Autonomie zu fördern und gesellschaftliche Teilhabe zu ermöglichen. Es hat sich gezeigt, dass frühe Interventionen auf allen drei Ebenen – sozial, psychisch, körperlich – chronifizierten posttraumatischen Krankheitsverläufen entgegenwirken und eine möglichst frühe und umfassende Rehabilitation von traumatisierten Geflüchteten fördern.

Andrea Ahrndt *studierte Philosophie, Germanistik und Klinische Sozialarbeit und ist seit 2007 für das Zentrum ÜBERLEBEN (Berlin) tätig.*

Raphaela Deichmann *studierte Internationale Not- und Katastrophenhilfe und ist seit 2019 für das Zentrum ÜBERLEBEN (Berlin) in der Sozial- und Aufenthaltsberatung tätig.*

Oliver Göbel *studierte Soziale Arbeit und Friedens- und Konfliktforschung in Köln und Marburg und ist seit 2020 für das Zentrum ÜBERLEBEN (Berlin) in der Sozial- und Aufenthaltsberatung tätig.*

12.8 Vertiefungsmöglichkeiten

12.8.1 Internet

BAfF e.V. – Bundesweite Arbeitsgemeinschaft der psychosozialen Zentren für Flüchtlinge und Folteropfer e.V.: https://www.baff-zentren.org/

12.8.2 Literatur

Baron, J.; Schriefers, S.; Windgasse, A.; Pantuček-Eisenbacher, P. (2015):Daten für Taten: Indikatoren für Inklusion. Die flüchtlingsspezifische Inklusionschart (IC_flü). In: Soziales Kapital, Bd. 13, S. 133–147. https://soziales-kapital.at/index.php/sozialeskapital/article/view/363/627 (19.12.2022).

Galuske, M. (2013): Case Management. In: Galuske, M.: Methoden der Sozialen Arbeit. Eine Einführung. 10. Aufl., S. 200–208. Weinheim: Juventa.

Jentsch, O. (2020): Krankheit als Abschiebehindernis. Anforderungen an die Darlegung von Abschiebungshindernissen aufgrund von Krankheit im Asyl- und Aufenthaltsrecht. 2. Aufl. Berlin: Informationsverbund Asyl & Migration. https://www.asyl.net/fileadmin/user_upload/publikationen/Arbeitshilfen/2020-10_Broschuere_Krankheit_Abschiebungshindernis_2Aufl.pdf (19.12.2022).

12.9 Fragen und Übungen

1. Welche psychosozialen Versorgungsangebote gibt es für Geflüchtete in Ihrer Region?
2. Welche Faktoren erschweren es, traumatisierte Geflüchtete im gesundheitlichen Regelsystem anzubinden?

12.10 Referenzen

Hecker, T.; Maercker, A. (2015): Komplexe posttraumatische Belastungsstörung nach ICD-11. Psychotherapeut, 60 (6), S. 547–562.

Schmiedebach, H.-P. (2019): Zur Geschichte der Psychotraumatologie. In: Maercker, A. (Hg.): Traumafolgestörungen, S. 18–20. Berlin: Springer.

Maercker, A. (2013): Symptomatik, Klassifikation und Epidemiologie. In: Maercker, A. (Hg.): Posttraumatische Belastungsstörungen. 4. Aufl., S. 13–34. Heidelberg: Springer.

Wenk-Ansohn, M.; Stammel, N.; Böttche, M. (2019): Folteropfer und traumatisierte Geflüchtete. In: Maercker, A. (Hg.): Traumafolgestörungen, S. 481–510. Berlin: Springer.

13 Lernfall Zwangsstörung

Monika Staemmler und Susanne Fricke

Dieses Kapitel beinhaltet die Auswirkungen einer Zwangserkrankung auf die gesamte Familie. Sie erfahren, wie trotz fehlender Einsicht und Behandlungsverweigerung der Betroffenen durch eine gute Zusammenarbeit mit den Angehörigen Lösungsansätze gefunden werden können. Die Kooperation mit anderen Professionen und die Rückendeckung durch das Team erweisen sich nicht nur bei Rückschlägen als enorm hilfreich.
Schlagworte: **Flucht und Vertreibung, Vermüllung, Zwangsstörung, Messie-Syndrom**

13.1 Lebensgeschichte und aktuelle Situation aus Sicht von Gertrud Sander

Ich wurde 1930 in einem Dorf nördlich von Warschau geboren. Da wohnten viele Deutsche. Nach dem Zweiten Weltkrieg wurden alle vertrieben, auch meine Familie. Die Eltern hatten eine kleine Landwirtschaft. Mein Vater wurde als Soldat zum letzten Volkssturm eingezogen und fiel. Ich kam – getrennt von meiner Mutter und meinen vier jüngeren Geschwistern – in ein Lager, in dem wir Deutschen für die Kriegsverbrechen büßen sollten. Zwei Jahre musste ich in polnischen Wirtschaften arbeiten. Danach wurde ich in das ehemalige KZ Auschwitz verlegt. Dort traf ich meine Familie wieder. Die Verhältnisse waren 1947 schon etwas menschlicher und geordneter gewesen. Ich musste Uniformen nähen.

Drei Jahre nach dem Krieg kam meine Familie dann endlich nach Deutschland. Wir bezogen ein Zimmer in einer kleinen Stadt. Ich arbeitete in einer Fabrik im Akkord. Anfang der fünfziger Jahre habe ich geheiratet und eine Tochter bekommen, mich aber bald wieder scheiden lassen. Das Kind kann ich auch allein großziehen und einen anständigen Menschen aus ihm machen, habe ich gedacht.

Nebenbei habe ich noch als Kellnerin gearbeitet, abends nach der Akkordarbeit. Ich wollte unbedingt ein eigenes Haus kaufen. Die waren damals in der DDR noch nicht so teuer wie heute.

Mit meiner Familie bin ich zerstritten. Als meine Tochter zum Studium ging, blieb ich allein zurück. Später bin ich zu ihr gezogen und habe die Enkel betreut, für die Familie gekocht und mich um Haus und Garten gekümmert. Dabei gab es schon mal Streit. Ich kann nichts wegwerfen! Das stimmt schon, und das ist nicht schön!

13.2 Lebensgeschichte und aktuelle Situation aus Sicht der Fachleute

Gertrud Sander wurde 1930 in einer deutschen Enklave nördlich von Warschau geboren. Sie wuchs als ältestes Kind von acht Geschwistern auf. Drei Kinder starben im Säuglings- oder Kleinkindalter. Ihr Vater kam vermutlich im Zweiten Weltkrieg ums Leben. 1945 erging von der polnischen Regierung der Befehl, alle »Volksdeutschen« in Lager zur Zwangsarbeit zu internieren. Frau Sander wurde von ihrer Familie getrennt und unter unmenschlichen Bedingungen inhaftiert. Nach furchtbaren Monaten dort, wurde sie zur Zwangsarbeit in polnische Wirtschaften genötigt.

1948 öffnete sich für Frau Sander und ihre Familie der Weg nach Deutschland. Sie arbeitete in einer Fabrik im Akkord.

Anfang der fünfziger Jahre heiratete sie und wurde Mutter. Die Ehe hielt nicht lange und wurde geschieden.

Frau Sander war sehr fleißig und strebsam. Ihr großes Ziel, sich ein eigenes Haus zu kaufen, konnte sie verwirklichen.

In der Fabrik brach sie die Norm. Sie war eine anerkannte Außenseiterin, ohne sich auf Ausnutzung oder Verpflichtungen in Beziehungen einzulassen. Für ihre Kolleginnen war sie eine fleißige Arbeiterin, Anbiederung bei Vorgesetzten lehnte sie konsequent ab. Sie pflegte zu allen eine freundliche Distanz. Ihre Eigenheiten wurden vom vorgesetzten Brigadeleiter respektiert.

Als die Tochter in die Schule kam und den Jung- und Thälmannpionieren beitreten sollte, wurde dies von Frau Sander zunächst verweigert. Die Uniformierung der Kinder, wie sie es selbst erlebt hatte, gaben ihr dazu Anlass. Schließlich erweichte das Betteln der Tochter, die keine Außenseiterin sein wollte, Frau Sander, sodass die Tochter später doch Mitglied der Freien Deutschen Jugend wurde. Nur der Teilnahme ihrer Tochter an der Jugendweihe stimmte Frau Sander nicht zu, obwohl dieses Bekenntnis zur DDR wesentliche Voraussetzung für die Zulassung zu Abitur und Studium war. Je mehr der Druck der Schulleitung auf die Mutter wuchs, umso mehr verschloss sie sich in der Gewissheit, dass es auch andere Wege für ihre Tochter geben würde. Mutige Lehrer setzten sich dafür ein, dass die Tochter dennoch studieren konnte.

Mutter und Tochter lebten in dem kleinen Haus in einer Art »Elfenbeinturm«, es gab kaum Außenkontakte und wenig Teilnahme am Leben außerhalb des eigenen Hauses.

Frau Sander verdiente den Lebensunterhalt für beide. Sie ging zur Arbeit in die Fabrik und verkaufte zusätzlich Blumensträuße aus ihrem Garten.

Frau Sander war sehr sparsam und mehr zu Fuß oder mit dem Rad unterwegs als mit öffentlichen Verkehrsmitteln. Sie prüfte alles, was sie fand, auf seine weitere Verwertbarkeit. Das eigene Haus füllte sich. Mit dem Weggang der Tochter verstärkte sich diese Sammelleidenschaft.

Die Tochter, unterdessen selbst verheiratet und Mutter eines ersten Sohnes, erhielt keine Wohnung, weil die Kommunale Wohnungsverwaltung der Meinung war, sie könne mit im Haus der Mutter wohnen. Wohnungen waren in der DDR ein äußerst knappes Gut.

Es erschien aussichtslos, eine eigene Wohnung zu bekommen. So entrümpelte die junge Frau, während die Mutter zu einer Kur war, ohne deren Wissen das Haus. Daraufhin brach Frau Sander den Kontakt zu ihrer Tochter ab.

Diese lebte noch einige Zeit mit ihrer kleinen Familie in einem 12 m^2 großen Zimmer, die Küche und das Bad teilten sie sich mit einem anderen Paar, ehe sie eine eigene Zwei-Raum-Plattenbauwohnung zugewiesen bekamen. Als das dritte Kind geboren wurde, konnten sie in eine Vier-Raum-Wohnung umziehen.

Die Enkelkinder erreichten, dass sich Frau Sander versöhnlich zeigen konnte. In der Hoffnung, die Sammelleidenschaft der Mutter löse sich, wenn diese mit in ihrer Familie lebte und sich im Haushalt engagierte, nahm die Tochter sie in die genannte Vier-Raum-Wohnung von 76 m^2 auf.

Aber auch hier begann Frau Sander Dinge anzuhäufen. Ihre Tochter vermutete nun, dass die unaufhaltsame Sammelleidenschaft krankheitswertig sei. Sie überzeugte die Mutter, einen Facharzt für Psychiatrie aufzusuchen, der ihr eine Zwangsneurose attestierte und ihr Medikamente und eine stationäre Therapie empfahl. Beides lehnte Frau Sander ab.

Als die Familie nach einigen Jahren ein Haus mit Garten bezog, bekam Frau Sander das schönste Zimmer, das sie binnen kurzer Zeit mit Kartons und anderen Dingen derart vollstellte, dass ihr Bett nicht mehr zugänglich war. Nun beanspruchte Frau Sander für die Nacht das Sofa im Wohnzimmer der Familie.

Frau Sander war couragiert und ließ sich nur mühsam begrenzen. Die gesamte Familie litt unter der zunehmenden, kaum beherrschbaren Vermüllung. Die Tochter wandte sich nun an den Sozialpsychiatrischen Dienst (SpDi).

13.3 Beziehungsaufbau und Beziehungsgestaltung

Das erste Gespräch findet Anfang der 2000er-Jahre im SpDi statt. Das Gespräch führt Frau Taubert. Die Sozialarbeiterin stellt zunächst sich und die Dienststelle vor. Dann erhebt sie notwendige Daten, weist auf den Datenschutz hin und erfragt die aktuelle Situation und das Anliegen. Im Anschluss entwickelt Frau Taubert mit der Tochter zwei Varianten, wie sie Kontakt zur Mutter aufnehmen könnte.

Variante 1, unangemeldeter Besuch: Die Tochter vermutet, dass die Mutter die Sozialarbeiterin nicht hereinlassen wird, und Frau Taubert schlägt vor zu kommen, wenn die Tochter selbst auch da ist.

Variante 2, angekündigter Besuch: Frau Taubert schickt einen Brief, in dem sie einen Hausbesuch ankündigt. Darin teilt sie Frau Sander freundlich mit, wer ihr schreibt, was der Grund des Hausbesuchs ist – nämlich das Interesse, von ihr zu erfahren, wie sie ihre Situation selbst einschätzt –, eine Telefonnummer für einen Rückruf und alternativ das Angebot eines Besuches in der Dienststelle.

Nach Abwägung beider Möglichkeiten entscheiden sich die beiden Frauen für die zweite Variante.

Zehn Tage später klingelt Frau Taubert bei Familie Sander und wird von einer agilen, jünger wirkenden Frau in den Garten gebeten. Frau Sander ist Anfang siebzig. Auf die benannten Sorgen der Tochter reagiert sie mit den Bemerkungen »Die spinnt« und »Die soll sich lieber um ihre Arbeit kümmern«. Die Bitte der Sozialarbeiterin, ihr zu helfen, der Tochter ihre Sorgen zu nehmen, bleibt unerhört.

Nach vorsichtigem Beziehungsaufbau, bei dem Frau Taubert den üppig blühenden Garten würdigt, wird Frau Sander zugänglicher. Sie schenkt ihr einige Blumensetzlinge. Dann sagt sie: »Ich kann nichts wegwerfen! Das stimmt schon, und das ist nicht schön!«

Sie berichtet, dass sie zu DDR-Zeiten immer getauscht und auch in ihrer Fabrik das Tauschen eingeführt habe. Sie wird gesprächiger und beginnt aus ihrem Leben zu erzählen. So erfährt die Sozialarbeiterin von Aufenthalten in unterschiedlichen Lagern in Polen, bis sie endlich mit ihrer Familie nach

Deutschland kam, wo sie wiederum als »Pollacken« beschimpft wurden.

Danach ist Frau Sander zu einem weiteren Hausbesuch und zu einem Gespräch auch gemeinsam mit ihrer Tochter bereit.

Zum vereinbarten Termin bittet die Tochter zwei Enkelsöhne hinzu, die einen liebevollen Kontakt zu ihrer Großmutter pflegen.

Als Frau Taubert eintrifft, sitzt Frau Sander auf der Treppe und verweigert jedes Gespräch. Die Sozialarbeiterin setzt sich zu ihr. Frau Sander tobt, beschimpft die Familie und droht, alles auszuräumen und das Haus zu verlassen. Schließlich bittet sie Frau Taubert in das Wohnzimmer der Familie und macht ihr einen Vorschlag: Sie könne nach einer fleißigen und strebsamen Familie suchen, die ihr eigenes Haus bewohnbar macht, und dann könne sie dort mit dieser Wunschfamilie gemeinsam einziehen.

Frau Taubert würdigt die Idee und fragt, ob sie sich vorstellen könne, ihre Idee in das Familiengespräch einzubringen. Das will Frau Sander auf keinen Fall, sie will nach wie vor nicht an dem Gespräch teilnehmen, ist aber jetzt ruhiger und einverstanden, dass die Sozialarbeiterin zu der Tochter und ihrer Familie geht.

Dort schildern die Enkel, wie sehr das gesamte Klima im Haus beeinträchtigt ist. Die Eltern und die drei Kinder haben große Mühe, ihre eigenen Räume vom Müll der Großmutter frei zu halten. Keiner bekomme mehr richtig Luft, der gesammelte Müll »beschleiche« sie von allen Seiten. Wenn sie etwas wegräumen, bekommt Frau Sander einen Wut- oder Herzanfall. Alle sind resigniert.

Es folgen gemeinsame Überlegungen, wie der Großmutter Grenzen gesetzt werden können. Stück für Stück wollen sie »das Land zurückerobern«. Bei Herz- oder Panikattacken wollen sie den Notarzt holen.

Frau Taubert verspricht, den Kontakt zur Großmutter zu halten und sie zu einer Behandlung zu motivieren. Die Rücksprache mit dem Team des SpDi bestärkt sie in diesem Vorgehen. Zusätzlich wird vereinbart, dass eine Psychologin die Angehörigenbegleitung übernimmt, damit Frau Taubert sich auf den Kontakt zu Frau Sander konzentrieren kann.

Bei den nächsten Hausbesuchen breitet Frau Sander ihre Lebens- und Familiengeschichte aus; das für ihre Angehörigen so brennende Thema der vollgestellten Räume umgeht sie. Eine Einsicht in ihr problematisches Verhalten lässt Frau Sander nicht erkennen, auch wenn sie die regelmäßig durch die Familie stattfindenden Entrümpelungen zunehmend gelassener über sich ergehen lässt, teilweise mithilft und bemüht ist, Freiräume für die Familie zu respektieren.

Die Angehörigenbegleitung unterstützt den Prozess durch Antizipation möglicher Konfliktsituationen, Erarbeitung verschiedener Bewältigungsstrategien und Schutzmöglichkeiten bei verbalen Angriffen der Mutter bzw. Großmutter. Langfristige Ankündigungen führen dazu, dass behutsame Gespräche über die Räumaktionen und Alternativen wie das stufenweise Aussortieren und Aufheben wichtiger Sammelstücke möglich werden. Manchmal kooperiert Frau Sander, »rettet« jedoch immer wieder Dinge, versteckt oder deponiert sie an bereits geräumten Orten. Immer wieder findet die Tochter Depots von Lebensmitteln und Verpackungen. Frau Sander zeigt sich betroffen über die Funde und bedankt sich bei ihrer Tochter für deren Einsatz.

Die Aktionen verlaufen mit der Zeit routinierter, jedoch klagt Frau Sander nun über Spannungen und Schmerzen im Bauch- und Herzbereich. Sie verweigert allerdings einen Arztbesuch und schläft nachts auf einem provisorischen Lager auf dem Fußboden.

Motivationsversuche der Sozialarbeiterin, Frau Sander möge sich in eine ärztlich-psychologische Behandlung begeben, bleiben erfolglos.

13.4 Soziale Diagnostik und Teilhabe

Materielle Absicherung Gertrud Sander hat Anspruch auf Altersrente, die jedoch seit Monaten ausgesetzt ist, weil sie ihren Briefkasten nicht mehr leerte. Als dieser überfüllt war, ging die Post der Deutschen Rentenversicherung zurück. Daraufhin wurden die Rentenzahlungen eingestellt. Das fiel lange niemandem auf, weil Frau Sander auf Kosten der Tochter lebte.

Einsicht in ihr Konto gewährt sie nicht, zu ihren finanziellen Verhältnissen schweigt sie.

Gertrud Sander besitzt ein Einfamilienhaus in einer nahe gelegenen Stadt. Grundstück und Haus sind vom Keller bis unters Dach vermüllt, sodass der Brandschutz es für unbewohnbar erklärt hat.

Rechtliche Position Im SpDi wird der Tochter geraten, die Einrichtung einer gesetzlichen Betreuung für die Verwaltung des Hauses zu beantragen. Später verfügt sie über eine Vorsorgevollmacht und eine Patientenverfügung. Frau Taubert hat ihr die Vorteile dieser Regelung nahebringen können.

Wohnsituation und Selbstversorgung Frau Sander lebt kost- und mietfrei im Haus der Tochter. Sie ist stets ordentlich gekleidet und nach außen unauffällig. Die Tochter darf ihr die Haare schneiden, um den Friseur zu sparen. Frau Sander genießt diese Zuwendung, auch weil es ihr sonst schwerfällt, Nähe zuzulassen.

Mit dem Fahrrad oder einem kleinen Handwagen schafft sie Aufgesammeltes heim. Frau Sander betreibt Vorratswirtschaft, und da sie nichts verkommen lassen kann, isst sie, ehe sie es wegwerfen würde, auch manchmal Verdorbenes.

Tagesstruktur, Beschäftigung und Arbeit Der Tagesablauf richtet sich nach dem der Familie, in die Frau Sander nun integriert ist. Frau Sander ist eine große Hilfe im Haushalt, sie versorgt die Enkelkinder nach der Schule und hält so ihrer Tochter zur Ausübung ihres Berufes den Rücken frei. Darüber hinaus zeigt sie sich für die Gartenarbeit verantwortlich, pflanzt und züchtet Pflanzen.

Soziales Netzwerk Als Vertriebene aus dem Osten hängt ihr im Ort der Ruf an, zu den »Pollacken« zu gehören. Ihre sozialen Kontakte beschränkten sich früher auf die Brigade in der Fabrik, persönliche Nähe ließ sie nicht zu. Während ihrer Berufstätigkeit war sie eine anerkannte Außenseiterin, wie ihre Tochter meint. Dieser »Titel«, der Hochachtung, Respekt, jedoch auch etwas Unverständnis beinhaltet, weist darauf hin, dass Gertrud Sander auf den Gewinn durch Beziehung verzichtete und dadurch autark war. »Beziehung ist das halbe Leben« hieß es in der DDR, um den ständigen Mangel an Produkten auszugleichen. Manches wurde aus den volkseigenen Betrieben abgezweigt und mit einem Augenzwinkern und dem Satz »Das ist das Siebzehnmillionstel, das mir vom Volkseigentum zusteht« weiterverschachert. Dazu ließ sich Gertrud Sander nicht verführen.

Über den Verkauf von Blumen hatte sie unverfängliche Kontakte mit der Kundschaft. Seit sie bei der Tochter wohnt, gibt es Nachbarschaftsgespräche über den Gartenzaun, den Austausch von Blumen und Pflanzen. Einen besonderen und guten Kontakt hat sie zu ihren Enkeln, denen sie gern aus ihrem Leben erzählt.

Kulturelle Teilhabe Gertrud Sander liebt Musik. Gern schaut sie sich Musiksendungen im Fernsehen an. Sie ist auch naturbegeistert. Im Garten kennt sie sogar die lateinischen Namen der Pflanzen.

Im Fernsehen verfolgt sie Gerichtsverhandlungen. Sie interessiert sich für das Zeitgeschehen und ärgert sich über Ungerechtigkeiten.

Sicherstellung der Wirksamkeit der ärztlichen, nicht ärztlichen und ärztlich verordneten Leistungen Obwohl Frau Sander zuweilen zeigt, dass die Entdeckung der gesammelten und gehorteten Dinge sie beschämt, hat sie kein Einsehen in die dahinterliegende psychische Störung. Jede psychiatrische Behandlung lehnt sie ab. Dagegen nimmt sie gern von der Krankenkasse finanzierte Kuren für den Bewegungsapparat in Anspruch.

Umgang mit der psychischen Erkrankung Es ist anzunehmen, dass Gertrud Sander das verborgene Leiden durch die Versorgung von Haushalt und Enkeln kompensiert. Der Satz »Ich kann nichts wegwerfen, das ist nicht schön!« und die auftretende Scham, wenn »Verstecktes« gefunden wird, sind die einzigen Hinweise auf ein eher ratloses Erkennen eines problematischen Verhaltens.

13.5 Fachwissen Zwangsstörungen

Zwangserkrankungen gehören zu den häufigeren psychischen Störungen (Jacobi u. a. 2014). Sie bestehen in der Regel aus Zwangsgedanken und Zwangshandlungen.

Zwangsgedanken sind aufdringliche Gedanken (oder auch Bilder oder Impulse), die immer wiederkommen und sich nicht unterdrücken lassen, die als unsinnig empfunden werden und die Anspannung sowie negative Emotionen wie Angst oder Ekel auslösen.

Zwangshandlungen sind sinnlose oder als übertrieben empfundene Verhaltensweisen oder auch Rituale, die die Betroffenen ausführen müssen und denen sie nur schwer widerstehen können. Zwangshandlungen dienen häufig der Bewältigung von Anspannung und negativen Emotionen, die durch die Zwangsgedanken ausgelöst wurden.

Zur Verdeutlichung ein Beispiel aus dem Alltag: Viele kennen aufdringliche Gedanken vor einer Reise (»Habe ich wirklich alle Geräte ausgeschaltet und die Fenster geschlossen?«). Sie wissen, dass die Gedanken unsinnig sind, weil sie schon alles überprüft haben. Diese drängen sich aber trotzdem immer wieder auf und verursachen Angst und Anspannung. Obwohl man es eigentlich nicht will, weil man es als überflüssig empfindet, kontrolliert man zur Beruhigung erneut alle Räume, ob wirklich alles ausgeschaltet und geschlossen ist.

Stellen Sie sich nun vor, diese Gedanken treten bei Ihnen jeden Morgen vor dem Verlassen der Wohnung auf, wenn Sie zur Arbeit fahren wollen. Sie sind so quälend, dass Sie in einer festen Abfolge alle Geräte und Fenster kontrollieren müssen, obwohl Sie eigentlich wissen, dass das überflüssig ist. Diese Kontrollrituale kosten Sie täglich mehr als eine Stunde Zeit. Dabei handelt es sich dann – im Unterschied zu dem Alltagsbeispiel vor einer Reise – um eine Zwangserkrankung, die Leiden und Beeinträchtigung verursacht.

Zwangssymptome sind sehr vielfältig (Fricke 2021). Wasch- und Kontrollzwänge sind die bekannteren Symptome, es gibt aber auch noch viele andere.

EXKURS

Sammelzwang und »Messie-Syndrom«

Menschen mit einem Sammelzwang haben ein starkes Bedürfnis, sich Dinge anzueignen, und große Schwierigkeiten, Dinge zu entsorgen. Der Sammelzwang führt dazu, dass Wohnräume zugestellt werden und deren Nutzung eingeschränkt oder gar nicht mehr möglich ist. Häufig besteht eine starke emotionale Beziehung zu den Dingen (»erinnert mich an ...«, »kann man noch mal gebrauchen« usw.). Das führt oft dazu, dass eine Zusammenarbeit schwierig ist, weil Betroffene zwar unter den Folgen des Sammelns leiden, sich aber trotzdem nicht von den Dingen trennen können. Der Leidensdruck liegt oft sehr viel stärker bei den Angehörigen (Fricke 2022), insbesondere wenn sie mit den Betroffenen zusammenwohnen.
Der Sammelzwang wird momentan noch zu den Zwangserkrankungen gezählt, unterscheidet sich aber etwas von diesen. In der Zukunft ist daher vorgesehen, dass der Sammelzwang als eigenständige Diagnose (»pathologisches Horten«) klassifiziert wird (Zaudig 2022).
Das »Messie-Syndrom« ist ein umgangssprachlicher Sammelbegriff für Leute, die zu viel sammeln oder deren Wohnung vermüllt ist. Dahinter können sich viele Diagnosen verbergen, Menschen mit Sammelzwängen, aber auch Menschen mit einer Schizophrenie, einer Demenz usw. Es kann aber auch eine Lebensweise ohne zugrunde liegende Diagnose sein.

Aus der Lebensgeschichte lassen sich zuweilen leidvolle bis traumatisierende Erfahrungen erkennen, die als ein Faktor bei der Entstehung der Zwangsstörung gesehen werden können (Fricke & Hand 2021). Hypothetisch könnte bei Frau Sander die Einsamkeit nach dem Auszug der Tochter die schon vorhandene Sparsamkeit mit dem damit verbundenen Sammeln ausgeweitet haben. Die Trennung von der Familie durch die Vertreibung, der Aufenthalt im Lager und die Erfahrung von Hunger und absolutem Mangel an den nötigsten Dingen haben das Sammeln gefördert. Es ist ferner anzunehmen, dass die strenge Erziehung ihrer Eltern ihre Persönlichkeit stark geprägt hat.

Therapie der ersten Wahl ist bei Zwangsstörungen die Verhaltenstherapie mit Exposition und Reaktionsmanagement (Voderholzer u.a. 2022), deren Wirksamkeit in vielen Untersuchungen bestätigt wurde. Sollte diese allein nicht ausreichen, so können psychopharmakotherapeutisch Selektive Serotonin-Wiederaufnahmehemmer (SSRI, wie z.B. Fluoxetin, Fluvoxamin, Escitalopram und Paroxetin) zum Einsatz kommen.

Soziale Arbeit hilft zusätzlich durch sozialanwaltliche Assistenz, Dinge zu regeln, die aufgrund der Zwänge untergehen, wie das Lesen von Amtspost und deren Erledigung.

13.6 Soziale Arbeit mit Frau Sander

Das erste Anliegen war, wie oben gezeigt wurde, eine Beziehung aufzubauen. Bei Frau Sander gestaltete sich der Zugang über den Garten und später über die Lebensgeschichte. Frau Taubert würdigte Frau Sanders Leistung für die Tochter, deren Familie und den Haushalt.

Das schon entstandene Vertrauen zwischen Frau Sander und der Sozialarbeiterin machte eine Krisenintervention genau zu dem Zeitpunkt möglich, als das Familiengespräch scheiterte.

Frau Taubert führte ein kurzes, vertrauliches Gespräch unter vier Augen mit Frau Sander und versprach ihr, der Familie offen die Ergebnisse mitzuteilen.

Da Frau Sander sich unter keinen Umständen einer Behandlung unterziehen wollte, wurde parallel mit Angehörigenarbeit begonnen. Diese Arbeit übernahm eine Kollegin von Frau Taubert, sodass alle Beteiligten eine feste Ansprechperson hatten.

Frau Taubert und die Kollegin wiederum, eine Psychologin, besprachen sich gemeinsam mit ihrem Team. Im multiprofessionellen Team des SpDi – bestehend aus Psychiater, Psychologin, einigen Sozialarbeiter*innen und einer Krankenschwester – gibt es jede Woche kollegiale Fallberatungen, in denen Frau Taubert die Gelegenheit nutzte, ihre Fallgeschichte einzubringen. Dieses Vorgehen erwies sich als außerordentlich hilfreich. Durch freies Assoziieren verschiedener Lösungsansätze eröffneten sich mehrere Handlungsmöglichkeiten, die für die nächsten Schritte sorgen.

Die Familie wurde beraten und zu einer zuverlässigen Ressource. Geplante Entmüllungsaktionen wurden vorzeitig angemeldet und zunehmend routinierter durchgeführt. Auftretende Spannungszustände nahmen die Beteiligten ernst, ohne sich von ihrer Unterstützung aller Beteiligten abbringen zu lassen. Entlastende Gespräche und die Begleitung zur medizinischen Behandlung wurden weiter angeboten.

Frau Sander respektierte die geschaffenen Freiräume der anderen Familienmitglieder, so gut sie konnte.

Durch eine Beratung bei der Deutschen Rentenversicherung, zu der sie die Tochter begleitete, wurde eine Nachzahlung der ausgebliebenen Rente erwirkt und die monatliche Überweisung für die Zukunft neu angestoßen.

Von der Einrichtung einer gesetzlichen Betreuung wurde Abstand genommen, stattdessen unterstützte Frau Taubert Frau Sander und ihre Tochter, eine Vorsorgevollmacht und eine Patientenverfügung zu erstellen.

Frau Taubert steht der Familie in den Folgejahren zur sozialen Beratung weiter zur Verfügung. Das kleine Haus, das sich Frau Sander in jungen Jahren mit so viel Vehemenz verdiente, wird Stück für Stück mithilfe einer Entrümpelungsfirma unter Aufsicht der Tochter geräumt. Wichtige Dinge wie Fotos oder Erinnerungsstücke werden erhalten. Das Haus wird später mit Einverständnis der Mutter an ein junges Paar verkauft.

Angebote, Selbsthilfegruppen zum Erfahrungsaustausch zu nutzen, werden von Frau Taubert nicht thematisiert, da der Besuch einer solchen Gruppe ein gewisses Maß an Einsicht in die Problematik voraussetzt.

Dafür lernt die Tochter auch mithilfe der psychoedukativen Interventionen der Psychologin kranke und gesunde Anteile der Mutter zu trennen, was deren Beziehung wesentlich verbessert.

13.7 Zusammenfassung

Es ist davon auszugehen, dass es einen Zusammenhang zwischen einer Zwangserkrankung und der bisherigen Lebensgeschichte Betroffener gibt. Emotionen wie z.B. Angst sollen durch Zwangshandlungen oder -gedanken unterdrückt werden, um nötige Lebensvollzüge zu ermöglichen. Diese Balance von Alltagsabläufen einerseits und Zwangshandlungen und -gedanken andererseits lässt sich aber irgendwann oft nicht mehr halten, dann dominieren Zwangsrituale und Gedankenkreise den Alltag.

Zwangsstörungen stellen ein erhebliches Leiden sowohl für Betroffene als auch für deren Angehörige dar. Versprechungen, selbst für Besserung zu sorgen, verhindern oft lange, dass Hilfe in Anspruch genommen wird, und lösen zusätzlich Scham aus, wenn deutlich wird, dass sie nicht eingelöst werden können.

Die wichtigsten Aufgaben der Sozialen Arbeit in diesen Fällen ist eine Soziale Diagnostik und davon abgeleitet die Sicherstellung elementarer Lebensbedürfnisse und die Verbesserung sozialer Teilhabe. Voraussetzung ist eine wohlwollende Beziehung, die eine Würdigung der Leistung einschließt, über einen so langen Zeitraum mit dem Symptom gelebt und einen Alltag bewältigt zu haben. Auch wenn alle Handlungen und das ständige Kreisen der Gedanken als völlig unsinnig erscheinen mögen, ist es hilfreich, sie als Brücke zur eigenen Lebenserfahrung zu sehen. Dabei empfiehlt es sich, das soziale Umfeld einzubeziehen.

In der Sozialen Arbeit ist die Beziehungsarbeit ein wesentlicher Stabilisator für die Betroffenen und deren Angehörige. Sie besteht in einer akzeptierenden Grundhaltung, in Ermutigung, Begleitung, Vermittlungsgesprächen mit Angehörigen und einem zuverlässigen Kontakt. In Gertrud Sanders Fall war die Erlaubnis zur Grenzziehung eine wesentliche Unterstützung, die langsam eine Veränderung brachte. Für die Tochter war es eine neue Perspektive, auch die gesunden Persönlichkeitsanteile der Mutter zu sehen.

Besonders ist auf die einzuhaltende professionelle Distanz hinzuweisen, um Verführungsmomenten und Ablenkungen zu widerstehen. In einer stabilen Beziehung fühlen sich die Betroffenen wohl und möchten diese behalten, ohne jede Veränderung. Mit einem Redeschwall, vorgeschobenen Hindernissen und treffsicheren Komplimenten wickeln sie ihr Gegenüber ein. Wenn die Sozialarbeiter*innen diese Begleiterscheinungen einer Zwangsstörung erkennen, werden sie den entstandenen Beziehungsraum nutzen, um bei Gelegenheit über das Krankheitsbild zu sprechen oder über die Vorzüge einer Verhaltenstherapie. Mit zunehmender beruflicher Erfahrung werden die Sicherheit und die Fähigkeit wachsen, den richtigen Augenblick dafür zu erkennen. Ein multiprofessionelles Team im Hintergrund wird ihnen dabei helfen. Je mehr Sicherheit die Beziehung und die elementaren Lebensbedingungen bieten, umso erfolgversprechender wird eine Psychotherapie sein.

Jeder Rückfall sollte zur Würdigung dessen führen, was schon erreicht wurde, und zur Ermutigung, wie der eingeschlagene Weg weitergegangen werden kann.

Monika Staemmler *ist Diplom-Sozialarbeiterin, Sozialpädagogin und Systemische Therapeutin. Sie arbeitet seit 1991 in der Beratungsarbeit und seit 1996 im gemeindenahen sozialpsychiatrischen Bereich.*

PD Dr. Susanne Fricke *arbeitet als Psychologische Psychotherapeutin (Verhaltenstherapie) und Supervisorin in eigener Praxis und ist seit vielen Jahren auf die Behandlung von Zwangserkrankungen spezialisiert.*

13.8 Vertiefungsmöglichkeiten

13.8.1 Downloadmaterial

Patientenverfügung von Gertrud Sander
Formular einer Vorsorgevollmacht

13.8.2 Internet

OCD Land: https://www.ocdland.com
Deutsche Gesellschaft Zwangserkrankungen e.V.: https://www.zwaenge.de/
Messie-Syndrom: http://www.messie-syndrom.de/

13.8.3 Literatur

Benoy, C.; Walter; M. (Hg.) (2022): Zwangsstörung. Grundlagen – Formen – Interventionen. Stuttgart: Kohlhammer.

Engler, W. (2019): Die Ostdeutschen: Kunde von einem verlorenen Land. Berlin: Aufbau.

Ministerium für Jugend, Bildung und Sport des Landes Brandenburg (1997): Einweisung nach Torgau. Texte und Dokumente zur autoritären Jugendfürsorge in der DDR, Bd. 4. Berlin: BasisDruck.

Sechting, O. (2016): Der Zahlendieb. Mein Leben mit Zwangsstörungen. Köln: Balance buch + medien verlag.

13.9 Fragen und Übungen

1. Stellen Sie sich vor: Sie besprechen sich mit einer Kollegin in Form einer kollegialen Fallberatung. Es geht um eine junge Frau mit einer Zwangserkrankung. Schon dreimal hat die Kollegin sie zur stationären Psychotherapie in die Klinik begleitet. Immer hat die junge Frau am nächsten Tag die Klinik wieder verlassen, weil sie es dort nicht aushielt. Trotzdem wünscht sie sich einen engen Kontakt und Hilfe bei der Alltagsbewältigung. Die Kollegin fühlt sich ratlos und ist genervt. Was fühlen Sie? Wie könnten Sie der Kollegin raten? Suchen Sie gemeinsam mit Ihren Kommiliton*innen nach Lösungsansätzen.
2. Stellen Sie sich vor: Sie werden von einem Vermieter gebeten, eine Frau zu besuchen, deren Wohnung vermüllt ist. Nur Sie könnten die Frau vor einer Wohnungskündigung retten, meint der Vermieter. Sie gehen zum Hausbesuch. Die Wohnungstür lässt sich nur einen kleinen Spalt öffnen, durch

den Sie hineinschlüpfen und sich durch Gänge zwischen angesammelten Bergen von Zeitungen, Sachen, Schachteln zu einem Platz bewegen, den die Frau Ihnen zuweist. Sie ist sympathisch, freundlich zugewandt und beginnt sofort, Ihnen ausschweifend zu erzählen, wie ihre Wohnung in diesen Zustand gekommen ist. In ein paar Wochen wird sie alles in Ordnung gebracht haben. Sie merken, dass Sie kaum einen halben Satz sagen konnten. Nach vier Wochen werden Sie ebenfalls freundlich eingelassen, die Wohnung ist unverändert. Die Frau erklärt Ihnen, was sie wieder am Aufräumen gehindert hat. Außerdem versichert sie Ihnen, dass sie kein anderes Ziel hat, als die Wohnung in einen mietvertragsgetreuen Zustand zu bringen. Zugleich spart sie nicht mit Komplimenten, wie sympathisch Sie sind und wie gut ihr Ihr Hausbesuch tut. Sie spüren, dass Sie nun selbst im Müll und unter dem Wortschwall versinken und wieder kaum zu Wort kommen. Was könnten Sie tun? Wie würden Sie vorgehen?

13.10 Referenzen

Fricke, S. (2021): Therapie-Tools Zwangsstörungen. 2. Aufl. Weinheim: Beltz.

Fricke, S. (2022): Einbezug von Angehörigen in die Behandlung. In: Benoy, C.; Walter; M. (Hg.): Zwangsstörung. Grundlagen – Formen – Interventionen, S. 266–277. Stuttgart: Kohlhammer.

Fricke, S.; Hand, I. (2021): Zwangsstörungen verstehen und bewältigen. Hilfe zur Selbsthilfe. 9. Aufl. Köln: Balance buch + medien verlag.

Jacobi, F.; Höfler, M.; Strehle, J.; Mack, S.; Gerschler, A.; Scholl, L.; Busch, M. A.; Maske, U.; Hapke, U.; Gaebel, W.; Maier, W.; Wagner, M.; Zielasek, J.; Wittchen, H.U. (2014): Psychische Störungen in der Allgemeinbevölkerung. Studie zur Gesundheit Erwachsener in Deutschland und ihr Zusatzmodul Psychische Gesundheit (DEGS1-MH). Nervenarzt, 85 (1), S. 77–87.

Voderholzer, U.; Favreau, M.; Rubart, A.; Staniloiu, A.; Wahl-Kordon, A.; Zurowski, B.; Kathmann, N. (2022): Therapie der Zwangsstörungen: Empfehlungen der revidierten S3-Leitlinie Zwangsstörungen. Nervenarzt, 93 (7), S. 678–687.

Zaudig, M. (2022): Zwangsspektrumsstörungen nach ICD-11 und DSM-5. Mit kurzer Betrachtung der neuen Zwangsspektrumsstörungsbilder »olfactory reference disorder« und Hypochondrie. Nervenarzt, 93 (7), S. 661–669.

14 Lernfall Soziale Phobie

Elisabeth Schreieder

Bei diesem Lernfall steht eine soziale Angststörung im Mittelpunkt. Anhand der Lebensgeschichte lassen sich die Entwicklung der Erkrankung, deren Folgen und die bisherigen Hilfsmaßnahmen nachvollziehen. Ergänzend zur medizinisch-psychologischen Sichtweise wird das Krankheitsbild aus sozialarbeiterischer Sicht eingeordnet. Hierbei wird das Modell der Lebensbewältigung nach Lothar Böhnisch verwendet.

Schlagworte: **soziale und berufliche Teilhabe, Soziales-Kompetenz-Training, funktionale Äquivalente, Ressourcenorientierung, Lebensbewältigung**

14.1 Lebensgeschichte und aktuelle Situation aus Sicht von Thomas Bauer[1]

Ich heiße Thomas Bauer, wurde 1967 geboren und bin in einer Kleinstadt mit mehreren Geschwistern aufgewachsen. Meine Mutter war Hausfrau und mein Vater Techniker. Zuhause hat er den Garten gemacht und mit uns Kindern öfter mal draußen Fußball gespielt.

Ich war schon immer ein ruhiges und schüchternes Kind, aber auch ein guter Schüler. Nach der Grundschule erhielt ich eine Gymnasialempfehlung und alle waren stolz auf mich. Zu der Zeit war zuhause aber bereits oft dicke Luft. Mein Vater war laut, bestimmend und auch gewalttätig, wenn ihm irgendwas nicht passte – meistens war er dann betrunken. Die Streitereien gingen ums Geld oder um Reparaturen, die am Haus gemacht werden mussten. Meine Mutter weinte oft und ich bin auf mein Zimmer gegangen und lange nicht mehr rausgekommen.

Als ich 13 war, haben meine Eltern verkündet, dass sie sich nun scheiden lassen, und ich musste mit meiner Mutter und meinen Geschwistern in eine andere Stadt ziehen. Das neue Haus war kleiner und in einem noch schlechteren Zustand als das alte, aber mehr konnten wir uns nicht leisten, weil mein Vater

1 Die Falldarstellung basiert auf einem Originalinterview (vgl. Schreieder & Röh 2022); alle verwendeten Namen und Angaben sind Pseudonyme.

keinen Unterhalt gezahlt hat. Er hat weiter getrunken und sich nicht mehr blicken lassen.

Durch den Umzug musste ich auf ein neues Gymnasium und da fand ich keinen Anschluss. Die Noten wurden auch immer schlechter. Einmal hat mich die Deutschlehrerin vor der ganzen Klasse wegen meiner Rechtschreibfehler kritisiert, da wäre ich am liebsten rausgelaufen – alle wussten nun, wie blöd ich bin. In der neunten Klasse wurde meiner Mutter gesagt, dass das mit mir und dem Abitur schwierig werden würde und nach der Zehnten bin ich mit der Mittleren Reife abgegangen – die habe ich gerade noch geschafft.

Nach der Schule bekam ich nach mehreren Anläufen einen Ausbildungsplatz als Bürokaufmann bei einer kleinen Firma. Nach der Ausbildung konnte ich noch ein paar Jahre bleiben, aber dann wurde mir gekündigt. Die Firma hatte Geldprobleme und ich gehörte zu denen, die gehen mussten. Danach war ich komplett arbeitslos. Ich war schon Mitte 20 und lebte immer noch bei meiner Mutter und ihrem neuen Mann – meine Geschwister waren alle längst ausgezogen. Durch die Kündigung war ich gezwungen mich zu bewerben, aber ich bekam nur Absagen. Das Ganze war so frustrierend und deshalb habe ich mich beim Arbeitsamt und auch sonst überall abgemeldet. Das ging viele Jahre so – ich bin einfach abgetaucht.

Nach 15 Jahren ist mein Stiefvater gestorben und ein halbes Jahr später auch meine Mutter und ab da musste etwas geschehen. Mein Bruder, der das Haus geerbt hat, sicherte mir zu, dass ich weiter sehr günstig wohnen kann, aber er wollte, dass ich wieder arbeite. Ich habe mich arbeitssuchend gemeldet und Unterstützung beantragt. Die Fallmanagerin vom Arbeitsamt war sehr nett und sie hat erkannt, dass ich nicht ohne Hilfe an Arbeit komme. Sie riet mir zu einer Maßnahme, bei der man über Praktika wieder auf dem allgemeinen Arbeitsmarkt einsteigen kann.

In der Maßnahme waren mehrere Leute und alle hatten mit ihren Bewerbungen Erfolg, nur ich wieder nicht. Schon wieder konnten alle sehen, dass was nicht stimmt. Einmal bin ich morgens nicht aus dem Haus gegangen und habe eine Menge Tabletten und Alkohol genommen – ich wollte einfach nichts mehr mitkriegen. Meine Schwägerin hat mich aber gefunden und dann kam ich in die Psychiatrie. Da war ich einige Wochen, gebracht hat das aber nicht so viel. Es gab nur Zwei-Bettzimmer und fast nur Gruppenangebote.

Ein paar Einzelgespräche mit dem Arzt gab es aber auch und die taten mir gut. Der Arzt erklärte mir, dass ich eine Soziale Angststörung habe und auch noch eine Depression. Bei mir stünde aber die Angststörung im Vordergrund, weil meine Angst vor Ablehnung, die sei schon sehr auffällig.

Über diese Diagnose war ich eigentlich ganz froh, weil das mit der Angst, das stimmt auch. Ich bekam aber auch Antidepressiva und die machten mich nur müde. Ich habe sie dann nicht mehr genommen und der Arzt fand das auch in Ordnung.

Nach dem Psychiatrieaufenthalt war ich noch in der Tagesklinik und da klappte es besser. Ich konnte wieder zuhause schlafen und es gab mehrere Gespräche mit einem Psychologen und eine Maltherapie. Da bin ich gerne hingegangen, Zeichnen mochte ich in der Schule schon. In der Tagesklink wurden mir eine soziale Betreuung empfohlen, mit der ich meine Wohnsituation besprechen sollte. Das Haus meiner Mutter wurde nämlich lange nicht renoviert und ist in einem richtig schlechten Zustand. Im Winter fällt oft die Heizung aus und in der Küche ist Wasser, da wölbt sich der halbe Fußboden – da muss echt was gemacht werden.

Beruflich sollte ich auch wieder was machen, daher wurde ein Rehaantrag gestellt und eine Werkstatt für Menschen mit Behinderung (WfbM) empfohlen. Der Rehaantrag wurde zunächst abgelehnt, aber dann hat mich Frau Meier vom Sozialen Dienst der Werkstatt unterstützt. Das war total wichtig, ohne Frau Meier hätte ich alles wieder hingeschmissen. Nach zwei Ablehnungen kam endlich die Zusage und ich konnte meine Arbeit in der Bürogruppe beginnen. Ich bin ja gelernter Bürokaufmann und mit dieser Arbeit komme ich gut zurecht. Mit Frau Müller, so heißt meine soziale Betreuerin, verstehe ich mich auch gut, wir treffen uns bei mir zuhause oder in einem Café, soweit das wegen Corona geht. Aber das mit dem Wohnen ist doch schwierig, mein Bruder braucht ja auch das Geld – dem geht es finanziell nicht so gut.

Für die Zukunft wünsche ich mir, dass ich in der Werkstatt bleiben kann, auf dem allgemeinen Arbeitsmarkt will ich nicht mehr arbeiten. Selbst wenn jetzt in meinem Alter noch was klappen würde, die Sachen sind ja meistens befristet und danach wäre ich wieder raus. Durch die Pandemie konnte ich viel im Homeoffice arbeiten und das hat auch gut geklappt. Ansonsten bin ich zuhause meistens am Computer, seit Corona ist Ausgehen ja ohnehin schwierig. Ab und zu mal ins Kino gehen oder ein paar Freunde treffen, das wäre schon nicht schlecht, aber nein, ich brauche das nicht, ich war schon immer ein Einzelgänger.

14.2 Lebensgeschichte aus Sicht der beteiligten Fachleute

Die Sozialarbeiterin Frau Meier hat Herrn Bauer beim Informationsgespräch in der WfbM) kennengelernt und im Anschluss das zweiwöchige Praktikum in der Bürogruppe betreut. Begleitet wurde Herr Bauer von seiner sozialen Assistenz Frau Müller. Nach anfänglicher Zurückhaltung erzählte er von seiner langen Arbeitslosigkeit, dem Suizidversuch und seiner Angst, beruflich wieder zu scheitern. Auch wurden in dem Gespräch die Soziale Angststörung und die Probleme im Bereich Wohnen thematisiert.

Aufgrund seiner Vorqualifikation wollte Thomas Bauer unbedingt im Bürobereich tätig sein und er war sehr erleichtert, als er bei der Praktikumsauswertung eine positive Rückmeldung erhielt. Als der Antrag für die berufliche Rehabilitationsmaßnahme – trotz der Bescheinigung eines erfolgreichen Praktikums – von der Rentenversicherung jedoch abgelehnt wurde, war er wochenlang nicht mehr erreichbar. Nach Erhalt der Kostenzusage war der Kontakt aber sofort wieder möglich und Frau Meier erklärte ihm, dass während einer Berufsbildungsmaßnahme neben den Tätigkeiten im Bürobereich auch mehrere Kursangebote vorgesehen sind. Dabei sei die Teilnahme an mindestens zwei Angeboten verpflichtend.

Auf das Kursangebot »Kreatives Malen« konnte sich Thomas Bauer schnell einlassen, die Sozialarbeiterin legte ihm aber auch nahe, am Angebot Soziales Kompetenz Training (SKT) teilzunehmen. Dabei handelt es sich um einen Kurs, bei dem lebenspraktische Situationen wie. z.B. eine Reklamation thematisiert werden. Die Situationen werden in einer Gruppe mit sechs bis sieben Teilnehmenden vorbesprochen und im Anschluss wird ein Rollenspiel entwickelt, in dem einige aktiv werden und andere nach dem Spiel positives und konstruktives Feedback geben. Frau Meier wurde im Gespräch deutlich, dass Herr Bauer dem Gruppenangebot eher ablehnend gegenübersteht, er sagte seine Teilnahme aber zu. Nach acht Wochen wurde ihr jedoch von der SKT-Kursleitung berichtet, dass Thomas Bauer, sich krankgemeldet hat.

Von der Fachkraft der Bürogruppe, weiß die Sozialarbeiterin, dass Thomas Bauer sich fachlich schnell eingearbeitet hat. Er kann z.B. Rechnungen präzise erfassen und fehlerfrei buchen. Schwierig seien hingegen die Pausen. Die Fachkraft muss Thomas Bauer öfter daran erinnern, die Pausen einzuhalten und diese im Aufenthalts- oder Speiseraum zu verbringen.

Die soziale Assistentin Frau Müller versucht parallel, Veränderungen im Bereich Wohnen zu bewirken, dazu erhält sie vom zuständigen Kreis zwei Fachleistungsstunden pro Woche.

14.3 Beziehungsaufbau und Beziehungsgestaltung

Die erste Kontaktaufnahme zwischen Herrn Bauer und Frau Meier während des Informationsgesprächs war geprägt von anfänglicher Schüchternheit, die aber schnell einer Offenheit und Kooperationsbereitschaft wich. Herr Bauer war mitteilsam und hatte sehr konkrete Vorstellungen von seinen beruflichen Zielen. Er fragte jedoch wiederholt nach, ob er nach seinem Praktikum in der Bürogruppe auch abgelehnt werden könne. Frau Meier war aufgrund der Vorgeschichte und des Krankheitsbildes bewusst, wie wichtig es ist, den Ängsten von Herrn Bauer empathisch zu begegnen und sie erklärte ausführlich, dass dies sehr selten vorkommt und wenn doch, werde man gemeinsam nach einer passenden Alternative suchen.

Als Thomas Bauer keine Kostenzusage von der Rentenversicherung erhielt, war für die Sozialarbeiterin klar, wie frustrierend dies für ihn sein musste. Sie sprach ihm öfter auf die Mailbox und investierte zudem viel Zeit in den Schriftverkehr mit dem Kostenträger, um das zwischen ihnen entstandene Vertrauen aufrechtzuerhalten. Nach Erhalt der Kostenzusage war Thomas Bauer schnell zu einem Termin bereit und er bedankte sich sehr ausführlich für die Unterstützung. Auch konnte er sich – wenn auch etwas widerwillig – auf das SKT einlassen.

Frau Meier nahm den Widerstand von Herrn Bauer ernst, sie hält es jedoch fachlich indiziert, dem Rehabilitanden dieses Kursangebot sehr nahe zu legen. Entsprechend besorgt ist sie, als sie von seinem Fernbleiben erfährt. Sie hat den Eindruck, dass Thomas Bauer am liebsten nicht darauf angesprochen werden will und nun überlegt sie, wie sie weiter vorgehen soll.

Auch Frau Müller berichtet von einem positiven und zugewandtem Arbeitskontakt zu Herrn Bauer. Er hat die Ziele beim Teilhabeplangespräch mitgestaltet und ist bei den Café-Besuchen und Spaziergängen pünktlich und mitteilsam. Schwierigkeiten entwickeln sich jedoch bei der Thematik Wohnen. Herr Bauer beklagt sich wiederholt über den schlechten Zustand des Hauses, möchte aber seinen Bruder auf seine Vermieterpflichten nicht ansprechen. Das Angebot, dass die Sozialarbeiterin einen Gesprächstermin zu dritt oder zu viert vereinbart, lehnt er vehement ab. Frau Müller stößt hier im Rahmen von Gesprächsführung und Beratung an ihre Grenzen.

14.4 Soziale Diagnostik und Teilhabe

Materielle Absicherung Im Rahmen einer beruflichen Rehabilitationsmaßnahme erhält Thomas Bauer für den Zeitraum von zwei Jahren und drei Monaten Übergangsgeld von der Deutschen Rentenversicherung. Die Höhe des Übergangsgeldes beträgt für Versicherte ohne Kinder 68 Prozent des letzten Nettoarbeitslohns (frühere Tätigkeit als Bürokaufmann). Zudem werden die Fahrtkosten zum Arbeitsplatz übernommen.

Wohnsituation und Selbstversorgung Um die Wohnsituation von Thomas Bauer zu stabilisieren, wurde eine soziale Assistenz beantragt. Da Herr Bauer prinzipiell in der Lage ist, seine täglichen Angelegenheiten eigenständig zu regeln und sich selbständig zu versorgen, wurde im Teilhabeplangespräch eine ambulante Hilfe angeregt und keine stationäre Wohnversorgung.

Rechtliche Position Im neunten Sozialgesetzbuch § 76 sind die Leistungen zur Sozialen Teilhabe geregelt. Laut § 78 Satz 1 zählen hierzu auch Leistungen des ambulant Betreuten Wohnens, welche in Form von Assistenzleistungen (soziale Assistenz) erbracht werden. Im Einvernehmen mit Herrn Bauer wurden vom Sozialen Dienst der Tagesklinik Leistungen zur Sozialen Teilhabe beim zuständigen Kostenträger (Kommune) beantragt. Im Anschluss fand ein Teilhabeplangespräch statt. Es wurden die Ziele »Verbesserung der Wohnsituation«, »Mehr soziale Kontakte« und »Förderung von Aktivitäten« vereinbart und zur Umsetzung ein freier Träger für sozialpsychiatrische Hilfen tätig.

Auch wurden seitens der Tagesklinik Leistungen zur Teilhabe am Arbeitsleben in die Wege geleitet. Laut SGB IX § 49 können Personen, deren Aussichten am Arbeitsleben teilzuhaben wegen der Art oder Schwere ihrer Behinderung nicht nur vorübergehend wesentlich gemindert sind, eine berufliche Rehabilitationsmaßnahme beantragen. Durchgeführt wird die Maßnahme in einer wohnortnahen Werkstatt für Menschen mit psychischen Behinderungen. Hier ist die Sozialarbeiterin Frau Meier als Sozialer Dienst zuständig und in Absprache mit dem Rehabilitanden und der Fachkraft für Arbeits- und Berufsförderung (Bürobereich) werden verschiedene Ziele für das erfolgreiche Durchlaufen der Maßnahme entwickelt, u. a. die Teilnahme am Gruppentraining sozialer Kompetenzen (SKT).

Tagesstruktur, Beschäftigung, Arbeit Die Tagesstruktur in Form einer regelmäßigen Vollzeitbeschäftigung ist durch die berufliche Rehabilitationsmaßnahme in einer WfbM gegeben. Während der Woche trifft sich Thomas Bauer ein- bis zweimal mit seiner sozialen Assistenz Frau Müller.

Soziales Netz Angelehnt an die 4 Sektoren Netzwerkkarte von Pantuček-Eisenbacher (2019) stellt sich das soziale Netz von Thomas Bauer wie in Abbildung 14.1 dar.

Abbildung 14.1 Soziale Netzwerkkarte von Thomas Bauer

Freunde und Bekannte	Familie
• Nicht vorhanden	• Bruder (gleichzeitig Vermieter) und Schwägerin • Kein Kontakt zu den übrigen Geschwistern • Mutter und Stiefvater gestorben • Kontakt zum leiblichen Vater seit langem nicht vorhanden
Beruf	**Professionelle Beziehungen**
• Arbeitskolleg*innen in der Bürogruppe der WfbM; • Kontakte beschränken sich auf die Arbeitszeit	• WfbM: Fachkraft zur Arbeits- und Berufsförderung (Bürogruppe) • Sozialer Dienst, Frau Meier • Soziale Assistenz, Frau Müller • Hausarzt

Kulturelle Teilhabe In seiner Freizeit und am Wochenende unternimmt Thomas Bauer wenig. Am Wochenende besucht er ab und zu seinen Bruder und die Schwägerin. Die sonstigen Aktivitäten beschränken sich auf TV, Computer und Handy-Konsum. Durch die Covid 19-Pandemie ist dieses Verhalten noch verstärkt worden.

Sicherstellung der Wirksamkeit der ärztlichen, nicht ärztlichen und ärztlich verordneten Leistungen Der ärztlichen Verordnung »Einnahme von Antidepressiva« steht Thomas Bauer ablehnend gegenüber, da die Medikamente Nebenwirkungen (Müdigkeit, Konzentrationsstörungen etc.) auslösen Dies wird aus ärztlicher und auch sozialarbeiterischer Sicht akzeptiert.

Umgang mit der Erkrankung Thomas Bauer stimmt der Diagnose Soziale Angststörung zu und kann seine damit in Verbindung stehende Angst, insbesondere die Ablehnungsängste bei Bewerbungen benennen. Er spricht auch von seinem Suizidversuch, wenn auch eher mit pauschalen Formulierungen wie »Ich wollte einfach nichts mehr mitkriegen«.

Der stationäre Psychiatrieaufenthalt war für Herrn Bauer aufgrund Zwei-Bettzimmer und Gruppenangeboten schwierig, wobei er sehr positiv von den Einzelgesprächen mit dem Arzt berichtet.

Den Tagesklinikaufenthalt mit Einzelgesprächen und Kreativ-Angeboten wie Malen bewertet Thomas Bauer besser. Seine Abneigung gegen Gruppenangebote kann er benennen, hinsichtlich seiner Befürchtungen bleibt er jedoch unklar und beklagt nur, dass es sich beim SKT um kein Training beruflicher Fertigkeiten handelt. Insgesamt begründet Thomas Bauer sein soziales Rückzugs- und Vermeidungsverhalten damit, dass er schon immer schüchtern gewesen sei und ein Einzelgänger. Deutlich wird jedoch eine Ambivalenz im Bereich der Freizeitaktivitäten – manchmal fände er »Freunde treffen« doch nicht schlecht.

14.5 Fachwissen Soziale Phobie

Angst gehört zur biologischen Grundausstattung eines jeden Individuums und dient der Antizipation von Gefahren; es sichert das eigene Überleben und ist zunächst kein psychopathologisches Phänomen. Als Grundgefühl äußert sich Angst bei Menschen in Form von Anspannung, Unruhe, Hilflosigkeit, Nervosität und/oder Bedrohung angesichts bevorstehender Ereignisse (vgl. Asendorpf & Caspar 2017).

Ob und wann soziales Angsterleben angemessen ist oder von einer Störung gesprochen werden muss, ist mitunter eine Gradwanderung. Viele Betroffene glauben, dass es sich eher um eine Charaktereigenschaft wie Schüchternheit handelt und suchen erst Hilfe, wenn gravierende Folgeprobleme auftreten (vgl. Stangier u. a. 2016, S. 26).

Im klinischen Bereich wird von einer sozialen Angststörung (Soziale Phobie) gesprochen, wenn das Gefühl in hohem Maße vorhanden ist, Symptome wie starkes Erröten oder Zittern auftreten und typische soziale Situationen wie Sprechen in der Öffentlichkeit oder die Teilnahme an Gruppen davon betroffen sind. Oft werden solche Situationen auch komplett gemieden. Differentialdiagnostisch wird die Soziale Angststörung von der Depressiven Störung, der Agoraphobie, der Panikstörung, der Generalisierten Angststörung, und den schizophrenen Störungen abgegrenzt (vgl. Stangier u. a. 2016, S. 6 sowie Plag u. a. 2019, S. 471).

Das Diagnostikmanual ICD-10 der WHO listet zwei Gruppen von Kriterien, die für die Soziale Phobie gegeben sein muss (vgl. Abbildung 14.2, S. 204).

Abbildung 14.2 Soziale Phobie (F 40.1) nach ICD-10-GM (DIMDI 2022)

A. Entweder (1) oder (2):
(1) deutliche Angst, im Zentrum der Aufmerksamkeit zu stehen oder sich peinlich oder beschämend zu verhalten
(2) deutliche Vermeidung, im Zentrum der Aufmerksamkeit zu stehen oder von Situationen, in denen die Angst besteht, sich peinlich oder beschämend zu verhalten.
Diese Ängste treten in sozialen Situationen auf, wie Essen und Sprechen in der Öffentlichkeit, Begegnung von Bekannten in der Öffentlichkeit, Hinzukommen oder Teilnahme an kleinen Gruppen, wie z.B. bei Partys, Treffen oder in Klassenräumen.

B. Mindestens zwei Angstsymptome in den gefürchteten Situationen, mindestens einmal seit Auftreten der Störung sowie zusätzlich mindestens eines der folgenden Symptome:

1. Erröten oder Zittern
2. Angst zu erbrechen
3. Miktions- oder Defäktionsdrang bzw. Angst davor

C. Deutliche emotionale Belastung durch die Angstsymptome oder das Vermeidungsverhalten. Einsicht, dass die Symptome oder das Vermeidungsverhalten übertrieben und unvernünftig sind.

D. Die Symptome beschränken sich vornehmlich auf die gefürchtete Situation oder auf die Gedanken an diese.

E. Die Symptome des Kriteriums A sind nicht bedingt durch Wahn, Halluzinationen oder andere Symptome der Störungsgruppen organische psychische Störungen, Schizophrenie und verwandte Störungen, affektive Störungen oder ein Zwangsstörung und sind keine Folge einer kulturell akzeptieren Anschauung.

Laut Studien liegt der Beginn einer Sozialen Angststörungen meist in der Kindheit bzw. Pubertät (10 bis 13 Jahre), ein erstmaliges Auftreten im Erwachsenenalter ist eher selten.

Prävalenz Die Soziale Angststörung gehört zu den häufigsten Angststörungen. Prävalenzraten gehen davon aus, dass 7 bis 16 Prozent der Jugendlichen und

Erwachsenen in Deutschland davon betroffen sind. Frauen leiden häufiger als Männer unter dem Krankheitsbild (Verhältnis 3:2). Die soziodemographischen Daten zeigen ferner, dass bei den Betroffenen im Vergleich zum Durchschnitt ein schlechteres Bildungsniveau und ein geringeres Einkommen vorhanden sind (vgl. Plag u. a. 2019, S. 471; Stangier u. a. 2016, S. 10).

Erklärungs- und Behandlungsansätze Lerntheoretische Erläuterungen basieren auf der klassischen Konditionierung und des damit einhergehenden Erwerbs von Defiziten im Bereich der sozialen Kompetenzen. Viele Betroffene berichten, dass ihre Ängste nach sozial traumatisierenden Erlebnissen wie den Ausschluss aus einer Clique entstanden sind und sie seither solche Situationen vermeiden. Aufgrund der negativen Verstärkung »Vermeidungsverhalten« wird jedoch die Angst aufrechterhalten und eine Löschung der Erfahrung verhindert (vgl. Stangier u. a. 2016, S. 21).

Auch neurobiologische Ansätze fokussieren traumatisierende Erlebnisse und beziehen sich auf die neuronalen Schaltkreise im limbischen Teil des Gehirns, insbesondere auf die Amygdala und den Hippocampus. Der limbische Teil regelt bei Menschen die emotionalen Äußerungen und ist vor allem bei der Entstehung und Verarbeitung von Gefahrenreizen beteiligt. So zeigte sich anhand bildgebender Verfahren, dass Personen mit einer sozialen Angststörung bei öffentlichen Auftritten eine deutlich erhöhte Aktivierung der Amygdala aufweisen und in Folge unter den störungsspezifischen Symptomen leiden (vgl. Stangier 2016, S. 23).

Werden Soziale Angststörungen nicht behandelt, verlaufen sie bei 80 % der Betroffenen chronisch (vgl. Stangier u. a. 2016, S. 10). Die Forschungsergebnisse zeigen aber auch, dass bei Personen, die erfolgreich mit einer kognitiv-behavioralen Therapie behandelt worden sind, die Überaktivität der Amygdala wieder zurückgeht. Proband*innen, die eine pharmakologische Behandlung erhalten, z.B. Antidepressiva, zeigen diesen Effekt nicht. Dies weist darauf hin, dass verhaltenstherapeutische Maßnahmen bei sozialen Angststörungen sehr wirksam sind und längerfristig auch effektiver als Medikation (vgl. Stangier u. a. 2016, S. 24).

14.6 Soziale Arbeit mit Thomas Bauer

Sozialarbeiterisch kann die Entwicklung und der Fortbestand einer psychischen Erkrankung mit mehreren Modellen erklärt werden, eine davon ist die Theorie der Lebensbewältigung von Lothar Böhnisch. Nach Böhnisch meint

Lebensbewältigung das Streben nach subjektiver Handlungsfähigkeit auch in Situationen, in denen das psychosoziale Gleichgewicht – welches sich aus Selbstwert, Anerkennung und Selbstwirksamkeit zusammensetzt – ins Wanken gerät. Geschieht dies, entsteht ein hohes Maß an innerer Hilflosigkeit und die Betroffenen sind nicht mehr in der Lage, diese zu artikulieren. Sie geraten in einen Abspaltungsdruck und suchen nach einem Ventil zur Druckverringerung (vgl. Böhnisch 2012, S. 48). Das soziale Rückzugsverhalten von Herrn Bauer, welches sich bereits im Kindes- und Jugendalter offenbarte und im Laufe der Jahre manifestierte, könnte demnach als Bewältigungsstrategie im Rahmen des Erhalts seines psychosozialen Gleichgewichts gedeutet werden.

Um sozialarbeiterisch eine Veränderung der Bewältigungsstrategien zu ermöglichen, fordert Böhnisch den Aufbau von funktionalen Äquivalenten unter Einbezug der Prämissen des Empowerments. Das SKT-Training in der Werkstatt, aber auch die regelmäßigen Gespräche mit der sozialen Assistentin können als Maßnahmen betrachtet werden, welche solche funktionalen Äquivalente darstellen.

Anhand des Fallverlaufs wird deutlich, dass die Sozialarbeiterinnen Frau Müller und Frau Meier mit ihrem Handeln bereits versuchen, die Bewältigungsstrategien von Herrn Bauer zu verbessern, dieser aber nach kurzer Zeit wieder in die vertrauten dysfunktionalen Muster des Vermeidungsverhaltens zurückfällt. Um diese Dysfunktionalität zu dekonstruieren und Ereignisse neu zu bewerten könnte eine exakte Exploration der angstauslösenden Situationen hilfreich sein. Welche Umstände führen zum Wegbleiben vom SKT? Welche negativen Gedanken und Befürchtungen sind vorhanden? Zeigen sich typische Symptome wie z.B. Erröten? Wie hoch ist die Erwartungsangst im Vorfeld? Welche Befürchtungen bestehen hinsichtlich eines Gespräches mit dem Bruder? Wie kann dieses Angsterleben im Rahmen der Maßnahmen thematisiert und verringert werden?

Wenn man mit Böhnisch die funktionalen Äquivalente nach dem Prinzip des Empowerments gestaltet, ist neben der Partizipation insbesondere die Ressourcenorientierung zu beachten. Die Ressourcen und Potenziale von Thomas Bauer zeigen sich deutlich im kognitiven Bereich (gute Auffassungsgabe) und im Umgang mit dem PC. Auch kann er Einzelkontakte positiv gestalten und er malt gerne. So überlegt Frau Meier, nochmal mit Herrn Bauer über das SKT zu sprechen und seine kognitiven Kompetenzen zu aktivieren. Sie sichert ihm zu, dass er sich thematisch beteiligen kann, aber zunächst nicht vor der Gruppe spielen muss.

Frau Müller entscheidet sich, die Thematik Wohnen erstmal nicht mehr zu fokussieren und stattdessen das Ziel »Förderung der Aktivitäten« zu priorisieren. Insbesondere will sie die Interessensgebiete Malen und PC aufgreifen. Das Medium Malen will sie auch nutzen, wenn sie im Gespräch an ihre Grenzen gelangt.

Parallel versucht Frau Müller, das soziale Netz zu aktivieren. In Absprache mit Thomas Bauer bahnt sie den Kontakt zu den anderen Geschwistern an. Aus medizinisch-therapeutischer Sicht wäre eine ambulante Verhaltenstherapie empfehlenswert, aber hier ist Herr Bauer zu zurückhaltend. Aufgeschlossener zeigt er sich gegenüber der Idee, eine digitale Selbsthilfegruppe zu besuchen.

14.7 Zusammenfassung

Die Soziale Angststörung ist ein ernstzunehmendes Krankheitsbild und deutlich verbreiteter als allgemein angenommen. Hier kann eine Soziale Arbeit unterstützen, welche die dysfunktionalen Bewältigungsstrategien in den Blick nimmt und die Betroffenen mithilfe von Empowerment befähigt, ihre psycho-soziale Handlungsfähigkeit zu verbessern. Wie am Fallbeispiel Herr Bauer deutlich wird, sind die Personen bei der Kontaktaufnahme offen und mitteilsam, geraten jedoch bei Maßnahmen, welche Veränderungen fokussieren und im Rahmen von Gruppen stattfinden, schnell an ihre Grenzen. Hier sind eine empathische Grundhaltung, exakte Exploration, neu bewertende Kommunikation (Reframing) und das gemeinsame Erproben von alternativen Settings und Verhaltensweisen von großer Bedeutung.

Prof. Dr. phil. Elisabeth Schreieder*, Diplom-Pädagogin, Spiel- und Theaterpädagogin und Diplom-Sozialpädagogin, war lange Zeit in einer Werkstatt für Menschen mit psychischen Behinderungen im Sozialen Dienst tätig und in dieser Funktion an vielen Hilfeplankonferenzen beteiligt. Sie lehrt an der Fachhochschule Kiel und an der Hochschule für Künste im Sozialen, Ottersberg.*

14.8 Vertiefungsmöglichkeiten

··· 14.8.1 Internet

F.40-: Phobische Störungen. https://www.dimdi.de/static/de/klassifikationen/icd/icd-10-gm/kode-suche/htmlgm2022/block-f40-f48.htm

14.8.2 Literatur

Hinsch, R.; Pfingsten, U. (2015): Gruppentraining sozialer Kompetenzen GSK. 6., vollständig überarbeitete Aufl., Weinheim & Basel: Beltz Juventa.

Stangier, U.; Clark, D.; Ginzburg, D.; Ehlers, A. (2016): Soziale Angststörung., 2., überarb. u. erw. Aufl. Göttingen: Hogrefe.

14.9 Fragen und Übungen

1. Kennen Sie Symptome der Sozialen Angststörung bei sich selbst und welche Grundannahmen haben Sie dazu verinnerlicht?
2. Wie bewerten Sie die bisherigen sozialen Hilfen für Herrn Bauer? Würden Sie die gleichen Hilfen initiieren?
3. Wie bewerten Sie das bisherige Handeln von Frau Meier und Frau Müller? Welche Empfehlungen würden Sie für deren weiteres sozialprofessionelles Handeln aussprechen?
4. Recherchieren Sie Hilfsangebote zur Sozialen Angststörung in ihrer Nähe – gibt es Selbsthilfegruppen?

14.10 Referenzen

Asendorpf, J. B.; Caspar, F. (2021): Angst. In: Wirtz, M. A. (Hg.): Dorsch – Lexikon der Psychologie. 20., überarb. Aufl., S. 150. Bern: Hogrefe.

Böhnisch, L. (2018): Sozialpädagogik der Lebensalter. Eine Einführung. 8. Aufl. Weinheim & Basel: Beltz Juventa.

DIMDI (2022): Neurotische, Belastungs- und somatoforme Störungen. https://www.dimdi.de/static/de/klassifikationen/icd/icd-10-gm/kode-suche/htmlgm2022/block-f40-f48.htm (21.12.2022).

Pantuček-Eisenbacher, P. (2019): Soziale Diagnostik. Verfahren für die Praxis Sozialer Arbeit. 4., aktual. Auf. Göttingen: Vandenhoeck & Ruprecht.

Plag, J.; Rahn, E.; Ströhle, A. (2019): Der sich und Andere bemühende Mensch (Neurotisches Handeln, Persönlichkeitsstörungen und Psychosomatik). In: Dörner, K.; Plog, U.; Bock, T.; Brieger, P.; Heinz, A.; Wendt, F. (2019): Irren ist menschlich. Lehrbuch der Psychiatrie und Psychotherapie, S. 425–492. 25. Aufl., Köln: Psychiatrie Verlag.

Schreieder, E.; Röh, D. (2022): Sozialpsychiatrie als Handlungsfeld der Sozialen Arbeit. Stuttgart: Kohlhammer.

Stangier, U.; Clark, D.; Ginzburg, D.; Ehlers, A. (2016): Soziale Angststörung. 2., überarb. u. erw. Aufl. Göttingen: Hogrefe.

15 Lernfall Essstörung

Eva Wunderer und Vanessa von Wyschetzki

Im DSM-5 und der ICD-11 sind Fütter- und Essstörungen in einem Kapitel zusammengefasst. Während bei Fütterstörungen den Themen Figur und Gewicht keine übermäßige Bedeutung beigemessen wird, ist für Essstörungen eine Überbewertung kennzeichnend. In diesem Kapitel geht es um Essstörungen: Sie lernen die Soziale Arbeit als wesentliche Säule in der biopsychosozialen Behandlung kennen. Johannas Geschichte zeigt, wie wichtig Motivationsarbeit sowie die Einbettung in das soziale Umfeld für die Genesung sind.
Schlagworte: **Anorexia nervosa, Bulimia nervosa, Binge-Eating-Störung, Selbstwert, Wohngruppe**

15.1 Lebensgeschichte und aktuelle Situation aus Sicht von Johanna Wagner

Ich habe mich schon früh mit anderen Mädchen verglichen. Meine beste Freundin war ein zierliches Mädchen, ich wollte dünner sein als sie. Ich war immer groß und wuchtig, fühlte mich wie ein Elefant im Porzellanladen. Auch meine Mama hat immer wieder Diäten gemacht und war nie zufrieden mit sich.

Als ich zehn Jahre alt war, habe ich nach einer Blinddarmoperation stark abgenommen und deswegen von anderen tolle Komplimente bekommen. Ich habe danach sehr auf eine gesunde Ernährung geachtet und mir ungesunde Sachen verboten. Mit 14 Jahren habe ich trotzdem ziemlich zugenommen, ich konnte mich und meinen Bauch nicht ertragen, ich hasste meinen Körper. Also habe ich nur noch sehr wenig gegessen und innerhalb weniger Monate 15 Kilo abgenommen. Irgendwann wollte ich gar nichts mehr essen.

Ich kam in eine Klinik, insgesamt viermal. Ich habe dort immer zugenommen, aber nur, um wieder rauszukommen. Ich war niedergeschlagen und traurig. In meiner Familie hat sich nichts geändert, ich habe immer wieder mit dem Hungern angefangen.

Ich habe einen jüngeren Bruder mit einer geistigen Behinderung, der natürlich immer sehr viel Aufmerksamkeit bekommen hat. Bei mir hat immer alles funktioniert, ich bin nicht aufgefallen. Aber innen drin hatte ich so einen Selbsthass: Wenn ich meinen Körper angesehen habe, hätte ich schreien können.

Bei meinen Eltern hat es immer häufiger gekriselt und ich hatte das Gefühl, ich müsse ständig zwischen ihnen vermitteln. Ich hatte große Angst, dass sich meine Eltern trennen. Mit meinem Papa habe ich mich schon immer sehr gut verstanden. Mit der Mama habe ich sehr viel gestritten. Meinen Bruder habe ich sehr gerne. Er ist jetzt in einer Einrichtung für Menschen mit Behinderungen. Da geht es ihm gut. Ich habe manchmal ein schlechtes Gewissen, dass es ihn mit der Behinderung getroffen hat und nicht mich.

Irgendwann wollte ich das alles nicht mehr und habe mit meinen Eltern beschlossen, dass ich in eine Wohngruppe für Essstörungen gehe. Am Anfang fiel mir das Zusammenleben mit den anderen schwer, ich verglich mich wieder. Erst als ich dann nicht mehr normal in die Schule gehen durfte, weil ich zu stark abgenommen hatte, habe ich mich auf die Essenspläne eingelassen. Ich durfte noch mal die Schule wechseln, weil es mir in der alten Schule nicht gut ging. In der neuen Schule wollte ich dann auf keinen Fall wieder wegen der Essstörung fehlen. Also machte ich mit. Und es ging mir von Woche zu Woche besser. Die Zunahme war schwer auszuhalten, aber ich arbeitete hart.

Ich bin viel fröhlicher geworden und habe jetzt ein gutes Selbstbewusstsein. Ich bin nach der Wohngruppe in eine normale WG gezogen und habe angefangen zu studieren. Jetzt führe ich mein eigenes Leben.

15.2 Lebensgeschichte und aktuelle Situation aus Sicht der Fachleute

Johanna Wagner gibt an, sich schon ab dem Alter von neun Jahren intensiv mit ihrer Figur und dem Thema Essen beschäftigt zu haben. Aufgrund ihrer überdurchschnittlichen Körpergröße habe sie sich oft minderwertig gefühlt (»dick, groß und dumm«). Mit 14 Jahren habe sie ihr Maximalgewicht von 75 kg erreicht und sei damit so unzufrieden gewesen, dass sie innerhalb weniger Monate 15 kg abgenommen habe. Sie habe immer stärker an Nahrung eingespart, bis sie zeitweise tagelang fast gar keine Nahrung mehr zu sich genommen habe, vor allem vor dem ersten Klinikaufenthalt in der Kinder- und Jugendpsychiatrie.

Dort blieb sie sechs Monate, wurde entlassen und drei Monate später erneut für mehrere Wochen stationär aufgenommen. Anschließend ging sie für vier Monate in eine psychosomatische Klinik und ein Jahr später noch einmal für einen Monat. Nach Entlassung aus den Kliniken habe sie jeweils rasch an Gewicht verloren. Beim letzten Aufenthalt in der psychosomatischen Klinik habe sie von der auf Essstörungen spezialisierten Wohngruppe erfahren und zog direkt im Anschluss, im Alter von 17 Jahren, dort ein.

Bei Aufnahme in die Wohngruppe hat Johanna folgende Diagnosen: Anorexia nervosa, restriktiver Typus, sowie leichte depressive Episode. Sie wiegt 53 kg bei einer Größe von 1,81 m (BMI: 16,2 kg/m²).

Johanna Wagner zeigt ausgeprägtes restriktives Essverhalten (drei Mahlzeiten pro Tag mit kleinen Portionsgrößen), schließt hochkalorische Speisen aus ihrem Speiseplan aus und treibt viel Sport. Essanfälle und Erbrechen sowie Missbrauch von Laxantien, Diuretika, Appetitzüglern oder sonstigen Medikamenten sind nicht vorhanden.

Offensichtlich ist eine starke Störung der Körperwahrnehmung, Johanna Wagner empfindet vor allem ihren Bauch als viel zu dick. Als einen ursächlichen Faktor für die Entwicklung ihrer Essstörung sieht die Klientin die belastende Familiensituation (Bruder mit Behinderung, welcher von den Eltern viel Aufmerksamkeit erfordert habe, Außenbeziehung des Vaters und daraus resultierende Konflikte zwischen den Eltern, Klientin als »Vermittlerin«).

Johanna Wagner besucht die zehnte Klasse eines Gymnasiums und ist eine gute Schülerin. Sie hat sich weitgehend aus ihrem sozialen Umfeld, ihrem Freundeskreis und ihrer Schulklasse, zurückgezogen.

Als Ziele nennt sie, ihre Essstörung in den Griff zu bekommen und eine positive Einstellung zu ihrem Körper aufzubauen sowie ihren Selbstwert und ihre Stimmung zu verbessern.

15.3 Beziehungsaufbau und Beziehungsgestaltung

Auffallend im Kontakt ist die anfangs immer wieder auftauchende ablehnende Stimmung von Johanna Wagner. In den ersten Wochen in der Wohngruppe für Essstörungen zeigt sie eine deutliche Ambivalenz hinsichtlich der angebotenen Unterstützung. Zwar arbeitet Johanna Wagner in der Sozialen Arbeit mit, sie hat jedoch immer wieder starke Zweifel und Ängste. Und sie weigert sich von Anfang an, eine Gewichtsvereinbarung einzugehen, in welcher das ungefähr anzustrebende Gewicht bis zum Ende der Behandlung (mit einigen Zwischenschritten) festgehalten ist. Sie begründet dies damit, dass sie jetzt schon wisse, dass sie früher oder später mit der Gewichtszunahme schwer klarkommen werde, und auch nicht glaube, dass man ihr dann helfen könne. In den ersten Wochen nimmt sie leicht an Gewicht ab (von 53 kg auf 52 kg).

Entsprechend steht die Motivationsarbeit mit Johanna Wagner im Fokus, in der Sozialen Arbeit und auch in der Psychotherapie. Erarbeitet werden die Funktion der Essstörung, auch in ihrer familiären Situation, und Alternativen, wie sie Wertschätzung, Anerkennung und »Gesehenwerden« auf anderem Wege erreichen und ihre Ängste und Emotionen regulieren kann. So nimmt Johanna Wagner wieder vermehrt soziale Kontakte auf und erkundet Interessen und Hobbys. Hilfreich dabei sind Methoden aus der Motivierenden Gesprächsführung, z.B. die Erarbeitung der Vor- und Nachteile der Essstörung (mehr zur Motivierenden Gesprächsführung siehe S. 134 f.). Es werden aber auch einschränkende Maßnahmen vorgenommen: Nach der Gewichtsabnahme darf Johanna Wagner nur noch stundenweise die Schule besuchen, bis sie ihr Eingangsgewicht wieder erreicht hat.

15.4 Soziale Diagnostik und Teilhabe

Materielle Absicherung Für ihren privaten Bedarf bekommt Johanna Wagner von der Wohngruppe und zusätzlich von ihren Eltern ausreichend Taschengeld, hat anfangs jedoch Schwierigkeiten, Geld auszugeben und sich selbst etwas zu gönnen.

Rechtliche Position Die Unterbringung in der Wohngruppe erfolgt im Rahmen einer Jugendhilfemaßnahme nach § 35 a SGB VIII: Eingliederungshilfe (Abweichung der seelischen Gesundheit und Beeinträchtigung der Teilhabe am Leben in der Gesellschaft). Entsprechend übernimmt das Jugendamt die Kosten.

Wohnsituation und Selbstversorgung Die Klientin wohnte ursprünglich bei ihren Eltern in einer bayrischen Kleinstadt und zieht dann direkt aus der psychosomatischen Klinik in die Wohngruppe. Ihre Haushaltsführung bewältigt Johanna Wagner außerordentlich gut. Sie geht allein einkaufen, macht ihre Wäsche selbstständig, räumt ihr Zimmer auf und beteiligt sich an den Diensten in der Wohngruppe.

Tagesstruktur, Beschäftigung und Schule Ein Tagesprotokoll macht deutlich, dass Johanna sehr viel lernt und ihren Fokus stark auf Leistung legt. Bei Aufnahme in die Wohngruppe besucht sie die zehnte Klasse eines Gymnasiums. Durch ihre spezielle Fächerkombination mit einem Schwerpunkt auf Sprachen und Musik ist es schwierig, ein Gymnasium nahe der Wohngruppe zu finden, das sie aufnehmen kann. Schließlich findet sich ein Mädchengymnasium, Johanna Wagner hat jedoch von Anfang an Bedenken und fühlt sich dort nicht wohl, da Figur und Gewicht in diesem Umfeld ein großes Thema sind.

Soziales Netz Eine Analyse des sozialen Netzwerkes von Johanna Wagner auf der Basis einer Netzwerkkarte nach Pantuček-Eisenbacher (2019) zeigt, dass Johanna bei Einzug in die Wohngruppe nur noch einen besten Freund hat. Aus ihrer ehemaligen Schule sind durch die Klinikaufenthalte kaum noch Kontakte vorhanden.

Frau Huber, die Sozialarbeiterin der Wohngruppe, ist die Person, mit der Johanna momentan am meisten zu tun hat und die auch die meisten Verbindungen zu anderen Personen im Netzwerk hat. Der Bereich der professionellen Helfenden hat insgesamt die höchste Kontaktdichte, Kontakte bestehen zum multiprofessionellen Team in der Wohngruppe und den Kostenträgern.

In der Familie wird die Beziehung zum Vater von Johanna Wagner als sehr gut beschrieben, er ist jedoch beruflich weit entfernt tätig und wenig zu Hause. Die Mutter ist sehr bemüht und will ihre Tochter auf jeden Fall unterstützen. Trotzdem ist die Beziehung zur Mutter für die Klientin schwierig. Die Mutter hat sehr engen Kontakt zu ihrem eigenen Vater, bei dem sie sich Unterstützung holt. Johanna Wagner beschreibt, dass sie ihre Probleme mit der Mutter bespricht, schöne Dinge hingegen mit dem Vater teilt, da der Vater ohnehin mit der familiären Situation überfordert sei.

Kulturelle Teilhabe Anfangs will Johanna nicht an Freizeitaktivitäten teilnehmen. Mit der Gewichtszunahme geht jedoch ihre Antriebslosigkeit zurück und sie findet Gefallen am sozialpädagogisch begleiteten Klettern und Wandern.

Sicherstellung der Wirksamkeit der ärztlichen, nicht ärztlichen und ärztlich verordneten Leistungen Johanna wird ambulant gynäkologisch begleitet, da auch mit steigendem Gewicht ihre Menstruationsblutung nicht zurückkehrt. Es wird auf eine Hormongabe verzichtet, um dem Körper Zeit zu geben, sich zu regenerieren, was mit Erreichen des Normalgewichts auch geschieht. Johanna bekommt anfangs Psychopharmaka, um ihre Stimmung aufzuhellen (Fluoxetin 20 mg [1-0-0]). Ihre Compliance ist gut.

Umgang mit der Erkrankung Zu Beginn der Therapie hat Johanna Probleme, sich auf die Ernährungstherapie einzulassen und ihre Kontrolle aufzugeben. Sie will unbedingt versuchen, ohne Vorgaben zuzunehmen. Das Betreuungsteam der Wohngruppe gibt ihr zunächst diese Möglichkeit, wodurch sie sich in ihrer Autonomie respektiert fühlt. Als sie dann sieht, dass sie allein nicht weiterkommt, kann sie sich besser auf Unterstützung einlassen. Allerdings hält sie den Essplan zuerst nur zum Teil ein, ihre Probezeit in der Wohngruppe wird daher verlängert.

15.5 Fachwissen Essstörungen

Essstörungen sind psychosomatische Erkrankungen mit Suchtcharakter. Unterschieden werden nach dem DSM-5 bzw. der ICD-11 folgende Diagnosen:

Anorexia nervosa Eingeschränkte Energieaufnahme mit signifikant niedrigem Körpergewicht (wobei in der ICD-11 eine Diagnose bei starker Gewichtsabnahme möglich wird, auch wenn das Gewicht noch im Norm- oder Hochgewichtsbereich liegt); Störung in der Wahrnehmung des eigenen Körpers und Gewichts; ausgeprägte Angst, zu dick zu werden; übertrieben starker Einfluss der Figur auf die Selbstbewertung oder Nichterkennen des Schweregrads; beim restriktiven Typ Kontrolle des Gewichts durch Diäthalten und Bewegung, beim Binge-Eating-/Purging-Typ zudem Essanfälle mit Kompensationsmaßnahmen (z.B. Erbrechen, Medikamenteneinnahme), um einer Gewichtszunahme entgegenzuwirken.

Bulimia nervosa Wiederholte Episoden von Essanfällen (große Mengen in kurzer Zeit essen, Kontrollverlust); Kompensationsmaßnahmen, z.B. selbstinduziertes Erbrechen, Missbrauch von Medikamenten; übermäßiger Einfluss von Figur und Körpergewicht auf die Selbstbewertung.

Binge-Eating-Störung Wiederholte Episoden von Essanfällen; deutlicher Leidensdruck.

Die drei Formen lassen sich entlang folgender Merkmale unterscheiden: Gewicht, Vorhandensein von Essanfällen und Kompensationsverhalten (siehe Abb. 15.1). Anorexia und Bulimia nervosa unterscheiden sich durch das Gewicht, die Anorexia nervosa ist in aller Regel mit Untergewicht verknüpft. Essanfälle und Kompensationsverhalten hingegen können bei beiden Formen auftreten, auch bei Anorexia nervosa vom Binge-Eating-/Purging-Typ. Bulimia nervosa und Binge-Eating-Störung unterscheiden sich im Vorhandensein von Kompensationsverhalten.

Abbildung 15.1 Diagnostische Unterteilung der Essstörungen
(+ – = je nach Untertyp vorhanden oder nicht vorhanden)

	1 Gewicht	2 Essanfälle	3 Kompensation
Anorexia nervosa	niedrig	+ –	+ –
Bulimia nervosa	normal – hoch	+	+
Binge-Eating-Störung	meist hoch	+	–

Komorbidität Die Mehrzahl der Betroffenen hat neben der Essstörung weitere komorbide psychische Erkrankungen. Bei sehr niedrigem Gewicht wird meist auch eine Depression diagnostiziert, häufig sind zudem u. a. komorbide Angst- und Zwangsstörungen, Persönlichkeitsstörungen, selbstverletzendes Verhalten sowie Suchterkrankungen.

Prävalenz Die Häufigkeit manifester Essstörungen ist schwer zu ermitteln, da sich mit dem DSM-5 und der ICD-11 die Diagnosekriterien deutlich verändert haben. Zudem nahm die Covid-19-Pandemie einen deutlich negativen Einfluss. Mehrere Studien kamen bereits vor der Pandemie auf Punkt- wie auch Lebenszeitprävalenzen zwischen 10 und 20% für alle Formen von Essstörungen zusammen, wobei Frauen häufiger betroffen sind als Männer (Wunderer u. a. 2022). Anzeichen einer Essstörung zeigen laut der KiGGS-Studie des Robert Koch-Instituts 19,8% aller 11- bis 17-jährigen Jugendlichen in Deutschland (Cohrdes u. a. 2019).

Entstehung Bei der Entstehung der Essstörung wird ein multifaktorielles, biopsychosoziales Modell angenommen. Auf der biologischen Ebene sind beispielsweise genetische und hormonelle Faktoren relevant, auf der psychologischen Ebene Defizite im Selbstwert, verzerrte Denkmuster, Perfektionismus und Kontrollbedürfnis sowie emotionales Essverhalten, also essen zur Emotionsregulation. Soziokulturell spielt das westliche Schönheits- und Fitnessideal eine entscheidende Rolle, das stark über (soziale) Medien transportiert wird. Zudem können Probleme im familiären Bereich sowie eine starke Fokussierung auf Essen, Figur und Gewicht im sozialen Umfeld, oft verbunden mit abwertenden Kommentaren, eine Essstörung begünstigen.

Beratung und Behandlung Eine Essstörung ist eine ernst zu nehmende, potenziell lebensgefährliche Erkrankung, die unbedingt professioneller Hilfe bedarf. Bei einem entsprechenden Verdacht sollte unbedingt eine medizinische Abklärung erfolgen. Beratungsstellen bieten niederschwellige erste Unterstützung und vermitteln gegebenenfalls in weiterführende ambulante oder stationäre Hilfsangebote. Entsprechend der Entstehung sollte auch die Behandlung biopsychosozial gestaltet sein und neben ärztlicher, psychologischer und ernährungstherapeutischer Betreuung unbedingt (Klinische) Sozialarbeit umfassen (vgl. Wunderer 2015).

15.6 Soziale Arbeit mit Johanna Wagner

Es finden während des gesamten Aufenthalts in der Wohngruppe für Essstörungen zwei Hilfeplangespräche mit dem zuständigen Jugendamt statt. Daran nehmen Johanna Wagner, ihre Mutter, die zuständige Sozialarbeiterin vom Jugendamt und die Sozialarbeiterin Frau Huber teil. Im ersten Gespräch ist vor allem Johannas Veränderungsmotivation Thema, im zweiten ihre Zukunftsperspektive.

Als Johanna Wagner in die Wohngruppe kommt, erfüllt die Essstörungssymptomatik wichtige Funktionen für die Klientin: Johanna kann ihre Autonomie, ihr Kontrollbedürfnis, ihren Perfektionismus und ihr Leistungsstreben über die Essstörung leben. Entsprechend braucht die Klientin lange, bis sie sich in ersten Schritten von der Essstörung lösen kann. Sie lernt sich anzuvertrauen und fühlt sich durch die Sozialarbeiterin Frau Huber und die Therapeutinnen, aber auch durch die Mitbewohnerinnen zunehmend gesehen und anerkannt. So kann sie nach und nach ihre anfangs oft ablehnende Haltung aufgeben.

Zunächst werden mit Johanna Vereinbarungen bezüglich Gewicht und Essen getroffen: Teilnahme am ernährungstherapeutischen Angebot, wöchentliche Gewichtskontrollen und das regelmäßige Führen von Essprotokollen. Nach mehreren Wochen und Ausflügen ins Symptomverhalten arbeitet Johanna gut mit und nimmt an Gewicht zu. Mit Frau Huber macht die Klientin Expositionstrainings, wie beispielsweise ins Café gehen und ein Stück Kuchen essen.

Im Rahmen der sozialpädagogischen Begleitung finden ein bis zwei Einzeltermine pro Woche sowie einmal wöchentlich eine Gruppe für alle Bewohnerinnen der Wohngruppe statt. Zusätzlich nimmt die Klientin an einer Wochenendplanungsgruppe teil, in der sie ihr Wochenende strukturiert, um soziale Kontakte und ihre Freizeitgestaltung zu fördern und Leerlauf, der in Symptomverhalten münden könnte, zu vermeiden. Am Wochenende bieten die Sozialarbeiter*innen regelmäßig Ausflüge an, an denen Johanna teilnimmt.

Durch die anfänglich zögerliche Motivation, ihr kontrolliertes Essverhalten und ihr niedriges Gewicht fällt es Johanna Wagner schwer, sich in der Gruppe zu integrieren – zumal sie mit der Wohnsituation im Doppelzimmer hadert. Über Gruppenangebote und sozialpädagogische Freizeitaktivitäten lernt sie die anderen Mitbewohnerinnen kennen und nimmt zunehmend am Leben in der Wohngruppe teil.

Von zwei Mitbewohnerinnen fühlt sich die Klientin gut verstanden, da sie alle drei ähnliche Essstörungserfahrungen haben, dadurch wird der Kontakt schnell sehr eng. Mit einer von ihnen teilt Johanna ein Zimmer. Sie unterstützen sich weitgehend positiv; kritisch wird es, als ihre Zimmernachbarin zwischenzeitlich wieder an Gewicht verliert. Soziale Ansteckung im Sinne einer negativen Beeinflussung durch andere in der Wohngruppe ist somit erneut, wie schon beim Einzug, ein Thema. Johanna kann sich mit Unterstützung von Frau Huber jedoch gut abgrenzen und ihre Ziele weiterverfolgen.

Johanna ist von Anfang an gut in der Lage, sich selbst zu versorgen, und benötigt diesbezüglich keine Unterstützung. Lediglich beim Umgang mit dem Taschengeld holt sie sich Hilfe. Um ihr Sicherheit zu geben, schlägt Frau Huber ihr vor, über eine längere Zeit Finanzprotokolle zu führen (vgl. Wunderer 2019). Mit der Zeit wird sie so selbstbewusster im Umgang mit Geld und kann sich selbst etwas gönnen, ohne ein schlechtes Gewissen zu haben.

Da schulische Leistungen einen wichtigen Stellenwert für Johanna Wagner haben und sie sich in der ersten Schule nicht wohlfühlt, leitet die betreuende Sozialarbeiterin einen Schulwechsel ein. Johanna findet sich in ihrer neuen Klasse gut ein. Sie hat nicht nur einen guten Kontakt zum Klassenlehrer, es entstehen auch Freundschaften mit einem Schüler und einer Schülerin, mit denen sie immer wieder etwas unternimmt. Gegen Ende des Aufenthalts ist Johanna zunehmend in der Freizeit aktiv, geht mit Mitbewohnerinnen oder Freund*innen aus der Schule ins Kino, shoppen und spazieren. Sie tritt in einen Basketballverein ein.

Die Schulleistungen von Johanna Wagner sind sehr gut, sie macht ihre Schularbeiten extrem sorgfältig und verbringt einen Großteil des Tages damit. Entsprechend arbeitet das Betreuungsteam daran, dass sie Pausen einlegt. Zu Beginn muss sie ihre Schulsachen abends abgeben, damit sie nicht in Versuchung gerät, bis in die Nacht hinein zu lernen. Gegen Ende des Aufenthalts sind Schule und Freizeit besser ausgeglichen, allerdings muss Johanna Wagner weiterhin darauf achten, sich nicht zu viel vorzunehmen und ihren Perfektionismus hintanzustellen. Dabei helfen ihr klare Pläne für die kommenden Tage sowie die Arbeit mit ihren »inneren Anteilen«, bei denen sie selbst ihre »ängstliche Perfektionistin« oft als zu dominant erlebt.

In den Familiengesprächen in der Wohngruppe wird die Ablösung von den Eltern thematisiert und Johanna wird ermutigt, auf sich zu achten und nicht die Verantwortung für die Ehe der Eltern zu übernehmen. Als Johanna in der systemischen Einzelarbeit bald nach Einzug in die Wohngruppe gebeten wird, ihre Familie in Tieren darzustellen, wählt sie ein Känguru für ihre Mutter, mit ihrem Bruder im Beutel. Der Vater der Mutter steht als großes Känguru hinter dieser. Ihren Vater sieht Johanna als stolzen Hirsch mit Geweih, der abseits steht und auch nicht auf sie blickt. Sich selbst stellt sie als Katze dar, neben sich einen Hund, der die Essstörung symbolisiert. Johanna beschreibt, dass der Hund immer für sie da sei und sie anschaue. Sie habe für sich eine Katze ausgesucht, weil sie ihren Weg gehen wolle. Am Ende des Aufenthalts hat sich das Bild gewandelt: Die Eltern stehen nun nebeneinander hinter ihr, Johanna blickt in die

Zukunft. Den Hund, die Essstörung, gibt es noch, aber sie braucht sie weniger. Entsprechend platziert sie den Hund deutlich weiter von sich entfernt. Der Bruder ist inzwischen nicht mehr im Känguru-Beutel der Mutter, sondern steht den Eltern gegenüber, da er in einem Wohnheim lebt.

Auch für Johanna Wagner ist klar, dass sie nicht wieder zu ihren Eltern ziehen wird. Das Team empfiehlt ihr, im Anschluss in eine sozialpädagogisch betreute Wohngruppe zu gehen, um die erreichten Fortschritte nicht zu gefährden und sie weiter in eine eigenverantwortliche Lebensführung zu begleiten. Da die Eltern einen hohen Eigenanteil bezahlen müssten und Johanna ein »normales« Leben führen will, entscheidet sie sich jedoch, keine weitere Jugendhilfemaßnahme in Anspruch zu nehmen. Sie sucht sich eine WG mit zwei Mitbewohnerinnen, von denen sie eine in der Wohngruppe kennengelernt hat. Das Team steht dieser Entscheidung einerseits kritisch gegenüber, andererseits ist deutlich, dass Johanna die Kraft hat, Entscheidungen umzusetzen, die sie getroffen hat.

15.7 Zusammenfassung

Soziale Arbeit mit Menschen mit Essstörungen bedeutet zuallererst Motivationsarbeit. Die Betroffenen haben oft große Angst, die Essstörung loszulassen, da sie durch diese Selbstwert und Identität gewinnen, häufig wenig funktionale Emotionsregulationsstrategien kennen und sich sozial zurückgezogen haben. Entsprechend ist die Arbeit an der sozialen Integration zentral, neben der Lebensweise muss die Lebenslage in den Blick genommen werden. Essstörungen sind nur vordergründig Probleme mit dem Essen, für viele betroffene Personen bieten sie einen vermeintlichen Lösungsversuch für tieferliegende Probleme, aus denen sie aktuell keinen anderen Ausweg wissen. Da Essstörungen potenziell lebensbedrohlich sein können, ist eine medizinische Begleitung unabdingbar.

***Prof. Dr. Eva Wunderer**, Dipl.-Psychologin, Systemische Paar- und Familientherapeutin (DGSF), lehrt an der Hochschule Landshut u. a. Klinische Sozialarbeit mit Menschen mit Essstörungen.*

***Vanessa von Wyschetzki**, Dipl.-Sozialpädagogin (FH), Systemische Paar- und Familientherapeutin (DGSF), Systemische Kinder- und Jugendlichentherapeutin (DGSF), arbeitet im Versorgungszentrum Essstörungen ANAD e. V., Weilheim.*

15.8 Vertiefungsmöglichkeiten

15.8.1 Downloadmaterial

Netzwerkkarte von Johanna bei Einzug in die Wohngruppe (t1)
Netzwerkkarte von Johanna bei Auszug aus der Wohngruppe (t2)
Tagesprotokoll von Johanna

15.8.2 Internet

S3-Leitlinie Diagnostik und Therapie der Essstörungen: https://www.awmf.org/leitlinien/detail/ll/051-026.html

Bundeszentrale für gesundheitliche Aufklärung BZgA – Informationen und Suchmaschine für professionelle Beratungsangebote im Essstörungsbereich: https://www.bzga-essstoerungen.de/

Deutsche Hauptstelle für Suchtfragen (DHS) – Informationen und Zahlen zum Thema Essstörungen: https://www.dhs.de/suechte/essstoerungen

Bundesfachverband Essstörungen – Zusammenschluss behandelnder Fachkräfte und Einrichtungen: https://www.bundesfachverbandessstoerungen.de/

KiGGS – Studie zur Gesundheit von Kindern und Jugendlichen in Deutschland: https://www.rki.de/DE/Content/Gesundheitsmonitoring/Studien/Kiggs/kiggs_node.html

15.9 Fragen und Übungen

1. Welche Erfahrungen haben Sie mit Menschen mit Essstörungen gemacht? Welche Gedanken und Gefühle lösen Betroffene bei Ihnen aus?
2. Wie unterscheiden sich die Essstörungsdiagnosen (Anorexia nervosa, Bulimia nervosa, Binge-Eating-Störung)?
3. Inwiefern können soziokulturelle und soziale Faktoren zur Entstehung und Aufrechterhaltung von Essstörungen beitragen? Welche präventiven Ansatzpunkte finden Sie diesbezüglich?
4. Welche Methoden kennen Sie, um die Motivation von Klient*innen zu überprüfen und zu fördern?
5. Recherchieren Sie Angebote für Menschen mit Essstörungen und ihre Angehörigen in Ihrer Region.

6. Reflektieren Sie das Vorgehen der Sozialen Arbeit:
- Was ist gelungen?
- Wie wären Sie vorgegangen?
- Was fehlt? Was wurde vielleicht übersehen?
- Erinnert Sie der Fall an eigene ähnliche oder konträre Erfahrungen aus dem beruflichen Alltag?

15.10 Referenzen

Cohrdes, C.; Göbel, K.; Schlack, R.; Hölling, H. (2019): Essstörungssymptome bei Kindern und Jugendlichen. Häufigkeiten und Risikofaktoren: Ergebnisse aus KiGGS Welle 2 und Trends. Bundesgesundheitsblatt, Gesundheitsforschung, Gesundheitsschutz, 62 (10), S. 1195–1204. DOI: 10.1007/s00103-019-03005

Pantuček-Eisenbacher, P. (2019): Soziale Diagnostik. Verfahren für die Praxis Sozialer Arbeit. 4., aktual. Aufl. Göttingen: Vandenhoeck & Ruprecht.

Wunderer, E. (2015): Praxishandbuch Soziale Arbeit mit Menschen mit Essstörungen. Weinheim: Juventa.

Wunderer, E. (2019): Therapie-Tools Essstörungen. Weinheim: Beltz.

Wunderer, E.; Hofer, A.; Neuner, C.; Borse, S.; Schnebel, A. (2022): Essstörungen. In: DHS (Hg.): Jahrbuch Sucht 2022, S. 107–115. Lengerich: Pabst.

16 Lernfall Emotional instabile Persönlichkeitsstörung, Borderline-Typ

Gernot Hahn

Dieser Lernfall vermittelt Grundlagenwissen über die Emotional-instabile Persönlichkeitsstörung vom Borderline-Typ ICD-10 F 60.31. Die psychischen, sozialen, rechtlichen und ökonomischen Folgen einer solchen Erkrankung können erheblich sein. Die besonderen Aspekte der Beziehungsgestaltung, Interventionsebenen und methodischen Schwerpunkte werden vor dem Hintergrund einer Therapieweisung dargestellt, die im Rahmen eines Strafverfahrens ausgesprochen wurde.
Schlagworte: Beziehungsgestaltung, Forensische Ambulanzen, Maßregelvollzug, Persönlichkeitsstörung, Zwangskontext

16.1 Lebensgeschichte und aktuelle Situation aus der Sicht von Sascha Klein

Ich wurde vor 29 Jahren in Norddeutschland geboren. Mein Vater war Soldat und ist kurz nach meiner Geburt zurück nach Amerika gegangen und später bei einem Auslandseinsatz ums Leben gekommen. Ich habe ihn nie kennengelernt.

Ich bin bei meiner Mutter aufgewachsen, die immer viel arbeiten musste, um uns über die Runden zu bringen. Ich war dann in einer Tagesstätte, für eine kurze Zeit auch mal in einem Heim. Meine Mutter war ziemlich streng, von heute aus gesehen, würde ich sagen, es war ihr alles zu viel. Zweimal hat ein paar Monate ein Mann mit uns gewohnt, zweimal die gleichen Nieten, die konnten nur saufen, rumbrüllen und rumschlagen. Meine Mutter hat viel Dresche bezogen und ich auch. Meine Mutter hat sich für mich von denen getrennt, um mich zu schützen. Das rechne ich ihr hoch an.

Auf der Schule ging es anfangs ganz gut, ich ging auf die Realschule. Mit zwölf, 13 hing ich viel mit älteren Jungs ab. Die haben mir dann was angeboten, zuerst Hasch, später härtere Sachen. In der Schule wurden die Noten immer schlechter und mein Klassenlehrer hat mir auf den Kopf zugesagt, dass ich auf Drogen bin und dass er mit meiner Mutter sprechen wird. Da bin ich ausgerastet und habe ihm eine gelangt. Damit hatte ich Schulverbot. Damals ist alles irgendwie den Bach runtergegangen, ich habe nichts mehr gemacht, viel gekifft und nur noch mit den Jungs abgehangen.

Meine Mutter hat mich dann zu einem Psychologen gebracht, der wollte, dass ich in die Kinder- und Jugendpsychiatrie gehe. Da bin ich ein halbes Jahr gewesen. Das Gute war, dass ich von dort aus wieder auf eine Schule gehen konnte und den Abschluss auch geschafft habe, denn im gleichen Jahr hatte meine Mutter eine Bandscheiben-OP und konnte nicht mehr arbeiten. Ich habe dann eine Schreinerlehre angefangen, um ein bisschen Geld zu verdienen.

Am Anfang hat mir das richtig gut gefallen, der Meister war wahnsinnig nett, konnte viel, hat mir viel gezeigt. Klar hat der auch Leistung erwartet, aber er war nicht superstreng. Zumindest im ersten halben Jahr. Dann haben sich die anderen Kollegen immer öfter über mich beschwert, ich sei faul und lasse die anderen für mich arbeiten. Als ich dann noch eine Maschine »geschrottet« und dabei noch teures Holz ruiniert habe, hat man mir nahegelegt zu kündigen. Das habe ich nicht gemacht, schließlich war das ja keine Absicht. Die Kollegen haben mir aber bei den Aufgaben nicht mehr geholfen, stattdessen haben sie nur noch an mir rumkritisiert. Da bin ich wütend geworden und habe ihre Arbeit auch unmöglich gemacht. Es fiel aber schnell auf, dass ich mich an die Geräte rangemacht hatte, und ich wurde rausgeworfen.

Ich habe dann wieder mehr Cannabis geraucht und Party gemacht. Dabei habe ich meine erste Freundin kennengelernt. Sie war ideal, das schönste Mädchen in der Stadt, klug und aus gutem Hause. Sie hat damals gerade Abitur gemacht und wollte dann zum Studieren nach München. Ich habe sie besucht, wollte mir Wohnung und Arbeit suchen, aber sie hat mich dann einfach sitzen gelassen. Da habe nicht mehr weitergewusst, ich wollte »Schluss machen«. Ich bin auf einen Kran gestiegen, wollte runterspringen, aber nicht mal das habe ich geschafft.

Ich bin dann wieder in die Psychiatrie gekommen, von dort aus in eine therapeutische Wohngemeinschaft und schließlich in ein Berufsförderungswerk (BFW). So bin ich nach Süddeutschland gekommen. Dort habe ich eine Ausbildung zum Werkzeugmechaniker gemacht. Während der Ausbildungszeit habe ich Dominik kennengelernt. Im BFW haben sie uns als schwules Paar bezeichnet, das stimmte aber nur zur Hälfte. Ich habe mich mit Dominik gut verstanden, aber ich war nicht verliebt. Ich fand es aber toll, dass er in mich verliebt war, das hat mir gutgetan. Als Dominik die Ausbildung wegen einer Haftstrafe nicht beenden konnte, habe ich mich richtig einsam gefühlt. Wieder habe ich daran gedacht Schluss zu machen, bin dann aber gleich in die Psychiatrie. Dieses Mal nicht so lange, sodass ich die Ausbildung beenden konnte. Seitdem lebe ich alleine.

Seit zwei Jahren bin als Werkzeugmacher bei einer Leiharbeitsfirma beschäftigt. Dadurch habe ich immer mal wieder viel Zeit, da mache ich dann viel Sport, u. a. Downhill-Racing und Parkour. Je schwieriger das Terrain, desto besser. Leider hat das auch zu ein paar Verletzungen geführt. Meine Mutter sagt immer, ich soll vorsichtiger sein, aber das müssen Mütter wohl sagen. Vielleicht denkt sie auch an ihren Rücken und was sie ihm zugemutet hat. Sie hat immer noch Schmerzen und die werden auch schlimmer. Ich besuche sie, wann immer ich kann. Seitdem sie im selben Viertel wohnt, sehen wir uns eigentlich täglich.

16.2 Lebensgeschichte und aktuelle Situation aus Sicht der Fachleute

Sascha Klein wurde als Sohn eines US-amerikanischen Soldaten und der damals 19-jährigen Anna Klein in Hamburg geboren. Der Vater wurde kurz nach Herrn Kleins Geburt wegen eines Gewaltdelikts inhaftiert und nach Amerika abgeschoben, wo er zwei Jahre später verstorben ist. Anna Klein unterhielt in den Folgejahren wechselnde Partnerschaften. Es ist zu Auffälligkeiten in der Familie gekommen, Misshandlung der Mutter und des Kindes, starker Alkoholkonsum der Mutter und ihrer Partner. Im Alter von fünf Jahren wurde Sascha Klein während der Entzugs- und Entwöhnungsbehandlung der Mutter in einem Kinderheim untergebracht.

Er hat drei Jahre die Realschule besucht, bis er einen Schulverweis wegen Sachbeschädigung und tätlichem Angriff auf einen Lehrer erhielt. Es folgte eine stationäre psychiatrische Behandlung. Nach einem qualifizierenden Hauptschulabschluss hat er eine Lehre als Schreiner angefangen, das Lehrverhältnis wurde wegen fortgesetzter Sachbeschädigung gekündigt. Ein Jahr später bekam Herr Klein eine Bewährungsstrafe wegen Verstoß gegen das Betäubungsmittelgesetz. Ein weiteres Jahr später wurde er nach einem Suizidversuch in die Psychiatrie eingewiesen und anschließend in eine therapeutisch betreute Wohngemeinschaft vermittelt. In einem Berufsförderungswerk konnte er eine Lehre zum Werkzeugmacher abschließen. Seitdem ist er – unterbrochen von kurzen Phasen der Arbeitslosigkeit – im erlernten Beruf tätig.

Aktuell ist Herr Klein mit einem Strafverfahren konfrontiert, weil er einen früheren Bekannten, der ihm nach seinen Angaben Geld schuldet, im Laufe einer Auseinandersetzung zweimal mit der Faust ins Gesicht schlug, sodass dieser zu Boden stürzte und sich eine Prellung des Knies und der Schulter zuzog. Herr Klein konnte durch Umstehende bis zum Eintreffen der Polizei festgehalten werden.

Herr Klein erhielt eine Haftstrafe von 18 Monaten mit Unterbringung in einer Entziehungsanstalt gem. § 64 StGB. Die Strafe wurde drei Jahre zur Bewährung ausgesetzt. In das Urteil floss eine gutachterliche Stellungnahme des Landgerichtsarztes ein. Dieser beschreibt Probleme der Impulsregulation bei bestehender emotional instabiler Persönlichkeitsstörung (Borderline-Typ), die Steuerungsfähigkeit sei zum Tatzeitpunkt beeinträchtigt gewesen. Der Gutachter empfahl die ambulante Behandlung der Persönlichkeits- und Suchtproblematik durch eine geeignete Fachstelle.

Herr Klein hat die Weisung, sich einer ambulanten Therapie zu unterziehen und den Weisungen des dortigen Personals Folge zu leisten. Zum Nachweis seiner Drogenabstinenz muss er sich Urinkontrollen im Umfang von mindestens vier, maximal zwölf Drogenscreenings pro Jahr unterziehen.

16.3 Beziehungsaufbau und Beziehungsgestaltung

Herr Klein meldet sich aufgrund des richterlichen Beschlusses telefonisch in der Forensischen Ambulanz. Die Terminvereinbarung gestaltet sich schwierig, Herr Klein betont, dass er »auf jeden Fall« in die Ambulanz kommen wolle, wegen seiner Berufstätigkeit allerdings kaum planen könne. Schließlich erscheint Herr Klein nach mehrfacher Terminverschiebung so früh, dass er eine Stunde im Eingangsbereich der Ambulanz warten muss.

Herr Klein wirkt wesentlich jünger als Ende zwanzig, er trägt modische Jeans und eine viel zu große Lederjacke. In einem Plastikbeutel befinden sich seine Unterlagen (Gutachten, Atteste, das Urteil), die er während der Wartezeit durchblättert.

Dem Sozialarbeiter Jacobsen berichtet Sascha Klein von einem großen Missverständnis. Er sei angegriffen worden, habe sich wehren müssen. In der Gerichtsverhandlung sei das »alles verdreht worden«, er sei plötzlich der Angreifer gewesen, das hätten Zeug*innen des Vorfalls so angegeben. Der Richter habe denen geglaubt, er habe »nichts machen können«. Sein Anwalt habe ihm empfohlen, die Sache zuzugeben, dann bekäme er Bewährung. So ist er verurteilt worden, eigentlich sei er unschuldig und die Maßnahme in der Ambulanz völlig unnötig. Das mit den Urinkontrollen verstehe er nicht, er konsumiere eigentlich keine illegalen Drogen, rauche nur gelegentlich Haschisch.

Herr Klein betont, dass er von sich aus kein Thema habe, das er in der ambulanten Behandlung besprechen möchte, er müsse halt herkommen. Er äußert die Hoffnung, dass die Ambulanz ein Gutachten verfassen könnte, in dem »alles klargestellt wird«, vielleicht würde das Gericht dann wenigstens die Bewährungsauflagen streichen.

Herr Klein zeigt sich ambivalent: Einerseits sieht er sich zu Unrecht verurteilt und lehnt die Weisung zu einer ambulanten Behandlung ab, andererseits will er dieser auf jeden Fall nachkommen, um weiteren Ärger zu vermeiden. Im Gespräch wirkt er offen, er spricht ausführlich über seine Geschichte und einige ihrer Details.

Herr Klein wird von einem für seinen Wohnort zuständigen Bewährungshelfer betreut. Zur Abstimmung der Maßnahmen werden zu Beginn des Kontakts regelmäßige Fallkonferenzen vereinbart, in deren Rahmen die Verlaufsauswertung, weitere Schritte und die Dauer der ambulanten Behandlung erörtert werden sollen. Die Rolle der psychiatrischen Ambulanz wird folgendermaßen festgelegt: Herr Klein kann hier die erteilten Weisungen erfüllen (formaler Aspekt: Terminerfüllung, Drogenscreenings) und er kann das Behandlungs- und Beratungsangebot der Mitarbeiter nutzen (inhaltlicher Aspekt: Krankheits- und Konfliktbewältigung).

Schon in den ersten Gesprächen fällt Herrn Jacobsen auf, dass sich Herr Klein in Bezug auf zurückliegende Konflikte und Straftaten als »unverstanden« und wenig selbstwirksam erlebt. Andere Menschen würden schlecht über ihn reden, ihn zu Unrecht beschuldigen. Er würde oft »in so komische Sachen reingezogen« werden. Problematisch ist offensichtlich, dass Sascha Klein von nahestehenden Menschen schon oft verlassen worden ist, er sich »einsam und verraten« fühlt. Für die Gespräche in der Ambulanz benennt er schließlich diese Themen, an denen er arbeiten möchte.

EXKURS

Forensische Ambulanz

Diese Spezialeinrichtungen wurden mit der Reform der Führungsaufsicht 2007 bundesweit etabliert und betreuen insgesamt ca. 5000 Patient*innen, die zuvor im stationären Maßregelvollzug gem. § 63 StGB (psychiatrisches Krankenhaus) oder § 64 StGB (Entziehungsanstalt) behandelt worden sind bzw. als Bewährungsfälle betreut werden (Hahn & Wörthmüller 2011). Das Behandlungsspektrum reicht von psychotherapeutischer Grundversorgung über kriminaltherapeutische Ansätze, Risikobewertung und Kriminalprognostik, Krisenintervention, Psychoedukation, Kontrollmaßnahmen, Casemanagement, Angehörigenarbeit bis hin zur Fachberatung für andere (sozial-)psychiatrische Dienstleister (Freese 2003; Hahn & Stiels-Glenn 2010).

Die Behandlung und Nachsorge durch Forensische Ambulanzen werden durch gerichtliche Weisungen angeordnet, d. h., der Kontakt zwischen Patient*in und Ambulanz findet im Zwangskontext statt; neben Unterstützungsaufgaben bestehen Überwachungs- und Kontrollaspekte, was ein spezialisiertes Vorgehen erfordert. Für das Gelingen der Betreuung und Behandlung ist es bedeutsam, einen Zugang zu den Klient*innen zu finden, die meist von sich aus kein Anliegen haben, keine Therapie wünschen und in vielen Fällen eine ablehnende Haltung zeigen. Die Interventionen der Fachambulanzen zielen entsprechend auf Motivationsentwicklung und auf die Entwicklung positiver Perspektiven (vgl. Conen & Cecchin 2007; Klug & Zobrist 2021), deren Umsetzung durch Unterstützungsmaßnahmen gefördert werden kann.

Auftrag und Rahmen des stationären und ambulanten Maßregelvollzugs werden durch strafrechtliche Regelungen (StGB) strukturiert, der Fokus aller Maßnahmen liegt auf der Verbesserung der Kriminalprognose (Reduktion der Gefährlichkeit) durch Krankheitsbehandlung und allgemeine Verbesserung der Lebensführungs- und Teilhabechancen. Ein direkter Bezug zum Bundesteilhabegesetz (BTHG) wird in diesem Arbeitsfeld allerdings nicht explizit hergestellt.

16.4 Soziale Diagnostik und Teilhabe

Materielle Absicherung Sascha Klein berichtet über finanzielle Probleme, aktuell ist er mit ca. 32.000 Euro verschuldet. Er lebt von einem monatlichen Einkommen von knapp 1.000 Euro, das er als Leiharbeiter bei einer Zeitarbeitsfirma verdient. Herr Klein ist stolz auf den erreichten Schul- und Berufsabschluss. Er sieht sich als »Handwerker, der etwas kann«, und träumt von einem höheren Schulabschluss und einem Ingenieurstudium. Die finanzielle Situation erlebt er als ständigen Druck, dabei ist es ihm wichtig, seinen Lebensunterhalt selbst zu erwirtschaften.

Rechtliche Position Die Verurteilung zu einer Bewährungsstrafe ist mit Auflagen verbunden, u. a. Unterstellung unter einen Bewährungshelfer, ambulante Therapie, Abstinenz bezüglich illegaler Drogen, Nachweis der Drogenabstinenz durch Drogenscreenings. Die Einhaltung dieser Weisungen wird von dem Bewährungshelfer überwacht, der zweimal pro Jahr Berichte an das Gericht sendet. Eine gesetzliche Betreuung besteht nicht.

Soziale Situation Als wichtigsten Kontakt benennt Sascha Klein seine Mutter. Er kümmert sich beinahe täglich um sie, da sie krankheitsbedingt erheblich eingeschränkt ist. Er äußert starke Angstgefühle, dass sie noch kränker werden und sterben könnte.

Über seine sportlichen Aktivitäten besteht eine Vielzahl von losen sozialen Kontakten. Nach der Trennung von der letzten Partnerin vor einem Jahr lebt er ohne feste Beziehung. Im beruflichen Umfeld sind bislang keine engeren Kontakte oder Freundschaften entstanden. Es bestehen Pflichtkontakte zum Bewährungshelfer und zur Forensischen Ambulanz.

Herr Klein beschreibt sein Leben als ständigen Kampf. Er fühle sich oft von anderen angegriffen oder ungerecht behandelt. Er habe kein Glück in seinem Leben. Oft sei er deswegen regelrecht depressiv, fühle sich mutlos und innerlich leer. Er hat den Eindruck, dass seine beruflichen oder privaten Beziehungen von vornherein zum Scheitern verurteilt sind. Neue Beziehungen will er »eigentlich gar nicht mehr eingehen«, da er sicher ist, schnell wieder verlassen zu werden. Beruflich fühlt er sich »am unteren Ende«, er bekäme meist nur die schlechten Jobs, geringe Bezahlung und habe keine Sicherheit.

Wohnsituation und Selbstversorgung Die Wohnverhältnisse sind in vielerlei Hinsicht ungünstig: Für eine Einzimmerwohnung mit Kohleofen zahlt Herr Klein 390 Euro Kaltmiete, ein schriftlicher Mietvertrag existiert nicht. Die Wohnung liegt im Hinterhaus und ist dringend sanierungsbedürftig. Herr Klein fühlt sich in seiner Wohnung nicht wohl, »wie abgeschoben«. Es fehlt ihm an finanziellen Mitteln für eine ansprechende Möblierung.

Tagesablauf, Beschäftigung und Arbeit Herr Klein arbeitet im Rahmen eines Zeitarbeitsverhältnisses im erlernten Beruf. Die Arbeitseinsätze wechseln fast täglich, nur selten kommt es zu Einsätzen an einem Arbeitsort mit einer Dauer von mehr als drei Tagen. Die Beschäftigungssituation strukturiert den Tagesablauf: Längerfristige Planungen sind kaum möglich, nur für das Wochenende ist die Freizeitgestaltung planbar. Herr Klein hofft darauf, von einer der Leihfirmen fest angestellt zu werden, deswegen akzeptiert er bislang jeden Arbeitseinsatz, auch wenn damit z. T. erhebliche Fahrzeiten und -kosten verbunden sind.

Kulturelle Teilhabe Herrn Kleins Interessen liegen vor allem im sportlichen Bereich. Er fährt seit Jahren aktiv Mountainbike, betreibt Downhill-Racing und Parkour, eine intensive Bewegungssportart mit stark artistischen Anteilen. Es kam wiederholt zu Unfällen und teils erheblichen Verletzungen.

Herr Klein verhält sich beim Sport deutlich risikoorientiert, er scheint fast stolz auf seine Verletzungen und die teils sichtbaren Verletzungsfolgen zu sein. Er träumt von einer schulischen und beruflichen Qualifizierung, hat bislang noch keine konkreten Schritte dafür unternommen.

Sicherstellung der Wirksamkeit der ärztlichen, nicht ärztlichen und ärztlich verordneten Leistungen Das therapeutische Vorgehen bei Herrn Klein versteht sich als Komplexleistungsprogramm, das alle relevanten Fallebenen umfasst und die erforderlichen Einzelmaßnahmen an die jeweilige Fachkraft delegiert. Die Leitung Forensischer Fachambulanzen erfolgen durch Fachkräfte aus den Bereichen Medizin, Soziale Arbeit oder Psychologie, wobei die chefärztliche Gesamtleitung bei psychiatrischen Fachärzt*innen, meist mit forensischer Gebietsbezeichnung liegt. Die Abstimmung der Diagnostik, Behandlungsplanung und -evaluation erfolgt im Gesamtteam in Anwesenheit der ärztlichen Klinikleitung, dabei spielt die Einschätzung des multiprofessionellen Behandlungsteams, das »am Fall« arbeitet, eine zentrale Rolle.

Umgang mit der Erkrankung Sascha Klein weiß um die Diagnose einer Borderline-Persönlichkeitsstörung. Er hat sich bisher nur wenig damit beschäftigt, seine Kenntnisse stammen aus dem Internet. Die dort beschriebenen Symptome wertet er als für sich stimmig, fühlt sich durch die Kategorisierung als Persönlichkeitsstörung aber abgewertet und diskriminiert.

Ihm ist bewusst, dass die mit der Erkrankung in Zusammenhang stehenden Probleme schon lange bestehen und in den letzten Jahren eher zugenommen haben. Mögliche Inhalte einer Therapie kann er nicht benennen, er ist sich unsicher, ob eine Therapie notwendig ist: »Therapie, das ist doch was für Verrückte und ich bin ja nicht verrückt.« Die Probleme in seinen bisherigen Beziehungen sieht er hauptsächlich durch seine Partnerinnen veranlasst, die sich falsch verhalten und ihn »verraten« haben. Er kennt keine anderen Betroffenen, die mit der Diagnose Borderline-Persönlichkeitsstörung leben, kann sich auch nicht vorstellen, dass es Menschen gibt, denen es ähnlich geht.

16.5 Fachwissen Persönlichkeitsstörungen

Persönlichkeitsstörungen stellen ein charakteristisches, langanhaltendes, chronisches, wenig veränderungsfähiges und unangepasstes Muster der Persönlichkeit in den Bereichen Wahrnehmung, Denken und Verhalten dar, das Betroffene in der Bewältigung ihres alltäglichen sozialen und beruflichen Lebens stark beeinträchtigt. Die allgemeinen Merkmale einer Persönlichkeitsstörung nach ICD-10 werden in Abbildung 16.1 dargestellt.

Abbildung 16.1 Allgemeine Merkmale einer Persönlichkeitsstörung nach ICD-10

- Deutliche Unausgeglichenheit in den Einstellungen und im Verhalten in mehreren Funktionsbereichen wie Affektivität, Antrieb, Impulskontrolle, Wahrnehmen und Denken sowie in den Beziehungen zu anderen
- Das auffällige Verhaltensmuster ist andauernd und gleichförmig, nicht auf Episoden psychischer Krankheiten begrenzt und tritt nicht als Folge von Hirnschädigungen oder anderen Erkrankungen auf
- Das auffällige Verhaltensmuster ist tief greifend und in vielen persönlichen und sozialen Situationen eindeutig unpassend
- Die Störungen beginnen immer in der Kindheit oder Jugend und manifestieren sich im Erwachsenenalter
- Die Störung führt zu deutlichem subjektivem Leiden, manchmal jedoch erst im späteren Verlauf
- Die Störung ist meistens mit deutlichen Einschränkungen der beruflichen und sozialen Leistungsfähigkeit verbunden
- Für die Diagnose müssen drei der jeweils genannten Eigenschaften oder Verhaltensweisen vorliegen

In der ICD-10 sind neben dieser allgemeinen Definition einer Persönlichkeitsstörung acht spezifische Persönlichkeitsstörungen beschrieben (vgl. Abb. 16.2). Die einzelnen Störungsgruppen weisen untereinander Überschneidungen auf, mehrere Störungsaspekte können nebeneinander existieren.

Abbildung 16.2 Die spezifischen Persönlichkeitsstörungen im Überblick

Spezifische Persönlichkeitsstörungen	Merkmale
Paranoide Persönlichkeitsstörungen	Misstrauen, Feindseligkeit, Selbstbezogenheit
Schizoide Persönlichkeitsstörungen	Starker Rückzug, geringer oder kein Ausdruck von Gefühlen
Dissoziale Persönlichkeitsstörungen	Missachtung von sozialen Verpflichtungen und Gefühlen anderer
Emotional-instabile Persönlichkeitsstörungen	Impulsiver Typ und Borderline-Typ
Histrionische Persönlichkeitsstörungen	Labile Affektivität, theatralisch in Ausdruck und Verhalten
Zwanghafte Persönlichkeitsstörungen	Übertriebene Gewissenhaftigkeit, Kontrollbedürfnis, Pedanterie
Ängstliche (vermeidende) Persönlichkeitsstörungen	Unsicherheit, Besorgtheit, Ängstlichkeit
Abhängige Persönlichkeitsstörungen	Trennungsangst, Hilflosigkeit

16.5.1 Diagnostische Grundlagen

Eine emotional-instabile Persönlichkeitsstörung liegt vor, wenn dauerhafte Probleme in der Steuerung von Gefühlen und innerer Anspannung bestehen und von einer tiefgreifenden Störung des Selbstbildes begleitet werden. Sie zeigt sich in konflikthaften und instabilen zwischenmenschlichen Beziehungen, selbstschädigenden Verhaltensweisen, ausgeprägten Spannungs- und Angstgefühlen, Stimmungsschwankungen, Empfindungen innerer Leere und Selbstentwertung.

Patienten mit einer Borderline-Persönlichkeitsstörung weisen den Menschen in ihrer Umgebung oft Bedeutungen zu, die starr, nicht flexibel, idealisierend oder abwertend sind (Schwarz-Weiß-Denken). Die Symptome dieser Persönlichkeitsstörung sind hartnäckig und gleichförmig, sie erfahren in sozial besonders fordernden Situationen eine krisenhafte Zuspitzung und extreme Ausformung, z. T. durch tätliche Übergriffe oder starke Selbstverletzung.

Zur Diagnose der emotional-instabilen Persönlichkeitsstörung in der ICD-10 müssen die allgemeinen Kriterien für eine Persönlichkeitsstörung erfüllt sein. Zur Differenzierung des Störungsbildes wird zwischen einem impulsiven Typus (F60.30) und der Borderline-Persönlichkeitsstörung (F60.31) unterschieden. (vgl. Abb. 16.3)

Abbildung 16.3 Allgemeine Merkmale einer Persönlichkeitsstörung nach ICD-10

Emotional-instabile Persönlichkeitsstörung	Diagnostische Kriterien (Die allgemeinen Kriterien für eine Persönlichkeitsstörung [F60] müssen erfüllt sein.)
ICD-10 F60.30 Impulsiver Typus	Mindestens drei der folgenden Eigenschaften oder Verhaltensweisen müssen vorliegen (darunter 2.): **1.** deutliche Tendenz, unerwartet und ohne Berücksichtigung der Konsequenzen zu handeln, **2.** deutliche Tendenz zu Streitereien und Konflikten mit anderen, vor allem dann, wenn impulsive Handlungen unterbunden oder getadelt werden, **3.** Neigung zu Ausbrüchen von Wut oder Gewalt mit Unfähigkeit zur Kontrolle explosiven Verhaltens, **4.** Schwierigkeiten in der Beibehaltung von Handlungen, die nicht unmittelbar belohnt werden, **5.** unbeständige und launische Stimmung.
ICD-10 F60.31 Borderline-Typ	Mindestens drei der oben unter F60.30 erwähnten Kriterien müssen vorliegen und zusätzlich mindestens zwei der folgenden Eigenschaften und Verhaltensweisen: **1.** Störungen und Unsicherheit bezüglich Selbstbild, Zielen und »innerer Präferenzen« (einschließlich sexueller), **2.** Neigung, sich auf intensive, aber instabile Beziehungen einzulassen, oft mit der Folge von emotionalen Krisen, **3.** übertriebene Bemühungen, das Verlassenwerden zu vermeiden, **4.** wiederholte Drohungen oder aggressive Handlungen.

Zum Verständnis der Entstehung und der Ursachen einer Borderline-Persönlichkeitsstörung hat sich ein multifaktorieller, biopsychosozialer Ansatz etabliert. Die Bedeutung traumatischer Erfahrungen, schwerwiegender Sozialisationsmängel, psychischer Verarbeitungsmechanismen und Entwicklungsprobleme wie auch neurobiologischer und neurophysiologischer Dysfunktionen ist z. T. empirisch belegt. Dulz & Jensen (2011) haben diese komplexen Bedingungen und Entstehungszusammenhänge in einem Modell zusammengefasst (Abb. 16.4).

Abbildung 16.4 Entstehung und Entwicklung einer Borderline-Persönlichkeitsstörung (nach Dulz & Jensen 2011, S. 224)

Genetische Ebene		Strukturelle Ebene	Deskriptive Ebene
○ pränatale Einflüsse ○ erbbiologische Faktoren ○ neuroanatomische und neurobiochemische Faktoren ○ externale Faktoren, z. B. Krankheit des späteren Opfers) ○ frühkindliche Familiensituation	○ »Familienklima« zur Zeit der Traumatisierung, insbesondere das Verhalten der Nicht-Täter ○ Prätraumatische Persönlichkeitsstruktur ○ Missbrauch und / oder Vernachlässigung ○ Gesellschaftliche Faktoren (z. B. Belastungen durch Arbeitslosigkeit)	Ich-Schwäche mit Spaltung und den Hilfsabwehrmechanismen primitive Idealisierung, projektive Identifizierung, Omnipotenzgefühl, Entwertung, Verleugnung	Angst als Zentralsymptom sowie die Hilfssymptome

16.5.2 Häufigkeit und Verteilung

Die Punktprävalenz der Borderline-Persönlichkeitsstörung (die Häufigkeit der Störung zu einem bestimmten Zeitpunkt in der Allgemeinbevölkerung) wird mit 0,8 % bis 2 % angegeben (DGPPN 2009). Der Großteil von Patienten, die eine psychotherapeutische Behandlung suchen, ist weiblich (ca. 70 %). Männliche Patienten tendieren häufiger zu externalisierter Gewalt und dürften sich überwiegend in Behandlung der forensischen Psychiatrie oder des Strafvollzugs befinden.

16.5.3 Behandlung

Für die Borderline-Persönlichkeitsstörung stehen vier störungsspezifische Psychotherapiekonzepte zur Verfügung, deren Wirksamkeit empirisch belegt werden konnte (DGPPN 2009). Am weitesten ist die Dialektisch-Behaviorale Therapie (DBT) verbreitet, ebenso kommen die Schematherapie, die Schema-fokussierte Therapie (SFT) und die Übertragungs-fokussierte Psychotherapie (TFP) zur Anwendung.

Die DBT wurde von Marsha Linehan (1996) zunächst als störungsspezifische ambulante Therapie für Menschen mit Borderline-Persönlichkeitsstörung entwickelt. Das Therapieprogramm integriert Elemente der Verhaltenstherapie (Verhaltensanalyse und -modifikation), der kognitiven Therapie (kognitive Verarbeitungsmuster, Einstellungen und Überzeugungen), der Gestalt- und Hypnotherapie und aus dem Zenbuddhismus (Fokussierung, Achtsamkeit, Selbstregulation). Einer Vorbereitungsphase mit Diagnostik, Information und Motivationsarbeit folgen Module zur Verhaltenskontrolle (Krisenintervention, Umgang mit Suizidalität und Selbstverletzung, Impulskontrolle) und ein Skillstraining zur Bearbeitung dysfunktionalen emotionalen Erlebens.

Das Programm wurde für den stationären Bereich weiter ausformuliert; mittlerweile sind eine Vielzahl von Spezialstationen an psychiatrischen Krankenhäusern im gesamten Bundesgebiet entstanden. In einzelnen Versorgungsregionen bestehen integrierte, d. h. institutionsübergreifende Versorgungskonzepte, wobei sich die beteiligten Institutionen nach einem gemeinsamen Fortbildungskonzept für die Behandlung von BPS-Patienten und -Patientinnen qualifiziert haben und laufend weiter fortbilden.

Die Dauer einer DBT liegt im ambulanten Bereich zwischen ein und zwei Jahren, im stationären Setting sind es meist zwölf Wochen. Ein exemplarisches stationäres Behandlungsschema bietet die psychiatrische Klinik der Universitätsklinik Charité, deren Behandlungsangebot als Informationsmaterial für Betroffene im Internet einsehbar ist (Charité 2015).

Zur Sicherstellung der Wirksamkeit der ärztlichen und ärztlich verordneten Leistungen wurden seitens der DGPPN neben der S2-Behandlungsleitline, die als interdisziplinärer Standard gilt, »Standards für die Behandlung im Maßregelvollzug nach §§ 63 und 64 StGB« verfasst (Müller & Saimeh 2018). Die auf eine Vielzahl von Berufsgruppen verteilte Behandlung (Pflegende, Fachkräfte der Sozialen Arbeit, Ergotherapie, Sozialpädagogik, Psychologie und Medizin) unterliegt grundsätzlich der ärztlichen Leitung und Verantwortung. »Die Behandlung als solche ist multiprofessionell und interdisziplinär, richtet sich aber nach psychiatrisch-psychotherapeutischen Gesichtspunkten. Die Letztverantwortung liegt bei Psychiatern oder psychologischen Psychotherapeuten in Leitungsfunktion; wobei auch hier die ärztliche Verantwortung beim Arzt verbleibt« (ebd., S. 1).

16.6 Soziale Arbeit mit Sascha Klein

Zu Beginn wird mit Herrn Klein ein Behandlungsplan erstellt, in dem die Rahmenbedingungen des Kontaktes, die Zielsetzung und Maßnahmen zu deren Erreichung sowie die Absprachen zur Abstimmung mit den beteiligten Justizstellen formuliert werden. Zur Bestimmung der Behandlungsziele nutzt der Sozialarbeiter Jacobsen die PRO-ZIEL-Basisdiagnostik (Heiner 2018). Anhand der dort formulierten Kategorien (vgl. Abb. 16.5) erklärt er Herrn Klein die Möglichkeiten einer gemeinsamen inhaltlichen Arbeit.

Abbildung 16.5 Pro-Ziel-Diagnostik Sascha Klein (nach Heiner 2018)

Lebensbereich	Problem- und Belastungsebenen	Maßnahmen
Gesundheit, Befindlichkeit	Störungsverstehen, Emotionsregulation, Beziehungsgestaltung, Drogenkonsum, Risikoverhalten, Impulshaftigkeit, Konfliktgestaltung, Ärgermanagement, kognitive Umdeutungen (Schwarz-Weiß-Denken)	DBT (Achtsamkeit, zwischenmenschliche Fertigkeiten, Umgang mit Gefühlen, Stresstoleranz, Selbstwert, -akzeptanz), Suchtinfo, Drogenscreenings, Selbsthilfegruppe ...
Familie, Partnerschaft	Beziehungswunsch, Beziehungsgestaltung, Fixierung auf die Mutter	Reflexion, Biografiearbeit, Psychoedukation (soziale Beziehungen), Angehörigengespräche ...
Beschäftigung, Ausbildung	Prekäres Arbeitsverhältnis, geringe Planbarkeit, geringes Einkommen, Bildungswunsch	Berufsberatung, Bewerbertraining, Fortbildungscoaching ...
Einkommen, Finanzen	Hohe Schuldenlast, Überschuldung, geringes Einkommen	Schuldenklärung und -regulation, Vermittlung, Privatinsolvenz
Wohnung, Umfeld	Prekäre Wohnsituation, Veränderungswunsch	Wohnungssuche, Vermittlung an Wohnstelle, Koordination
Soziale, kulturelle Integration	Fehlender bzw. unverbindlicher Freundeskreis	Freizeitmaßnahmen, Vermittlung, Erschließung ...
Beziehung zur Fachkraft	Mehrfachauftrag (Trippelmandat: Hilfe, Kontrolle, fachlich-ethische Grundlagen), Unfreiwilligkeit	Beziehungsangebot, Transparenz, Kooperation, Benennung der Rahmenbedingungen und Grenzen ...
Juristische Aspekte	Weisungsbindung, Kontrollmaßnahmen, Berichts- und Offenbarungspflicht	Transparenz, Spielregeln, Verbindlichkeit ...

Ein leerer Pro-Ziel-Diagnostik-Bogen findet sich im Downloadbereich des Buches.

Das Diagnoseinstrument erfasst die Ebenen »Gesundheit«, »Familie, Partnerschaft«, »Beschäftigung, Ausbildung«, »Einkommen, Finanzen«, »Wohnen, Umfeld«, »Soziale und kulturelle Integration« und die »Beziehung Klient-Fachkraft«. Für die Arbeit in der Forensischen Ambulanz wird zusätzlich die Ebene »Juristische Aspekte« eingeführt. Das Instrument erfasst Belastungsmerkmale jeweils aus Sicht des Klienten und der Fachkraft, definiert die gemeinsam bestimmten Maßnahmen, externe Wirkfaktoren sowie die durch den Klienten selbst initiierten Veränderungen. In regelmäßigen Abständen erfolgt die Überprüfung der Zielannäherung (Verlaufsdiagnostik). Der hinter diesem Diagnose- und Planungsinstrument stehende Ansatz ist der einer kooperativen Prozessgestaltung. Die Selbstdeutungsmuster der betroffenen Klientinnen und die Einschätzung der Fachkräfte fließen gleichermaßen in den Beratungsprozess ein und können beide genutzt werden.

Herr Klein erkennt in dieser ersten Phase der Zusammenarbeit, dass er – trotz Unfreiwilligkeit des Kontakts und gerichtlich verfügter Kontrollmaßnahmen – über einen erheblichen Gestaltungsrahmen verfügt, der es ermöglicht, eigene Perspektiven und Ziele zu verfolgen und dafür Unterstützung durch die Ambulanz zu erhalten.

Herr Klein weist im Umgang mit Anforderungen und Belastungen eine Reihe von Fähigkeiten und Ressourcen auf. Diese sind Ausgangspunkt für die Maßnahmengestaltung durch die Forensische Ambulanz. Nur dort, wo es notwendig ist, werden Hilfen vermittelt oder Zugänge zum Hilfesystem mit ihm erschlossen (Broker-Funktion). Herr Klein benennt im Umgang mit Behörden und komplexen Situationen Überforderungsgefühle, es falle ihm oft erst hinterher ein, was er hätte machen können. Im Sinn einer Ressourcenaktivierung wird diese Ausgangssituation als Ansatzpunkt für die gesamte Fallgestaltung genutzt, Herr Klein erlebt sich dabei als selbstwirksam, als Mensch, der über die Mittel zur Lebensgestaltung verfügt (und diese besser zu nutzen lernt).

In Zwangskontexten (vgl. Kähler & Zobrist 2013) werden oft unnötige Druckmittel (Push-Faktoren) eingesetzt, um erwünschtes Verhalten zu erreichen, was zu Widerstand und Entwicklungsverhinderung führen kann. Herr Klein soll sich im Rahmen der ambulanten Behandlung als selbstwirksames Wesen wahrnehmen (lernen), das selbstständig und kompetent mit den anstehenden Aufgaben umgehen kann. Dieser Ansatz zieht sich durch alle definierten Lebensbereiche, indem z. B. Fragen nach eigenen Ideen und positiven Erfahrungen gestellt werden und diese Ansätze gegebenenfalls durch weitere Hinweise und Informationen ergänzt werden.

Die im PRO-ZIEL-Raster benannten Problemebenen und -aspekte sind auch der Ansatzpunkt für die Beziehungsgestaltung in der Arbeit mit Herrn Klein. Im Vordergrund stehen die Sachaspekte und Probleme, deren Lösung gemeinsam angegangen wird. Zentrales Element des Beziehungsangebots ist die Wertschätzung des Klienten, dessen Anliegen im Rahmen des gerichtlich verordneten Pflichtkontaktes nicht nur wahrgenommen, sondern als Basis für die Zusammenarbeit genutzt werden. Herr Jacobsen bietet Herrn Klein zunächst wöchentliche Gesprächstermine an. Das Ambulanzangebot zur Teilnahme an der Gruppentherapie für Suchtpatient*innen lehnt Herr Klein ab. Er sucht sich stattdessen eine Selbsthilfegruppe, die auch umfangreiche Freizeitangebote durchführt.

Auf der Beziehungsebene werden »typische« Borderlinesymptome benannt und bearbeitet, vor allem die Aspekte Impulshaftigkeit, Emotionsregulation, Umgang mit Enttäuschungen und Kränkungen. Am Ende des ersten Behandlungshalbjahres erfolgt die Integration in das ambulante DBT-Programm nach Linehan (1996). Herr Klein kann hier erstmals seine selbstverletzenden Anteile (im Rahmen der Risikosportarten) erkennen und entwickelt Ideen für einen sorgsameren Umgang mit sich selbst, vor allem in Spannungszuständen und Krisenphasen. Der Schwerpunkt liegt hierbei auf Achtsamkeitsübungen und Selbstbeobachtung. Sascha Klein lernt verschiedene emotionale Zustände (Wut, Enttäuschung, Angst) zu erkennen und in solchen Situationen Entspannungstechniken anzuwenden (er erlebt Atemübungen als besonders hilfreich). Er beschließt, in Anspannungssituationen keine Risikosportarten auszuüben und auf weniger riskante Formen (Schwimmen, Joggen) auszuweichen.

Die Beziehung zur Mutter und die damit verbundenen Probleme werden zunächst im Rahmen von Einzelgesprächen bearbeitet, später in einer Reihe von Angehörigengesprächen vertieft. Frau Klein kann für die besondere Situation ihres Sohnes sensibilisiert werden, Informationen zum Krankheitsbild und zu den sich daraus ergebenden sozialen Konsequenzen werden ihr vermittelt.

Die Lebensbereiche Finanzen, Wohnung und Arbeit kann Herr Klein im Rahmen eines mittelfristigen Beratungsprozesses durch die Vermittlung an externe Fachstellen selbstständig weiterentwickeln. Nach zwei Jahren zieht Herr Klein in eine besser ausgestattete Zweizimmerwohnung. Zuvor gelingt die Festanstellung im erlernten Beruf mit Verbesserung der Einkommenssituation. Die Schuldensituation kann durch Einleitung einer Privatinsolvenz geklärt werden.

Die rechtlichen Aspekte (Kontrollmaßnahmen, Offenbarungspflicht) werden im Rahmen regelmäßiger Fallkonferenzen bearbeitet. Herr Klein kann hier darstellen, warum er die Drogenscreeningtermine für überflüssig hält und nicht wahrnimmt. Ein einmalig nachgewiesener Cannabiskonsum wird als Ausrutscher in einer zeitlich eng umschriebenen Krisenphase akzeptiert, wodurch sich weitere Maßnahmen seitens des Gerichts vermeiden lassen. Das zugrunde liegende Konsummuster illegaler Drogen kann Herr Klein im Rahmen der Therapie als Bewältigungsversuch im Sinne einer Selbstmedikation einordnen. Seine Fähigkeit, innere Spannungszustände zu erkennen und darauf zu reagieren, wird als Basis für die Entwicklung einer verbesserten Selbstsorge genutzt.

Die Verlaufsauswertung ergibt zu den vereinbarten Überprüfungszeitpunkten eine positive Entwicklung in den Bereichen Wohnen, Finanzen, Arbeit, soziale Beziehungen. Der Kontakt zur Mutter ist weiter sehr eng und teilweise problematisch. Herr Klein übernimmt viel Verantwortung und hat immer wieder Verlustängste. Nachdem Herr Klein Anschluss an eine Selbsthilfegruppe für Borderline-Patient*innen gefunden hat, vereinbaren Herr Jacobsen und er Gesprächstermine bei Bedarf. Während einer Krise im dritten Behandlungsjahr nutzt Herr Klein zusätzlich die Telefonsprechstunde der Ambulanz und nimmt kurzfristig einige Termine bei Herrn Jacobsen wahr. Eine erneute stationäre Behandlungsphase, die Herr Jacobsen Herrn Klein nach dem plötzlichen Tod seiner Mutter sechs Monate vor Abschluss der ambulanten Behandlung anbietet, ist nicht mehr nötig.

16.7 Zusammenfassung

Der hier vorgestellte Lernfall ist im Zwangskontext einer juristischen Weisung zur Therapie und damit im Spannungsfeld von Hilfe und Kontrolle angesiedelt; eine Situation, die in vielen Feldern Sozialer Arbeit und im psychiatrischen Arbeitsfeld anzutreffen ist. Dem Klienten wurde zu Beginn des Kontakts vermittelt, dass es neben den Kontrollinhalten eine Reihe von Möglichkeiten gibt, die Lebenssituation positiv zu gestalten. Auf dieser Grundlage konnten Ziele erarbeitet und ein entsprechendes Vorgehen entwickelt werden. Neben der Arbeit an sozialen und ökonomischen Themen lag ein weiterer Schwerpunkt auf den Bereichen Emotionsregulation und Krankheitsbewältigung. Sascha Klein erkannte im Rahmen dieser Arbeit den Zusammenhang zwischen seinen spezifischen Persönlichkeits- und Verhaltensmustern und den sich daraus ergebenden Konflikten und konnte Strategien entwickeln, diese zu lösen bzw. zu umgehen.

Dr. Gernot Hahn *ist Diplom-Sozialpädagoge (FH) und Diplom-Sozialtherapeut (Univ.), Leiter der Forensischen Ambulanz im Klinikum am Europakanal Erlangen. Schwerpunkt seiner Arbeit ist die Begleitung und ambulante Nachsorge vormals im Maßregelvollzug untergebrachter, straffällig gewordener Menschen.*

16.8 Vertiefungsmöglichkeiten

16.8.1 Downloadmaterial

PRO-ZIEL-Diagnostikbogen

16.8.2 Internet

Allgemeine Informationen

https://www.psychiatrie.de/psychische-erkrankungen/borderline-persoenlichkeitsstoerung.html

Borderline-Selbsthilfe

https://www.borderline-plattform.de

16.8.3 Literatur

Dulz, B.: Herpertz, S.; Kernberg, O.; Sachsse, U.; Thomashoff, H.-O. (2011): Handbuch der Borderline-Störungen. 2. Aufl. Stuttgart: Schattauer.

Klug, W.; Zobrist, P. (2021): Motivierte Klienten trotz Zwangskontext. Tools für die Soziale Arbeit. 3. Aufl. München: Reinhardt.

Schoppmann, S.; Herrmann, M.; Tilly, C. (2019): Borderline begegnen. Miteinander umgehen lernen. 2. Aufl. Köln: Psychiatrie Verlag.

16.9 Fragen und Übungen

1. Welche Belastungsfaktoren und Ressourcen erkennen Sie in der Lebens-geschichte und in der aktuellen Lebenssituation?
2. Überprüfen Sie anhand der oben genannten BPS-Diagnosekriterien, welche Merkmale für eine Persönlichkeitsstörung bei Sascha Klein erkennbar sind.
3. Wie schätzen Sie die Prognose dieser Erkrankung ein? Ist eine Persönlichkeitsstörung überhaupt behandelbar?

4. Was wären angemessene, d. h. förderliche Reaktionen auf Weisungsverstöße seitens des Klienten, z. B. Drogenkonsum, wiederholte Termin-absagen?
5. Wie würden Sie mit Zielvereinbarungen umgehen, die sich im Beratungs-verlauf als nicht erreichbar erweisen?

16.10 Referenzen

Charité (2015): Die Dialektisch-Behaviorale Therapie (DBT). https://psychiatrie.charite.de/fuer_patienten/krankheitsbilder/borderline_dialektisch_behaviorale_therapie_dbt/die_dialektisch_behaviorale_therapie_dbt/ (10.01.2022).

Conen, M.-L.; Cecchin, G. (2007): Wie kann ich Ihnen helfen, mich wieder loszuwerden? Therapie und Beratung in Zwangskontexten. Heidelberg: Carl Auer.

DGPPN – Deutsche Gesellschaft für Psychiatrie, Psychotherapie, Psychosomatik und Nervenheilkunde (2009) (Hg.): S2-Praxisleitlinien in Psychiatrie und Psychotherapie. Bd. 1: Behandlungsleitlinie Persönlichkeitsstörungen. Heidelberg: Steinkopff.

Dulz, B.; Jensen, M. (2011): Aspekte einer Traumaätiologie der Borderline-Persönlichkeitsstörung. In: Kernberg, O.; Sachse, U.; Herpertz, S. C.; Dulz, B. (Hg.): Handbuch der Borderline-Störungen. Stuttgart: Schattauer. S. 203–224.

Freese, R. (2003): Ambulante Versorgung psychisch kranker Straftäter. Lengerich: Pabst.

Hahn, G.; Stiels-Glenn, M. (Hg.) (2010): Ambulante Täterarbeit. Intervention, Risikokontrolle und Prävention. Köln: Psychiatrie Verlag.

Hahn, G.; Wörthmüller, M. (2011): Forensische Nachsorgeambulanzen in Deutschland. Weitramsdorf: ZKS-Verlag.

Heiner, M. (2018): PRO-ZIEL-Basisdiagnostik. In: Buttner, P.; Gahleitner, S. B.; Hochuli Freund, U.; Röh, D. (Hg.): Handbuch Soziale Diagnostik. Perspektiven und Konzepte für die Soziale Arbeit. S. 296–303. Freiburg im Breisgau: Lambertus.

Kähler, H.; Zobrist, P. (2017): Soziale Arbeit in Zwangskontexten. Wie unerwünschte Hilfe erfolgreich sein kann. 3., vollst. überarb. Aufl. München: Reinhardt.

Klug, W.; Zobrist, P. (2021): Motivierte Klienten trotz Zwangskontext. Tools für die Soziale Arbeit. München: Reinhardt.

Linehan, M. (1996): Dialektisch-Behaviorale Therapie der Borderline-Persönlichkeitsstörung. München: CIP Medien.

Müller, J. L.; Saimeh, N. (2018). (Hg.): Standards für die Behandlung im Maßregelvollzug nach §§ 63 und 64 StGB. Interdisziplinäre Task-Force der DGPPN. Berlin: Medizinisch Wissenschaftliche Verlagsgesellschaft.

17 Lernfall Persönlichkeitsstörung

Matthias Tenten und Gülzade Düzgün-Suttner

Psychisch beeinträchtigte Menschen, die mit Auflagen aus dem Krankenhaus des Maßregelvollzugs in die Betreuung der Eingliederungshilfe überführt werden, stellen für die Profession der Sozialen Arbeit eine spezifische Herausforderung dar. In diesem Kapitel lernen Sie die Komplexität der Betreuungsanforderungen anhand der Begleitung eines straffällig gewordenen Menschen mit der Diagnose der paranoiden Persönlichkeitsstörung kennen.

Schlagworte: paranoide Persönlichkeitsstörung, Krankenhaus des Maßregelvollzugs (KMV), soziale Teilhabe, Sozialtherapie

17.1 Lebensgeschichte und aktuelle Situation aus Sicht von Paul Claußen

Meine ersten Jahre verliefen recht unauffällig. Vater war viel auf Arbeit, Mutter hat sich gut um uns vier Kinder gekümmert. Als mein Vater aufgehört hat zu arbeiten, geriet alles aus den Fugen. Er begann immer öfter und mehr zu trinken, pöbelte ätzend rum und zu Hause herrschte ein permanentes Klima der Angst. Zumindest beim Rest der Familie. Meine Geschwister und meine Mutter waren zu schwach. Ich habe meinen Vater immer belächelt. Ich glaube, er hat gespürt, dass ich ihm überlegen war. Mit 16 bin ich quasi über Nacht abgehauen. Mir gingen damals viele Dinge durch den Kopf, die ich meinem Vater gerne angetan hätte.

Drei Jahre lang habe ich mich dann vom Leben treiben lassen. Bin abwechselnd bei Freunden, Frauen, bei guten und manchmal schlechten Menschen untergekommen. Ich hatte irgendwie schon immer ein Händchen für Menschen, so war es auch kein Problem, mit wenig Geld durchs Leben zu kommen. Dass ich ein talentierter Musiker bin und gerne Gitarre spiele, hat mir dabei auch nicht geschadet. Ich habe zwar hin und wieder recht viel und auch exzessiv getrunken, und wenn sich die Gelegenheit bot, habe ich auch andere Sachen genommen, aber rückblickend würde ich sagen, dass ich nie die Kontrolle verloren habe und alles im Griff hatte. Ich bin Überlebenskünstler.

Von einem auf den anderen Tag ist dann alles aus den Fugen geraten. Bei einem Gelegenheitsjob auf dem Bau gab es eine kleine Gruppe, die keine Gelegenheit ausgelassen hat, mich zu provozieren. Über Wochen verschwanden immer wieder Dinge von mir, wurden hinter meinem Rücken Witze über mich gemacht. Einmal wurde mir eine Falle gestellt – ich bin mir sicher, dass der Anführer der Gruppe an einem Tag eine Leiter so präpariert hat, dass ich abgerutscht und drei Meter in die Tiefe gestürzt bin. Man hat es ihm nie nachweisen können. Nur mit Glück ist mir, bis auf kleinere Blessuren, nichts passiert. Als ich wieder stand, bin ich komplett ausgetickt. Ich habe so lange mit einem Stein auf den Kopf von einem der Typen eingeschlagen, bis sein Gesicht vor lauter Blut nicht mehr zu erkennen war.

Wieder zu mir gekommen bin ich auf einer geschlossenen Station der Psychiatrie. Dort wurde mir nach zahlreichen Gesprächen mit behandelnden Ärzten, Gutachtern, Richtern und anderen sogenannten Experten die Diagnose »paranoide Persönlichkeitsstörung« verpasst. Eigentlich war das mein Vorschlag, um endlich meine Ruhe zu haben. Parallel wurde vor Gericht der Vorfall auf der Baustelle verhandelt. Als mir nach sechs Monaten auf der Geschlossenen mitgeteilt wurde, dass ich, anstatt in die Freiheit entlassen zu werden, in den Knast wandern soll, habe ich endgültig den Glauben an die Welt verloren. Das hat mir den Rest gegeben.

17.2 Lebensgeschichte und aktuelle Situation aus Sicht der Fachleute

Paul Claußen wuchs mit beiden Eltern als ältestes von vier Geschwistern in einer brandenburgischen Kleinstadt auf. Sein Vater war, so berichtet er es, Leiter einer KfZ-Zulassungsstelle, habe sich aber schon früh aufgrund eines Rückenleidens pensionieren lassen. Seine Mutter war Verkäuferin in einem Modegeschäft, aber die meiste Zeit zu Hause.

Nach eigenen Angaben hat Paul Claußen schon im Grundschulalter unter der aggressiven Stimmung in der beengten Wohnung und den sich wiederholenden Wut- und Gewaltausbrüchen seines Vaters gelitten. Während er das Verhältnis zu seiner Mutter als liebevoll beschreibt, fühlte er sich von seinem Vater abgelehnt und abgewertet.

Bereits im Alter von 13 Jahren habe er begonnen, regelmäßig Alkohol zu konsumieren, kurze Zeit später sei Cannabis dazugekommen. Bei Auszug aus der elterlichen Wohnung mit 16 Jahren habe er nahezu täglich Alkohol, Cannabis und gelegentlich Amphetamine konsumiert.

Obwohl er sich selbst als durchgehend desinteressierten und auffälligen Schüler beschreibt und sich Konflikte mit Lehrer*innen sowie Mitschüler*innen durch seine gesamte Schulbiografie ziehen, konnte Herr Claußen einen Hauptschulabschluss erlangen. Seine Leidenschaft für Kunst und Musik hätten ihm eine Bedeutung gegeben und Türen geöffnet. Eine Ausbildung zum Bühnenbauer hat er nach wenigen Wochen abgebrochen und sich anschließend mit diversen Gelegenheitsjobs im Baugewerbe finanziell über Wasser gehalten.

Herr Claußen wurde 2007 – im Alter von 19 Jahren – durch ein Urteil des Landgerichts vom Vorwurf des versuchten Totschlags in Tateinheit mit gefährlicher Körperverletzung freigesprochen. Zugleich wurde die Unterbringung in einem psychiatrischen Krankenhaus des Maßregelvollzugs angeordnet. Nach Ansicht des Gerichts hatte der Klient im Zustand der Schuldunfähigkeit mit Fäusten, Füßen und herumliegenden Gegenständen auf einer Baustelle so lange auf einen Hilfsarbeiter eingeschlagen und getreten, dass dieser neben mehreren Frakturen einen Schädelbasisbruch erlitt, mehrere Monate im Krankenhaus verbringen musste und seitdem erwerbsunfähig ist.

Infolgedessen wurde Herr Claußen gemäß §§ 20 und 63 StGB stationär im Krankenhaus des Maßregelvollzugs untergebracht. Nach insgesamt zwölf Jahren erfolgte 2019 im Rahmen der sogenannten Entlassungsvorbereitung ein Umzug in eine Therapeutische Wohngemeinschaft des ihn heute noch betreuenden Trägers der Eingliederungshilfe (§ 53 SGB XII). Wenige Monate später wurde Paul Claußen, der inzwischen 31 Jahre alt geworden war, auch formal aus der Unterbringung des forensischen Krankenhauses entlassen, die Erprobungszeit dementsprechend beendet und eine Bewährung von fünf Jahren ausgesprochen. Neben der Auflage, in einer therapeutischen Wohngemeinschaft der Eingliederungshilfe zu leben und dort regelmäßig Termine mit Betreuer*innen der Einrichtung wahrzunehmen, gab es weitere Bewährungsauflagen: Paul Claußen musste sich in die Behandlung einer psychiatrischen Institutsambulanz begeben, die ärztlicherseits verordnete Medikation zuverlässig einnehmen sowie konsequent auf jeglichen Konsum von Alkohol und anderen berauschenden Substanzen verzichten.

Noch im Rahmen der Sozialbetreuung im Krankenhaus des Maßregelvollzugs wurden die Schwerpunktthemen der Betreuungsarbeit im Rahmen der Eingliederungshilfe formuliert: die Unterstützung bei Behörden und Ämtern, das

Entwickeln einer Tagesstruktur und Finden einer Beschäftigung. Nach Einzug in die Therapeutische Wohngemeinschaft bleiben die Mitarbeiter*innen des Krankenhauses und der Bewährungshilfe in engem Kontakt, um sich über die Entwicklung des Klienten auszutauschen und bei eventuellen Missachtungen der genannten Weisungen und Auflagen eine Rückkehr in das Krankenhaus zu veranlassen.

17.3 Beziehungsaufbau und Beziehungsgestaltung

Paul Claußen wirkt bei den ersten Terminen in der therapeutischen Wohngemeinschaft einerseits aufgeschlossen, andererseits distanziert und misstrauisch. Bei Nachfragen kommt es immer wieder zu gereizten und aggressiven Reaktionen in Form abwertender Äußerungen. Termine müssen temporär unterbrochen werden, um eine angespannte Atmosphäre aufzulösen. Versuche der Betreuer*innen, die Gespräche zu strukturieren und zu fokussieren, laufen wiederholt ins Leere – genauso wie Versuche, an seinen Interessen und Fähigkeiten anzudocken und potenziell konflikthafte Themen zu meiden. Herr Claußen durchschaue diese »Masche«.

Die Tatsache, dass die Betreuung als Weisung bzw. Auflage gilt und die Nichtfreiwilligkeit von Herrn Claußen wiederholt vorgetragen wird, stellt für die Betreuer*innen eine große Herausforderung dar. Erschwerend kommt aus ihrer Sicht hinzu, dass ein Großteil der Sozialisation und Persönlichkeitsentwicklung von Herrn Claußen im Erwachsenenalter in einem von der Außenwelt weitestgehend abgeschotteten und autoritär geprägten Setting stattgefunden hat.

Eine Besonderheit der Beziehung zwischen Herrn Claußen und Betreuer*innen resultiert außerdem daraus, dass Letzteren neben den klassischen Aufgaben der Eingliederungshilfe auch die Aufgabe obliegt, Verstöße gegen die Auflagen den jeweiligen Stellen zu melden. Der Rahmen, was, wann und wie an wen zu melden ist, ist jedoch weder eindeutig definiert noch vertraglich fixiert. Relevant ist auch, ob es sich dabei um ein tatsächlich beobachtetes, vermutetes oder durch Dritte berichtetes Vergehen handelt. Immer steht zudem die Frage im Raum, ob die Schwere des Vergehens einen mit einer Meldung einhergehenden potenziell als Vertrauensbruch empfundenen Akt rechtfertigt. Für die Arbeit mit einem forensischen Patienten, der für die Diagnose paranoide Persönlichkeitsstörung typische Verhaltensmerkmale wie Misstrauen, fehlende Krankheitseinsicht sowie realitätsferne Wahrnehmungen und ein stark überhöhtes Selbstwertgefühl zeigt, stellen die geschilderten Phänomene somit herausfordernde Rahmenbedingungen dar, die kontinuierlich eine äußerst sensible und umsichtige Beziehungsgestaltung erfordern.

17.4 Soziale Diagnostik und Teilhabe

Materielle Absicherung Solange Herr Claußen als Patient des Krankenhauses des Maßregelvollzugs gilt, werden Miete, Leistungen zur Sicherung des Lebensunterhalts und Eingliederungshilfeleistungen durch den Etat der Justizverwaltung getragen. Nach der Entlassung werden Miete und Leistung zur Sicherung des Lebensunterhalts dann durch das Jobcenter finanziert. Die Eingliederungshilfeleistungen werden durch den Landkreis finanziert, in dem Paul Claußen vor der Aufnahme gemeldet war.

Wohnsituation und Selbstversorgung In der therapeutischen Wohngemeinschaft lebt Herr Claußen zusammen mit einer weiteren Person. Der Wohnplatz in einer therapeutischen Wohngemeinschaft als Bewährungsauflage hat zum Ziel, soziales Miteinander, Kommunikations- und Konfliktfähigkeit zu trainieren. Das Zusammenleben mit seinem etwa gleichaltrigen Mitbewohner lässt sich als distanziert und weitestgehend konfliktfrei beschreiben.

Paul Claußen hat seine forensische Vergangenheit gegenüber seinem Mitbewohner bereits vor Einzug offengelegt. Die Wahrnehmung der Betreuer*innen ist, dass daraus eine generelle Vorsicht und ein eher distanziertes Verhalten des Mitbewohners resultiert. Bis auf eine moderierte WG-Runde pro Woche gibt es kaum Überschneidungspunkte. Der Kontakt bezieht sich auf konkrete Absprachen zu Haushaltsangelegenheiten wie Putzen und Einkaufen. Herr Claußen lehnt hier jegliche Unterstützungsangebote kategorisch ab, auch wenn in diesem Bereich seitens der Betreuer*innen Bedarf gesehen wird.

Rechtliche Position Für Paul Claußen gelten Bewährungsauflagen nach § 56 StGB: Wohnen in einer Therapeutischen Wohngemeinschaft der Eingliederungshilfe, Verzicht auf Konsum von Alkohol und weiteren berauschenden Substanzen, konsequente Wahrnehmung von Behandlungsterminen in der psychiatrischen Institutsambulanz, Einnahme der verordneten Medikation, Urinkontrollen innerhalb von 26 Stunden nach Aufforderung.

EXKURS

Unterbringung nach § 63 StGB

Die Unterbringung von straffällig gewordenen Menschen in einem psychiatrischen Krankenhaus erfolgt nach § 63 StGB, wenn bei dieser Person zum Tatzeitpunkt eine schwere psychische Gesundheitsbeeinträchtigung nach § 20 StGB bestand und weiterhin von einer Gefahr für die Allgemeinheit auszugehen ist. Für eine Entlassung zur Bewährung wird vorausgesetzt, dass die untergebrachte Person keine weiteren rechtswidrigen Taten mehr begehen wird und die in diesem Zusammenhang stehenden Auflagen erfüllt (§ 56b StGB).
Personen, die im Krankenhaus des Maßregelvollzugs (KMV) untergebracht sind, werden als vermindert schuldfähig oder schuldunfähig angesehen, wenn sie nach Ansicht des Gerichts keine Einsichtsfähigkeit bezüglich des Unrechts ihrer Tat zum Tatzeitpunkt hatten. Für sie gilt das Behandlungsziel der Reduzierung bzw. Verhinderung der Rückfallgefährdung.
Während nach § 63 StGB untergebrachte Personen mit schizophrenen und affektiven Psychosen häufig gute Erfolge hinsichtlich gesellschaftlicher Reintegration, beruflicher Eingliederung oder Qualifizierung haben und zumeist kooperativ mitwirken, sind die Behandlungserfolge bei Patient*innen mit Persönlichkeitsstörungen weniger günstig. Für nachhaltige Veränderungen und eine Reduktion des Rückfallrisikos sind ausgereifte Rahmenbedingungen und besondere Konzepte notwendig (Müller 2019).

Tagesstruktur, Beschäftigung und Arbeit Es besteht ein großes Interesse von Paul Claußen an einem Beschäftigungsverhältnis auf dem ersten Arbeitsmarkt. Maßnahmen zur Belastungserprobung z.B. im Rahmen von Werkstätten für Menschen mit Behinderung (WfbM) oder Zuverdienstmöglichkeiten kommen für ihn nicht infrage. Unterstützung bei der Jobsuche lehnt er ab.
Soziales Netz Paul Claußen hat seltenen telefonischen Kontakt zu seiner Mutter und seiner Schwester. Weitere Kontakte aus der Zeit vor dem Aufenthalt in dem Krankenhaus des Maßregelvollzugs bestehen nicht. Er habe »noch etwas gut bei einer Handvoll Leuten«, brauche aktuell aber Abstand. Gegenüber den Betreuer*innen äußert er außerdem, dass diese sich nicht zu sorgen bräuchten, er finde schnell Anschluss, außerdem sei das »Privatsache«.

Kulturelle Teilhabe Paul Claußen ist noch nicht bereit, wieder Musik zu machen. Außerdem müsse er erst wieder arbeiten, um sich eine Gitarre leisten zu können. Die Teilnahme an Kreativ- und Musikangeboten des Trägers lehnt Herr Claußen ab (»Kinderkacke von Basteltanten«). Grundsätzlich handele es sich heutzutage bei allem, was »so kulturell angeboten wird, um elitäre kapitalistische Scheiße«.

Sicherstellung der Wirksamkeit der ärztlichen, nicht ärztlichen und ärztlich verordneten Leistungen Die Behandlung sowie die Kontrolle der Medikamenteneinnahme führt die Forensisch-Therapeutische Ambulanz durch. Der Träger der Eingliederungshilfe erhält von dort unregelmäßig Termine zum Alkohol- und Drogenscreening, die Paul Claußen kurzfristig vor den angesetzten Terminen durch die Betreuer*innen mitgeteilt werden müssen. Sollte er gegen die Auflagen verstoßen, muss er mit einer temporären Rückführung in das forensische Krankenhaus rechnen.

Umgang mit der Erkrankung Herr Claußen zeigt sich nur bedingt krankheitseinsichtig. Von wahnhaftem Erleben und dem daraus resultierenden Delikt kann bzw. möchte er sich nicht distanzieren. Er beschreibt sein Verhalten entgegen der gerichtlichen Einschätzung weiterhin als Notwehr. Seine Einstellung gegenüber medizinischem und sozialtherapeutischem Personal sowie staatlichen Instanzen ist durch Misstrauen geprägt. Die angeordneten Bewährungsauflagen empfindet er als »Gängelung und Eingriff in die Freiheits- und Persönlichkeitsrechte«.

17.5 Fachwissen Paranoide Persönlichkeitsstörung

Die Häufigkeit von Persönlichkeitsstörungen sind so schwer zu bestimmen wie die Abgrenzung der noch »normalen« Abweichung zur pathologischen. In den entsprechenden epidemiologischen Studien werden stark abweichende Werte gemessen und dokumentiert. Für die deutsche Bevölkerung werden z.B. Prävalenzen von rund 11%, für den stationär-psychiatrischen Bereich sogar von bis zu 50% genannt (Deister 2015).

Die Ursachen der Persönlichkeitsstörungen sind multifaktoriell. Neben genetisch determinierten Anlagen wie z.B. einer reduzierten Empathiefähigkeit haben psychosoziale Faktoren, nicht nur in Kindheit und Jugend, offenbar einen großen Einfluss (Kernberg 2021).

Für den weiteren Lebensverlauf spielen soziale Faktoren eine große Rolle, da die Betroffenen besonders auf ein stabiles soziales Netzwerk, eine gelingende

Bildung und eine stabile Partnerschaft angewiesen sind. Bei der Bearbeitung der psychosozialen Probleme können Sozialarbeiter*innen sie gut unterstützen, auch wenn die Begleitung oft viel Zeit in Anspruch nimmt, häufig Jahre dauert und viele Abbrüche und Neuanfänge beinhaltet.

17.5.1 Diagnose nach ICD-10

Die ICD-10 unterscheidet im Kapitel V, Psychische und Verhaltensstörungen, acht Persönlichkeitsstörungen (F60–F69; siehe auch Lernfall Borderline, S. 229 ff.). Diese umfassen länger anhaltende Zustandsbilder und Verhaltensmuster, die sowohl Ausdruck des charakteristischen, individuellen Lebensstils als auch des Verhältnisses zur eigenen Person und zu anderen Menschen sind. Es handelt sich um »schwere Störungen der Persönlichkeit und des Verhaltens der betroffenen Person, die nicht direkt auf eine Hirnschädigung oder -krankheit oder auf eine andere psychiatrische Störung zurückzuführen sind. Sie erfassen verschiedene Persönlichkeitsbereiche und gehen beinahe immer mit persönlichen und sozialen Beeinträchtigungen einher« (DIMDI 2022).

Für die Diagnosestellung F60.0, Paranoide Persönlichkeitsstörung, müssen neben den o.g. allgemeinen Kriterien mindestens vier der folgenden Kriterien vorliegen:

- übertriebene Empfindlichkeit gegenüber Zurückweisung, Nachtragen von Kränkungen;
- Neigung, dauerhaft Groll zu hegen, d.h., Beleidigungen, Verletzungen werden nicht vergeben;
- Misstrauen und eine anhaltende Tendenz, Erlebtes zu verdrehen, indem neutrale oder freundliche Handlungen anderer als feindlich oder verächtlich missdeutet werden;
- wiederkehrende unberechtigte Verdächtigungen hinsichtlich der sexuellen Treue der Ehe- oder Sexualpartner*in;
- streitsüchtiges und beharrliches Bestehen auf eigenen Rechten;
- übertriebene Selbstbezogenheit mit Neigung zu starker Überheblichkeit;
- häufige Beschäftigung mit unbegründeten Gedanken an Verschwörungen als Erklärungen für Ereignisse in der näheren oder weiteren Umgebung.

17.5.2 Behandlungsaspekte

Menschen mit einer paranoiden Persönlichkeitsstörung suchen selten selbst professionelle Hilfe, da sie ihr Umfeld überwiegend als bedrohlich empfinden. Sie sind misstrauisch und in der Gestaltung und Aufrechterhaltung von sozialen Beziehungen erheblich eingeschränkt. Der Fokus bei der Behandlung liegt daher in der Bearbeitung von konkreten Krisen und Konflikten sowie dem steten Hinterfragen der Wahrnehmung und des Misstrauens gegenüber anderen Menschen. Ein zentraler Wirkfaktor ist hierbei die therapeutische Beziehung.

Eine paranoide Persönlichkeitsstörung nur schwer zu therapieren und nach heutigem Kenntnisstand nicht heilbar. In den Psychotherapieverfahren geht es bei der Behandlung eher um eine Verbesserung der Gesamtsymptomatik.

17.6 Soziale Arbeit mit Paul Claußen

Paul Claußen äußert sich zu Beginn der Betreuung froh und erleichtert über seine Entlassung. Er ist voller Energie und will nachholen, was ihm bisher verwehrt geblieben ist. Er will einen guten Job finden und eine Familie gründen, schließlich habe er lange genug darauf gewartet, »endlich durchstarten« zu können.

Er versteht nicht, warum nun eine Betreuung notwendig ist, aber er will sich auch nicht wehren. Die Betreuer*innen sind ihm »nicht unsympathisch«, aber er sieht sich eigentlich jetzt schon in einer eigenen Wohnung, wie es sich »für einen Mann Anfang 30« gehöre. Für ihn macht das Leben in einer therapeutischen Wohngemeinschaft keinen Sinn, die Dinge, die nun wichtig seien, könne er genauso gut alleine regeln. Man könne ihn jedoch gerne zu Terminen begleiten oder beim Aufräumen helfen, »wenn es unbedingt nötig sei«. Ihm sei schon klar, dass er ein Jahrzehnt in der »normalen Welt« verpasst habe und ein »bisschen Support an der ein oder anderen Stelle« sicher nicht schaden könne.

Für seine Betreuer*innen ist dagegen offensichtlich, dass seine ambitionierten Ziele und Autonomiebestrebungen auf mangelndes Erfahrungslernen und fehlende Kompetenzentwicklung in alltäglichen Situationen treffen. Gleichzeitig fühlen sie sich in gewisser Weise ohnmächtig, da sie ihren Betreuungsauftrag hinsichtlich der definierten Ziele nicht erfüllen können, teilweise harsche Zurückweisung erfahren und Erfolgserlebnisse ausbleiben. Der Versuch, zunächst den Fokus auf den behutsamen Aufbau einer tragfähigen Beziehung zu legen, konfliktbesetzte Themen zu meiden, ein möglichst zwangloses Setting zu schaffen und durch Unternehmungen wie Spaziergänge, Ausflüge und Gespräche eine vertrauensvolle Atmosphäre zu ermöglichen, ist nur bedingt erfolgreich.

Ein kaum aufzulösendes Dilemma besteht in dem Umstand, dass dialogischen Aushandlungsprozessen insofern Grenzen gesetzt sind, als die Betreuenden zwangsläufig auch eine Aufsichtsfunktion haben. Dieser Umstand stellt ein Ungleichgewicht in der Beziehung zwischen Paul Claußen und den Betreuenden dar und erschwert es ihm, die Betreuenden als Unterstützung wahrzunehmen. Vielmehr erscheint es mehr als nachvollziehbar, dass er seinen Betreuer*innen erst einmal skeptisch begegnet. So wie seine Beziehungserfahrungen sind auch seine Betreuungserfahrungen mit professionellen Helfer*innen in den letzten Jahren durch einen zwangs- und sanktionsgeprägten Kontext gefärbt. Alternative Beziehungserfahrungen für Paul Claußen erlebbar zu machen, benötigt Zeit. Auch wenn die Therapeutische Wohngemeinschaft dialogischer und wertschätzender ausgerichtet ist als das Krankenhaus im Maßregelvollzug, basiert sie dennoch nicht auf Freiwilligkeit. Dieses Dilemma lässt sich aus Sicht der Betreuer*innen zumindest teilweise auflösen, indem sie ihre Rolle im Hilfesystem und der Bezugsbetreuung gegenüber Paul Claußen klar und transparent benennen.

Idealerweise werden die Verpflichtungen und Aufgaben der verschiedenen Akteure abgestimmt, um einen Konsens zu Haltung und Vorgehen im Teamkontext herzustellen. Ferner sollten einrichtungsintern Austauschräume zum zeitnahen Besprechen von Unklarheiten und Unsicherheiten geschaffen werden. Das können Teamsitzungen, Fallbesprechungen, Intervisions- oder Supervisionsmöglichkeiten sein.

Als etwa der Mitbewohner in Unkenntnis von Herrn Claußens Bewährungsauflagen erzählt, dass er zuletzt »ein kleines Bier« mit ihm zu seinem Geburtstag getrunken habe, stehen viele (ethische) Entscheidungen an, die sich je nach Perspektive unterschiedlich bewerten lassen, z.B.: Spricht man Herrn Claußen auf die Aussage des Mitbewohners an, braucht es dafür fairerweise die Erlaubnis des Mitbewohners. Was macht man, wenn dieser das nicht möchte, wie reagiert man, wenn Herr Claußen sagt, das stimme nicht? Muss dieses Vergehen zwingend gemeldet werden? Wäre das nicht der endgültige Vertrauensbruch in der Beziehung zu Herrn Claußen?

Die Betreuer*innen behalten zwar die Episode mit dem Bier für sich, doch die Vertrauensfrage stellt sich immer wieder. Aufgrund immer wieder auftretender verbaler Durchbrüche in Form von Beleidigungen entscheiden sich die Betreuer*innen, Termine mit Herrn Claußen immer nur zu zweit wahrzunehmen, um sowohl das Belastungserleben der Betreuer*innen zu minimieren als auch bei möglichen Gefahrensituationen adäquat reagieren zu können. Den von Paul Claußen an die Betreuer*innen gerichteten Anliegen angemessen zu begegnen, verlangt immer wieder ein behutsames Abwägen. Einerseits sind die Betreuer*innen grundsätzlich dankbar für jeden Auftrag, den sie von Herrn Claußen erhalten. Andererseits kommt es jedoch nicht selten zu Forderungen und Wünschen, die auch einen weit gefassten Rahmen der Eingliederungshilfeinhalte sprengen (»Machen Sie mir einen Tee, ich bin gerade etwas faul«). Eine konsequente Grenzziehung, die auch zwischen den Betreuer*innen regelmäßig synchronisiert werden muss, aber nicht auf Kosten der Zugewandtheit gehen darf, bleibt eine Herausforderung.

EXKURS

Sozialtherapie im Maßregelvollzug

Nicht nur aufgrund der Problematik des doppelten Auftrags der Betreuenden in der Eingliederungshilfe erscheint eine Implementierung von Sozialtherapeut*innen in die Wiedereingliederung von Patient*innen aus dem Krankenhaus des Maßregelvollzugs als zielführend. Eine sozialtherapeutische Weiterbildung würde Mitarbeiter*innen z.B. die Möglichkeit bieten, eine umfassende soziale Diagnostik anzubieten und entsprechend zu intervenieren.
Neben spezifischem Handlungs- und Theoriewissen zu verschiedenen (psycho-)therapeutischen Verfahren könnte eine sozialtherapeutische Weiterbildung Mitarbeiter*innen dazu befähigen, vor allem bei erschwertem Zugang zu Klient*innen oder Ablehnung von psychotherapeutischer Behandlung Bindungs- oder Beziehungsproblematiken zu erkennen und zu behandeln.
Um als Sozialarbeiter*in sozialtherapeutische Unterstützungsleistungen erbringen und durchführen zu können, ist eine entsprechende therapeutische Ausbildung unabdingbar (Herwig-Lempp & Kühling 2012). Hierfür bedarf es Fachkompetenzen in der Durchführung und Auswertung von sozialdiagnostischen Verfahren und Instrumenten (z.B. soziometrische Verfahren, IC4, Ressourceninstrumente) sowie in Konzepten sozialer Diagnostik (z.B. Sozialraum- und Ressourcenanalyse, Multiperspektivische Fallarbeit), einer sicheren Handhabung der ICF (International Classification of Functioning, Disability and Health), zielgruppenspezifischer sozialtherapeutischer Interventionen, berufsbezogener Selbsterfahrung und fallbezogener Supervision.
Sozialarbeiter*innen im Strafvollzug bedürfen darüber hinaus einer spezifischen Fachkompetenz, um einer Begleitung der Wiedereingliederung und Behandlung von Patient*innen aus dem Maßregelvollzug in die ambulante Versorgung gerecht zu werden.

17.7 Zusammenfassung

Die Eingliederungshilfe sieht sich in den letzten Jahren verstärkt mit der Begleitung und Betreuung von Menschen aus dem Maßregelvollzug konfrontiert, ohne hinreichend auf die spezifischen fachlichen Herausforderungen vorbereitet zu sein. Vor allem die Nichtfreiwilligkeit der Betreuung als Bewährungsauflage sowie die vielfältigen Facetten der Betreuungsarbeit durch andere Akteure, die einen Kontrollauftrag an die Mitarbeiter*innen der Eingliederungshilfeträger weitergeben, unterscheiden die Arbeit mit dieser Personengruppe fundamental von den üblicherweise in der Eingliederungshilfe vorzufindenden Betreuungskonstellationen. Bei Personen, die viele Jahre im Maßregelvollzug verbracht haben, wird die Betreuungsarbeit zusätzlich dadurch erschwert, dass die Klient*innen Kommunikation und Konfliktverhalten in einem streng hierarchisierten und auf Sanktionierungen basierenden System gelernt haben und ihre Verhaltensmuster dadurch stark geprägt sind. Hier neue Beziehungserfahrungen zu ermöglichen, kann nur gelingen, wenn Sozialarbeiter*innen ihre Rollen und Aufgaben transparent machen.

Matthias Tenten*, Diplom-Soziologe, Interdisziplinäre Psychosentherapie (M. A.), Systemischer Berater und Therapeut, ist Leiter des Ambulanten Wohnverbundes der Albert Schweitzer Stiftung – Wohnen & Betreuen, Berlin.*

Gülzade Düzgün-Suttner*, Diplom-Sozialarbeiterin/Sozialpädagogin (FH), Interdisziplinäre Psychosentherapie (M. A.), Kinder- und Jugendpsychotherapeutin (VT), ist wissenschaftliche Mitarbeiterin an der Katholischen Hochschule für Sozialwesen Berlin und Doktorandin der Medizinischen Wissenschaften an der Charité, Berlin.*

17.8 Vertiefungsmöglichkeiten

••• 17.8.1 Internet

Fachausschuss Forensik der Deutschen Gesellschaft für Soziale Psychiatrie (DGSP): https://forensik.de

Statistisches Bundesamt (2022): Strafvollzug. Demographische und kriminologische Merkmale der Strafgefangenen zum Stichtag 31.3. https://www.destatis.de/DE/Themen/Staat/Justiz-Rechtspflege/Publikationen/Downloads-Strafverfolgung-Strafvollzug/strafvollzug-2100410227004.pdf?__blob=publicationFile

17.8.2 Literatur

Schmidt-Quernheim, F.; Georg, J.; Hax-Schoppenhorst, T. (Hg.) (2018): Praxisbuch forensische Psychiatrie. Behandlung und ambulante Nachsorge im Maßregelvollzug. 3., vollst. überarb. u. erw. Aufl. Bern: Hogrefe.

Volckart, B.; Grünebaum, R. (2015): Maßregelvollzug. 8. Aufl. Köln: Carl Heymanns.

17.9 Fragen und Übungen

1. Welche zusätzlichen Kompetenzen benötigen Sozialarbeiter*innen aus Ihrer Sicht bei der Begleitung der Wiedereingliederung von Patient*innen aus dem KMV?
2. Welche Erfahrungen haben Sie mit gewaltbereiten Klient*innen? Und welche Form der Fort- und Weiterbildungsangebote würden Sie sich wünschen?
3. Ist das Dilemma, gleichzeitig als Betreuungs- und Kontrollinstanz zu fungieren, auflösbar bzw. ist es überhaupt mit den Grundsätzen der Eingliederungshilfe kompatibel?
4. Welcher Akteur im Helfersystem trägt eigentlich die »Schuld« im Sinne von juristisch belangbar, wenn etwas passiert? Wie könnte eine tragfähige (Kommunikations-)Struktur im Hilfesystem aussehen? Welche Rolle sollte die betreuende Einrichtung der Eingliederungshilfe dabei einnehmen und welche nicht?

17.10 Referenzen

Deister, A. (2015): Reaktionen auf schwere Belastungen und Anpassungsstörungen. In: Möller, H.-J. u. a.: Psychiatrie, Psychosomatik und Psychotherapie, S. 258–271. 6., überarb. Aufl. Stuttgart: Thieme.

Herwig-Lempp, J.; Kühling, L. (2012): Sozialarbeit ist anspruchsvoller als Therapie. Zeitschrift für systemische Therapie und Beratung, 30 (2), S. 51–56.

Kernberg, O. F. (2021): Behandlung schwerer Persönlichkeitsstörungen. Bewältigung der Aggression und Befreiung der Erotik. Stuttgart: Schattauer.

Lammel, U. A.; Pauls, H. (Hg.) (2017): Sozialtherapie. Sozialtherapeutische Interventionen als dritte Säule der Gesundheitsversorgung. Dortmund: verlag modernes lernen.

Müller, J. L. (2019): Forensische Psychiatrie: Maßregelrecht auf dem Prüfstand. Deutsches Ärzteblatt, 116 (38), A 1713-6.

Ortmann, K.; Röh, D.; Ansen, H. (2017): Sozialtherapie als Handlungskonzept der Klinischen Sozialarbeit. In: Lammel, U. A.; Pauls, H. (Hg.) (2017): Sozialtherapie. Sozialtherapeutische Interventionen als dritte Säule der Gesundheitsversorgung, S. 13–45. Dortmund: verlag modernes lernen. https://www.verlag-modernes-lernen.de/shop/pdf/1273/leseprobe1/1273.pdf (19.12.2022).

18 Lernfall Intelligenzstörung

Bernd Schmidt

In diesem Kapitel lernen Sie einen Menschen kennen, der seit seiner Geburt mit einer intellektuellen Beeinträchtigung lebt. Darüber hinaus leidet er an einer schweren körperlichen Krankheit, einem bösartigen Hirntumor, und einer psychischen Erkrankung, einer Depression. Sie erfahren, welche Besonderheiten und Konsequenzen sich aus dieser Komorbidität für die psychosoziale Versorgung und Begleitung ergeben. Dabei spielt insbesondere die Koordination verschiedener zu organisierender Hilfen eine wichtige Rolle.
Schlagworte: **Störung der Intelligenzentwicklung, Intelligenzstörung, Intelligenzminderung, geistige Behinderung, intellektuelle Beeinträchtigung, Leichte Sprache, palliativ**

18.1 Lebensgeschichte und aktuelle Situation aus Sicht von Anton Zeisig

Ich bin Anton. Ich bin 56 Jahre alt. Ich habe Angst. Ich weiß nicht, was los ist. Tut das weh? Ist das eine Strafe? Warum sind alle böse zu mir?

Ich will das alles nicht! Ich halte es hier nicht mehr aus! Wo ist mein Geldbeutel? Habt ihr den weggenommen? Ich verstehe das alles nicht.

Lass mich, ich will nicht essen. Ich habe keine Lust mehr. Ich will nach Hause zu Maria.

Gestern war sie hier. Meine liebe Maria. Das war schön!

Ich bin müde. Ich will ins Bett. Mir tut der Rücken weh. Und der Kopf tut mir weh. Der Bauch tut mir auch weh.

Geh weg, lass mich in Ruhe. Sonst haue ich! Nein, ich gehe nicht ins Bad. Du bist blöd! Lass mich nach Hause zu Maria! Ich habe Angst. Ach, ich will nicht mehr leben.

18.2 Lebensgeschichte und aktuelle Situation aus Sicht der Fachleute

Der 56-jährige Anton Zeisig leidet seit seiner Geburt an einer leichten Intelligenzstörung. Dies entspricht einem kognitiven Referenzalter von neun bis zwölf Jahren (verglichen mit typisch entwickelten Kindern). Die Intelligenzstörung geht zurück auf ein Downsyndrom. Hierbei handelt es sich um eine genetische Fehlbildung, bei der drei anstelle von zwei Chromosomen der Nummer 21 vorhanden sind (daher der Name »Trisomie 21«). Anton Zeisig ist das einzige Kind seiner Eltern, die beide gestorben sind.

Er lebt in einer kleinen Einzimmerwohnung in Brandenburg und arbeitet in der Küche einer Werkstatt für Menschen mit Behinderung (WfbM). Er bezieht Leistungen der Teilhabe (Eingliederungshilfe) für Menschen mit Behinderungen nach dem SGB IX. Die Sozialarbeiterin Frau Meyer unterstützt Herrn Zeisig in seiner eigenen Wohnung (betreutes Einzelwohnen, BEW).

Es besteht eine gesetzliche Betreuung durch den Berufsbetreuer Herrn Müller für die Bereiche Aufenthaltsbestimmung, Gesundheits- und Vermögenssorge, Vertretung gegenüber Behörden und Postangelegenheiten.

Anton Zeisig hat eine Lebensgefährtin: Maria Melzer. Auch sie hat eine Intelligenzstörung und ein Downsyndrom. Die beiden haben sich auf einer von der gemeinnützigen Bundesvereinigung Lebenshilfe e.V. veranstalteten Disco kennen- und lieben gelernt. Sie haben zwar getrennte Wohnungen, sehen sich aber täglich und übernachten hin und wieder gemeinsam in einer der beiden Wohnungen.

Bislang hat Herr Zeisig seinen Haushalt und seine sozialen Kontakte außerhalb der Wohnung mit Unterstützung gut bewältigen können. Innerhalb weniger Wochen ist es jedoch zu rasch zunehmenden Störungen des Gedächtnisses und der Sprache (Benennstörungen, Wortfindungsstörungen), zu Beeinträchtigungen in den Aktivitäten des täglichen Lebens (Haushaltsführung, Essen, Trinken, Einkaufen) sowie zu einer Desorientierung gekommen. Dies war Frau Meyer und auch den Mitarbeitenden in der Werkstatt aufgefallen. Deshalb hat sich Frau Meyer entschlossen, mit Herrn Zeisig zu dessen Hausärztin zu gehen.

Diese weist Herrn Zeisig zunächst in eine neurologische Abteilung eines Krankenhauses ein. In einer Computertomografie des Gehirns wird eine Raumforderung im linken Schläfenlappen diagnostiziert, die bereits Druck auf die umliegenden Gehirnareale ausübt. Da Herr Zeisig die stationäre Behandlung und weitere Untersuchungen ablehnt und auf umgehende Entlassung nach

Hause drängt, wird er auf Antrag des Betreuers in eine psychiatrische Klinik verlegt und mit Beschluss des zuständigen Amtsgerichtes nach dem Gesetz über Hilfen und Schutzmaßnahmen bei psychischen Krankheiten (PsychKG) wegen akuter Eigengefährdung auf einer geschützten Station untergebracht. Es wird eingeschätzt, dass in Anbetracht der sehr großen Raumforderung im Gehirn bei Nichtbehandlung eine akute Lebensgefahr bestehe.

Im weiteren Verlauf wird eine Magnetresonanztomografie (MRT) in Narkose durchgeführt, die den Verdacht auf das Vorliegen eines Glioblastoms erhärtet. Das Glioblastom ist ein bösartiger Hirntumor, der nach gegenwärtigem medizinischem Wissen nicht heilbar ist. Ein Glioblastom führt deshalb auch bei Anwendung aller zur Verfügung stehenden Behandlungsmethoden zum Tod der Betroffenen. Durch Operation, Bestrahlung und Chemotherapie kann jedoch das Voranschreiten des Tumorwachstums verlangsamt und Symptome können gelindert oder reduziert werden (sog. palliativer Ansatz), um eine möglichst hohe Lebensqualität möglichst lange zu erhalten.

Anton Zeisig wird nun in eine neurochirurgische Klinik verlegt, wo noch am gleichen Tag eine Teilentfernung des Hirntumors erfolgt.

Weil sich das medizinische und pflegerische Personal in der Neurochirurgie nach eigener Aussage nicht gut mit den komplexen Gegebenheiten, insbesondere mit den Verhaltensauffälligkeiten eines Menschen mit einer Intelligenzstörung auskennt und weil Herr Zeisig sehr depressiv erscheint, wird er erneut verlegt, diesmal in ein spezialisiertes Behandlungszentrum für Menschen mit Entwicklungsstörungen. Im Rahmen der psychiatrischen Diagnostik wird eine Depression diagnostiziert und mit einem Antidepressivum behandelt sowie mit Gesprächen – soweit Herr Zeisig diese zulässt. In Zusammenarbeit mit der Onkologie erhält Herr Zeisig eine Chemotherapie mit Tabletten. Die Sozialarbeiterin Frau Meyer wird hinzugezogen, um die weitere psychosoziale Versorgung zu klären und in die Wege zu leiten.

Das Pflegepersonal auf der Station des spezialisierten Zentrums beschreibt Herrn Zeisig zunächst als ablehnend und eingeschränkt kontaktfähig. Meist zieht er sich in sein Zimmer zurück und hält sich abseits der anderen Patient*innen auf.

Er muss zum Essen und Trinken angehalten werden, klagt häufig über Appetitlosigkeit. Nur an manchen Tagen isst er mit gutem Appetit seine Lieblingsspeisen (»Chinapfanne«, Falafel im Fladenbrot), wenn Frau Meyer ihm diese »von draußen« mitbringt. Auch zur Einnahme der Medikamente muss er täglich motiviert werden.

Die Stimmung von Herrn Zeisig ist durchgehend bedrückt und ängstlich, er weint viel und äußert fast täglich starkes Heimweh; er will mit seiner Lebensgefährtin Maria zusammen sein, die er sehr vermisst.

Anton Zeisig wirkt oft desorientiert und ratlos, findet beispielsweise sein Zimmer und dort sein Bett nicht wieder, wenn er sich wegen Erschöpfung ausruhen will. Er klagt täglich über Bauch-, Rücken- oder Kopfschmerzen. Aus Angst, bestohlen zu werden, trägt er seine Lieblingsjacke samt Portemonnaie stets bei sich. Manchmal ist er sehr gereizt, auch verbal aggressiv und beleidigend. Zur Körperpflege kann er nur selten, etwas häufiger zum Wechsel seiner Kleidung motiviert werden.

Frau Meyer beschreibt Herrn Zeisig als einen Mann, der immer ein sehr selbstbestimmtes Leben geführt habe. So sei es ihm gelungen, mit Unterstützung aus einer vollstationären Einrichtung der Eingliederungshilfe in eine eigene Wohnung umzuziehen. Er habe stets seinen Willen und seine eigenen Vorstellungen mit großer Beharrlichkeit durchgesetzt.

18.3 Beziehungsaufbau und Beziehungsgestaltung

Herr Zeisig ist im Kontakt zunächst ängstlich, einsilbig und verschwiegen. Wenn seine ihm seit vielen Jahren vertraute Sozialarbeiterin Frau Meyer anwesend ist, rückt er im Gespräch mit anderen dicht an sie heran und hält ihre Hand. Während der ersten Gespräche bleibt er misstrauisch, hält den Blick gesenkt oder blickt hilfesuchend Frau Meyer an. Bisweilen mustert er seine Gegenüber verstohlen und im Verlauf der nächsten Gespräche auch mit einem gewissen Interesse, weicht dem direkten Blickkontakt jedoch rasch wieder aus. Wenn er schließlich antwortet, sieht er wieder Frau Meyer an, als habe sie die Frage gestellt.

Anton Zeisig profitiert schließlich von häufigen und kurzen Kontaktaufnahmen. Bei sehr wichtigen Gesprächen wird Frau Meyer gebeten, diese zu begleiten. Die wiederholten geduldigen Versuche eines Beziehungsaufbaus führen schließlich dazu, dass Herr Zeisig ein wenig Vertrauen fasst. In allen Behandlungsgesprächen wird Leichte Sprache verwendet.

EXKURS

Leichte Sprache

Menschen mit Intelligenzstörungen haben infolge der kognitiven Beeinträchtigungen manchmal Schwierigkeiten, komplizierte und kompliziert formulierte Sachverhalte zu verstehen. Um diese sprachliche Barriere abzubauen, wurde die Leichte Sprache entwickelt.

Leichte Sprache verwendet einfache Wörter (z.B. »erlauben« statt »genehmigen«), kurze Sätze mit Subjekt, Prädikat und Objekt ohne Konjunktivformen. Leichte Sprache verzichtet auch auf Fremdwörter und Metaphern. Falls Fremdwörter verwendet werden, müssen sie erklärt werden. In der Schriftsprache werden Komposita mit einem Bindestrich geschrieben (z.B. Fremd-Wort). Kennzeichnend für Leichte Sprache sind die Verwendung von Verben anstelle von Substantiven und Aktiv- statt Passivkonstruktionen (z.B. »Morgen gehen wir wählen« statt »Morgen findet eine Wahl statt« oder »Morgen wird gewählt«).

Leichte Sprache kommt nicht nur Menschen mit Intelligenzstörungen zugute, sondern auch Menschen mit Lese-Rechtschreib-Schwäche oder Lernschwierigkeiten, Menschen mit Demenz oder Menschen, die (noch) nicht gut Deutsch sprechen können, z.B. Geflüchtete (BMAS 2018).

Weil manche Menschen mit kognitiven Beeinträchtigungen Informationen auch nicht so schnell auffassen und verarbeiten können, empfiehlt sich darüber hinaus, ihnen genügend Zeit zum Verstehen und Antworten zu geben. Hier ist die sogenannte Sechs-Sekunden-Regel hilfreich, bei der eine gewisse Zeit, im Durchschnitt sechs bis zehn Sekunden, abgewartet werden sollte, bevor die nächste Frage gestellt wird.

18.4 Soziale Diagnostik und Teilhabe

Materielle Absicherung Herr Zeisig bezieht Leistungen der Grundsicherung nach dem SGB XII. Mehrbedarfszahlungen und Kosten für Unterkunft und Heizung sind hierin enthalten. Zusätzlich erhält Herr Zeisig ein geringes Arbeitsentgelt für seine Tätigkeit in der WfbM.

Klärung der rechtlichen Position Herr Zeisig hat einen amtlich bestellten gesetzlichen Betreuer. Die Betreuung umfasst die Bereiche Aufenthaltsbestimmung, Gesundheits- und Vermögenssorge, Vertretung gegenüber Behörden und Postangelegenheiten, die alle während der Behandlung eine Rolle spielen. In der neurochirurgischen Klinik war Herr Zeisig gegen seinen Willen zur Heilbehandlung nach § 1906 BGB untergebracht worden. Da Herr Zeisig weiterhin vehement auf seine Entlassung drängt, stellt der gesetzliche Betreuer vor Ablauf der Unterbringungszeit erneut einen Antrag beim zuständigen Amtsgericht. Er argumentiert, dass eine Behandlung des verbliebenen Tumorrests mittels Chemotherapie zur Abwendung eines drohenden erheblichen gesundheitlichen Schadens erforderlich ist und Herr Zeisig infolge der Intelligenzstörung die Schwere und die Konsequenzen der Erkrankung nicht verstehen und keine Einsicht in die Notwendigkeit einer Behandlung ausbilden kann. Er kann das Für und Wider, den Nutzen und die Risiken verschiedener Behandlungsmöglichkeiten nicht gegeneinander abwägen.

Das Amtsgericht soll zudem entscheiden, ob zusätzlich zur Chemotherapie mit Tabletten eine Bestrahlung des Tumorrests erfolgen soll. Da es sich hierbei um eine sehr belastende Prozedur mit erheblichem Einfluss auf die Lebensqualität handelt, die auch nur unter Zwang durchgeführt werden könnte, muss hierzu ein ärztliches Sachverständigengutachten eingeholt werden.

Wohnsituation und Selbstversorgung Anton Zeisig bewohnt allein eine Einzimmerwohnung, die barrierefrei ist. Während der Beobachtung auf der Station zeigt sich allerdings, dass Herr Zeisig zunehmend unter schweren Beeinträchtigungen seiner alltagspraktischen und Selbstfürsorgefähigkeiten leidet: Er isst und trinkt nicht aus eigenem Antrieb. Er ist vergesslich und teilweise orientierungslos. Bisweilen weiß er nicht mehr, wie das Zähneputzen geht oder wie man sich anzieht, die Schnürsenkel bindet oder ein Brot schmiert. Zu all diesen Dingen war er trotz seiner Intelligenzstörung bislang in der Lage. Nun ist er es nicht mehr und wird es mit großer Wahrscheinlichkeit auch nicht mehr werden, weil die Einschränkungen Folgen des trotz medikamentöser Behandlung wieder größer werdenden Hirntumors darstellen.

Tagesstruktur, Beschäftigung und Arbeit Anton Zeisig war in der Küche einer WfbM tätig. Am Anfang seiner Erkrankung hatte er Arbeitsabläufe in der Küche durcheinandergebracht, Tätigkeiten in der falschen Reihenfolge ausgeführt und insgesamt sehr unkonzentriert gewirkt. Diese Einschränkungen sind trotz Behandlung nicht weniger geworden, sodass die Arbeit von ihm krankheitsbedingt nicht mehr ausgeübt werden kann. Herr Zeisig leidet gegenwärtig aber nicht hierunter. Er ist zu erschöpft und antriebslos.

Auch an seinem lange ausgeübten Hobby, Züge von Brücken aus zu beobachten und zu fotografieren, hat Herr Zeisig kein Interesse mehr. Wenn es nach ihm ginge, würde er den ganzen Tag im Bett liegen bleiben.

Soziales Netz Herr Zeisig hat keine Familienangehörigen mehr. Er ist Einzelkind, beide Eltern sind gestorben. Die Kontakte zu seiner Lebensgefährtin Maria sind seit seiner Erkrankung weniger geworden. Er wünscht sich, Maria häufiger zu sehen, nimmt von sich aus aber keinen Kontakt zu ihr auf. Zu den ehemaligen Mitarbeitenden in der Werkstatt ist der Kontakt vollständig abgerissen.

Neben den regelmäßigen, eher von Sachlichkeit geprägten Kontakten zu seinem gesetzlichen Betreuer besteht eine sehr intensive emotionale Beziehung zu der Sozialarbeiterin Frau Meyer. Herr Zeisig hat große Sorge, dass er sie verlieren könnte, wenn er nicht mehr in seine Wohnung zurückkehren kann. Frau Meyer unterstützt Herrn Zeisig auch dabei, Kontakte zu zwei Mitarbeitenden der WfbM wieder aufzubauen, mit denen er früher befreundet war.

Kulturelle Teilhabe Viele Träger der Eingliederungshilfe bieten kostenlose Möglichkeiten für kulturelle Teilhabe an. So haben sich auch Anton Zeisig und Maria Melzer auf einer von der Lebenshilfe organisierten Disco kennengelernt. Es ist eine Aufgabe der Sozialen Arbeit, auf solch kostenfreie oder spendenbasierte Angebote der Kultur- und Freizeitgestaltung hinzuweisen. Darüber hinaus haben Menschen mit Behinderungen nach Artikel 30 der UN-Behindertenrechtskonvention (UN-BRK) Anspruch auf gleichberechtigte Teilhabe am kulturellen Leben (Beauftragter der Bundesregierung für die Belange von Menschen mit Behinderungen 2018). Mit dem gesetzlichen Betreuer muss abgesprochen werden, welche finanziellen Mittel Herrn Zeisig zur Verfügung stehen, um kostenpflichtige Freizeit-, Sport- und Kulturangebote wahrnehmen zu können. Da angesichts seiner schweren Orientierungsstörung eine dauerhafte Begleitung von Herrn Zeisig im öffentlichen Raum notwendig ist, kann über einen Änderungsantrag ein höherer Grad der Behinderung und die Gewährung des Merkzeichens »B« beantragt werden. Mit diesem Merkzeichen haben Betroffene die Möglichkeit, kostenlose Karten für eine Begleitperson bei kulturellen Veranstaltungen zu erhalten, und auch der ÖPNV ist von dieser Begleitperson kostenlos nutzbar.

Sicherstellung der Wirksamkeit der ärztlichen, nicht ärztlichen und ärztlich verordneten Leistungen Zur Behandlung des Hirntumors wurde eine Chemotherapie mit Tabletten verordnet. Mit dem Umzug von Herrn Zeisig in ein Hospiz wird die Tabletteneinnahme von den Pflegenden und Betreuenden dieser Einrichtung sichergestellt. Chemotherapeutika haben oft schwere und sehr beeinträchtigende Nebenwirkungen, z. B. Infektionen, Blutbildschäden, Übelkeit, Erbrechen, Haarausfall und Leberschäden. Hierüber müssen alle an der Betreuung von Herrn Zeisig Beteiligten Bescheid wissen, weil sich einige

dieser Nebenwirkungen durch eine Begleittherapie lindern lassen (z. B. mit Medikamenten gegen die Übelkeit).
Es kann sein, dass Herr Zeisig die weitere Tabletteneinnahme ablehnen wird, wenn diese Nebenwirkungen auftreten sollten. Ein Behandlungsabbruch wird dann aus ärztlicher und sozialarbeiterischer Sicht angesichts des zeitlich begrenzten Nutzens dieser Behandlung akzeptiert. Letztlich geht es nicht allein um eine numerische Verlängerung der Lebenszeit um wenige Monate, sondern darum, Anton Zeisig diese ihm verbliebene Zeit so angenehm und wenig belastend wie möglich zu gestalten. Es müssen dann andere palliative Behandlungsmöglichkeiten (Schmerzmittel, Medikamente gegen Angst, Übelkeit und Hirndruck) erwogen werden.
Umgang mit der Erkrankung Frau Meyer hat Herrn Zeisig schon in Leichter Sprache erklärt, dass er einen Tumor im Kopf und eine Depression hat. Hierzu hat er bestätigend genickt. Über die Schwere dieser Erkrankungen und die sich daraus ergebenden Konsequenzen für sein weiteres Leben scheint er jedoch keine Vorstellung zu haben. Durch geduldige und freundliche Zuwendung gelingt es immer wieder, ihn zur Tabletteneinnahme, zum Trinken und zum Essen zu bewegen.

Herr Zeisig hat Angst vor weiteren schmerzhaften Untersuchungen und verhält sich sehr ablehnend gegenüber dem pflegerischen und medizinischen Personal. Bisweilen reagiert er verbal aggressiv und er hat einer Krankenschwester auch schon einmal ins Gesicht geschlagen, sich anschließend aber sofort bei ihr entschuldigt.

18.5 Fachwissen Intelligenzstörung

Begriff und Definition Der in diesem Kapitel verwendete Begriff »Intelligenzstörung« entstammt der aktuell gültigen Internationalen Klassifikation psychischer Störungen ICD-10 der WHO. Bei der Kodierung des Schweregrades (leicht, mittelgradig, schwer oder schwerst) wird weiterhin die Bezeichnung »Intelligenzminderung« verwendet (vgl. DIMDI 2022). In der künftigen 11. Revision der ICD (ICD-11) wird sich der Begriff erneut ändern, dann wird man von »Störungen der Intelligenzentwicklung« (»Disorders of intellectual development«) sprechen (BfArM 2022).

Weit verbreitet ist weiterhin die Bezeichnung »geistige Behinderung«. Dieser Begriff gilt einigen im Kontext der Beeinträchtigung von Teilhabe als angebracht, weil er an die UN-BRK anknüpft. Betroffene bezeichnen sich selbst oft als Menschen mit Lernschwierigkeiten. Auch der Begriff »intellektuelle Beeinträchtigung« (aus dem Englischen »intellectual disability«) wird inzwischen häufiger verwendet, weil er von Betroffenen als weniger diskriminierend empfunden wird (zum Problem des »Labeling« durch Begriffsbildungen und den damit verbundenen Gefahren bezüglich Diskriminierung und Stigmatisierung sei auf die ausführliche Darstellung in Sappok u. a. 2019 verwiesen). Wenngleich die Intelligenzstörung also in einem operationalisierten Katalog krankhafter Störungen abgebildet wird, gilt es im einschlägigen wissenschaftlichen und inklusiven Diskurs als unstrittig, dass diese nicht als Krankheit, sondern als eine von vielen Erscheinungsformen menschlicher Existenz zu begreifen ist.

Die »Intelligenzstörung« wird in der ICD-10 im Kapitel F7 als ein »Zustand von verzögerter oder unvollständiger Entwicklung der geistigen Fähigkeiten« definiert, wobei »besonders beeinträchtigt (...) Fertigkeiten [sind], die sich in der Entwicklungsperiode manifestieren und die zum Intelligenzniveau beitragen, wie Kognition, Sprache, motorische und soziale Fertigkeiten« (Dilling & Freyberger 2001; vgl. auch DIMDI 2022). Der Aspekt einer Beeinträchtigung der sozialen Anpassungsfähigkeiten wird in der ICD-11 deutlicher betont.

Für die Bestimmung des Schweregrades der Intelligenzstörung wird die Durchführung eines standardisierten Intelligenztests gefordert, wobei der gemessene Wert mindestens zwei Standardabweichungen unterhalb eines Mittelwertes dieses Tests liegen soll. Für eine bessere Vorstellbarkeit der Fähigkeiten und des Funktionsniveaus eines Menschen mit intellektueller Beeinträchtigung hat sich statt eines abstrakten IQ-Wertes die Angabe des mentalen Alters (Referenzalters) als hilfreich erwiesen (siehe Abb. 18.1).

Abbildung 18.1 Einteilung der Intelligenzstörungen
(nach Dilling & Freyberger 2001 und Steinhausen 2004)

Grad der Intelligenzminderung	IQ	Referenzalter	Häufigkeit
leicht	50–69	9–12 Jahre	85%
mittelgradig	35–49	6–9 Jahre	11%
schwer	20–34	3–6 Jahre	3,5%
schwerst	< 20	< 3 Jahre	< 1%

Prävalenz und Ursachen Ungefähr 1% aller Menschen weltweit leben mit einer Intelligenzstörung (Maulik u. a. 2011). Schwere und schwerste Ausprägungsgrade sind seltener als leichte intellektuelle Beeinträchtigungen.

Eine Intelligenzstörung geht auf eine Schädigung des Gehirns in dessen Entwicklungsphase zurück. Diese Schädigung kann vor, während oder nach der Geburt auftreten.

Zu den vorgeburtlichen Ursachen gehören u. a. genetische Veränderungen, die wie bei Herrn Zeisig z.B. zu einer veränderten Chromosomenzahl (Trisomie 21) führen. Darüber hinaus können chemische oder physikalische Schädigungen (z.B. durch Alkohol oder Strahlen) sowie Infektionen der Mutter (z.B. mit Herpes- oder Rötelnviren) während der Schwangerschaft die Hirnentwicklung stören.

Während der Geburt können Komplikationen auftreten wie z.B. Hirnblutungen oder eine Unterversorgung mit Sauerstoff (Hypoxie).

Nach der Geburt und in der Kindheit häufig auftretende Schädigungen des Gehirns werden verursacht durch Unfälle (Schädel-Hirn-Trauma) oder Infektionskrankheiten. Weil die Hirnreifung erheblich durch anregende Einflüsse der Umwelt beeinflusst wird, können postnatal auch psychosoziale Ursachen (Vernachlässigung, Verwahrlosung des Kindes) eine Minderung der Intelligenz bedingen.

Psychische und körperliche Erkrankungen und Verhaltensstörungen Häufig werden Menschen mit Intelligenzstörungen wegen problematischer Verhaltensweisen ärztlich vorgestellt. Hierbei kann es sich um Schlafstörungen, Unruhe, Schreien, Aggressivität, Selbstverletzungen oder wie im Fall von Herrn Zeisig um Desorientiertheit, Verlust von Alltagskompetenzen, von Interesse und Lebensfreude handeln. Diese können nach dem biopsychosozialen Krankheitsmodell vielfältige Ursachen haben. Etwa 65% der Betroffenen leiden an mindestens einer körperlichen Erkrankung. Das Risiko steigt mit zunehmendem Schweregrad der kognitiven Beeinträchtigung (Schmidt 2018).

Zudem erkranken Menschen mit einer Intelligenzstörung drei- bis viermal häufiger an psychischen Störungen als die Allgemeinbevölkerung (Schanze 2007). Weil sie körperliche und seelische Veränderungen bei sich selbst nicht gut wahrnehmen oder infolge von Einschränkungen des Sprachverständnisses und Ausdrucksvermögens schlechter mitteilen können, werden körperliche und psychische Erkrankungen bei diesen Personen häufig nicht oder (zu) spät erkannt.

Die Abgrenzung zwischen krankheits- und behinderungsbedingtem Verhalten wird mit zunehmendem Grad der kognitiven Beeinträchtigung immer schwieriger. Es ist deshalb von großer Wichtigkeit für alle an der Betreuung dieser Menschen beteiligten Professionen, an die Möglichkeit einer körperlichen oder psychischen Krankheit zu denken, wenn sich das für diese Person übliche Verhalten verändert oder neue Verhaltensweisen auftreten.

Die Behandlung einer Erkrankung von Menschen mit Behinderung folgt denselben Grundsätzen wie bei Menschen ohne Behinderung, muss aber die besondere Vulnerabilität jener Klient*innen für Nebenwirkungen einer Therapie berücksichtigen. Sehr wichtig sind die Verwendung von Leichter Sprache bei der Aufklärung über medizinische Interventionen und die Einbeziehung von vertrauten Bezugspersonen in den Diagnose- und Behandlungsprozess.

Wenn körperliche oder psychische Erkrankungen ausgeschlossen werden können oder das problematische Verhalten nicht ausreichend erklären, müssen systemische, umweltassoziierte Faktoren wie Konflikte im psychosozialen Umfeld oder Veränderungen aller Art (Betreuer*innenwechsel, Verluste naher Bezugspersonen, Umzug) als Ursache für herausforderndes Verhalten in Betracht gezogen werden. Des Weiteren treten typische Verhaltensweisen im Rahmen mancher genetischer Syndrome (sogenannter »Verhaltensphänotypus«) sowie bei Autismus-Spektrum-Störungen auf.

Schließlich sollte das sozioemotionale Entwicklungsniveau berücksichtigt werden. Dieses vor allem von Anton Došen entwickelte Konzept geht davon aus, dass nicht nur die kognitive, sondern auch die emotionale Entwicklung bei Menschen mit Intelligenzstörung verzögert abläuft (Došen 1997). Diskrepanzen zwischen kognitivem und emotionalem Entwicklungsstand können zu Verhaltensauffälligkeiten führen.

Die Kenntnis und die Berücksichtigung des sozioemotionalen Entwicklungsstandes bei der Therapie, der Förderung sowie bei der Begleitung von Menschen mit intellektuellen Beeinträchtigungen können sehr wirksam Problemverhalten reduzieren, Wohlbefinden verbessern und Entwicklung ermöglichen.

18.6 Soziale Arbeit mit Herrn Zeisig

Herr Zeisig ist nach seiner Erkrankung auf eine umfassende Unterstützung in allen Bereichen des täglichen Lebens angewiesen, sodass die bisherigen fünf Stunden Assistenz nicht mehr ausreichen. Eine stundenweise zusätzliche Unterstützung durch eine Hauskrankenpflege wird von Frau Meyer und dem Betreuer erwogen. Hierzu müsste ein Pflegegrad bei der Pflegekasse beantragt werden. Doch selbst beim höchsten Pflegegrad und maximaler Erstattung der

Pflegekosten wäre Herr Zeisig über weite Teile des Tages allein und unbetreut und es bestünde die Gefahr von Fehlhandlungen im Rahmen der psychischen Erkrankung. Eine Rückkehr in seine Wohnung wird für ihn also nicht mehr möglich sein.

In einigen klaren Momenten kann dieses Problem mit Herrn Zeisig auch besprochen werden. Er selbst wünscht sich aber, wo auch immer er künftig wohnen wird, eine weitere Betreuung durch Frau Meyer. Wichtig ist ihm auch, dass seine Gefährtin Maria ihn dort uneingeschränkt besuchen und auch dort übernachten kann.

Mehrere Anfragen in Wohnstätten der Eingliederungshilfe werden abschlägig beschieden, weil man keine Erfahrung habe in der pflegerischen Versorgung von sterbenden Menschen mit einer Intelligenzstörung. Schließlich wird ein Platz in einem Hospiz gefunden. Hierzu hat Frau Meyer einen Pflegegrad beantragt. Von der Krankenkasse wurde Herrn Zeisig der Pflegegrad 4 zugesprochen. Weil mit dem Einzug in das Hospiz eine Fortführung des BEW nicht finanziert wird, Frau Meyer aber neben Maria und dem gesetzlichen Betreuer zu den wenigen verbliebenen Bezugspersonen von Anton Zeisig zählt, erklärt sich Frau Meyer bereit, ehrenamtlich weiterhin für Herrn Zeisig da zu sein. Sie besucht ihn täglich im Hospiz und begleitet auch Maria dorthin. Für Maria ist es schwer, ihren vertrauten Gefährten so verändert und krank zu sehen. Sie wird von ihrer Einzelfallhelferin und einer Psychologin in ihrer Werkstatt in diesem Prozess des Abschiednehmens begleitet und unterstützt.

18.7 Zusammenfassung

Menschen mit Intelligenzstörung leiden sehr häufig an psychischen und körperlichen Erkrankungen. Diese werden oft übersehen, weil die Symptome anders aussehen als bei Menschen ohne kognitive Beeinträchtigung. Die medizinische und psychosoziale Versorgung soll inklusiv erfolgen, muss sich aber an den spezifischen Bedürfnissen dieser Menschen orientieren. Oft ist diese deshalb in spezialisierten Einrichtungen der Gesundheitsfürsorge notwendig. Sozialarbeiter*innen fungieren in diesen Fällen als Lots*innen und Koordinator*innen von psychosozialen Hilfen. Hierfür müssen sie die regionalen Angebote und Versorgungsstrukturen für Menschen mit intellektuellen Beeinträchtigungen kennen und gut mit verschiedenen Trägern der Eingliederungshilfe vernetzt sein.

__Prof. Dr. med. Bernd Schmidt__ ist Facharzt für Psychiatrie und Psychotherapie. Nach langjähriger leitender klinischer Tätigkeit am Berliner Behandlungszentrum für psychische Gesundheit bei Entwicklungsstörungen lehrt er seit Oktober 2021 als Gastprofessor an der Katholischen Hochschule für Sozialwesen Berlin sozialmedizinische und sozialpsychiatrische Grundlagen sozialprofessionellen Handelns.

18.8 Vertiefungsmöglichkeiten

18.8.1 Downloadmaterial

Netzwerkkarte von Anton Zeisig

Musterantrag für die stationäre Hospizaufnahme

18.8.2 Internet

Deutsche Gesellschaft für seelische Gesundheit bei Menschen mit geistiger Behinderung e.V.: https://dgsgb.de

Deutsche Gesellschaft für Medizin für Menschen mit geistiger oder mehrfacher Behinderung e.V.: https://dgmgb.de

18.8.3 Literatur

Bruhn, R.; Straßer, B. (Hg.) (2014): Palliative Care für Menschen mit geistiger Behinderung. Interdisziplinäre Perspektiven für die Begleitung am Lebensende. Stuttgart: Kohlhammer.

Kostrzewa, S. (2020): Menschen mit geistiger Behinderung palliativ pflegen und begleiten. Palliative Care und geistige Behinderung. 2., vollst. überarb. u. erw. Aufl. Bern: Hogrefe.

Ministerium für Gesundheit, Frauen und Familie des Saarlandes (Hg.) (2015): Patientenverfügung in leichter Sprache. https://www.saarland.de/msgff/DE/service/publikationen/publikationen_msgff_einzeln/patientenverfuegung_ls.pdf?__blob=publicationFile&v=4 (21.01.2023).

Sappok, T. (Hg.) (2019): Psychische Gesundheit bei intellektueller Entwicklungsstörung. Ein Lehrbuch für die Praxis. Stuttgart: Kohlhammer.

Sappok, T.; Zepperitz, S. (2019): Das Alter der Gefühle. Über die Bedeutung der emotionalen Entwicklung bei geistiger Behinderung. 2. Aufl. Bern: Hogrefe.

Theunissen, G. (2021): Geistige Behinderung und Verhaltensauffälligkeiten. Basiswissen für Erziehung, Unterricht, Förderung und Therapie. 7. Aufl. Bad Heilbrunn: Julius Klinkhardt.

18.9 Fragen und Übungen

1. Welche Versorgungsangebote in Ihrer Region gibt es
   - für Menschen mit Intelligenzstörung?
   - für Menschen mit Intelligenzstörung und zusätzlicher psychischer Erkrankung?
   - für sterbende oder todkranke Menschen mit Intelligenzstörung?
2. Welche Faktoren erschweren die inklusive Versorgung von Menschen mit Intelligenzstörung im gesundheitlichen Regelsystem?
3. An welche Ursachen müssen Sie denken, wenn eine Person mit einer Intelligenzstörung problematisches Verhalten zeigt?

18.10 Referenzen

Beauftragter der Bundesregierung für die Belange von Menschen mit Behinderungen (Hg.) (2018): Die UN-Behindertenrechtskonvention (UN-BRK). Übereinkommen über die Rechte von Menschen mit Behinderungen. https://www.institut-fuer-menschenrechte.de/fileadmin/Redaktion/PDF/DB_Menschenrechtsschutz/CRPD/CRPD_Konvention_und_Fakultativprotokoll.pdf (26.11.2022).

BfArM – Bundesinstitut für Arzneimittel und Medizinprodukte (2022): ICD-11 in Deutsch – Entwurfsfassung. https://www.bfarm.de/DE/Kodiersysteme/Klassifikationen/ICD/ICD-11/uebersetzung/_node.html;jsessionid=618DCCDE2DBA04B875098E37D0117514.intranet241 (10.01.2023).

BMAS – Bundesministerium für Arbeit und Soziales (Hg.) (2014): Leichte Sprache. Ein Ratgeber. https://www.bmas.de/SharedDocs/Downloads/DE/Publikationen/a752-ratgeber-leichte-sprache.pdf?__blob=publicationFile&v=8 (16.02.2023).

BMJ – Bundesministerium der Justiz (Hg.) (2021): Bürgerliches Gesetzbuch. Buch 4, Abschnitt 3, Titel 2: Rechtliche Betreuung, §§ 1896–1908, S. 390–397. https://www.gesetze-im-internet.de/bgb/BGB.pdf (23.01.2023).

Dilling, H.; Freyberger, H. (Hg.) (2001): Taschenführer zur ICD-10-Klassifikation psychischer Störungen. Nach dem Pocket Guide von J. E. Cooper. 9., aktual. Aufl., S. 253–256. Bern, Göttingen, Toronto, Seattle: Hogrefe.

DIMDI – Deutsches Institut für Medizinische Dokumentation und Information (2022): ICD-10-GM Version 2018, Kapitel V, Psychische und Verhaltensstörungen (F00–F99), Intelligenzstörung (F70–F79). https://www.dimdi.de/static/de/klassifikationen/icd/icd-10-gm/kode-suche/htmlgm2022/chapter-v.htm (18.02.2023).

Došen, A. (1997): Psychische Störungen bei geistig behinderten Menschen. Stuttgart: Gustav Fischer.

Maulik, P. K.; Mascarenhas, M. N.; Mathers, C. D.; Dua, T.; Saxena, S. (2011): Prevalence of intellectual disability: A meta-analysis of population-based studies. Research in Developmental Disabilities, 2 (32), S. 419–436. DOI: 10.1016/j.ridd.2010.12.018

Sappok, T.; Georgescu, D.; Weber, G. (2019): Intellektuelle Entwicklungsstörung – Überlegungen zur Begrifflichkeit. In: Sappok, T. (Hg.): Psychische Gesundheit bei intellektueller Entwicklungsstörung. Ein Lehrbuch für die Praxis, S. 15–21. Stuttgart: Kohlhammer.

Schanze, C. (2007): Entstehungsbedingungen und Prävention psychischer Störungen bei Menschen mit geistiger Behinderung aus Sicht der Erwachsenenpsychiatrie. In: Hennicke, K. (Hg.): Verhaltensauffälligkeiten bei Kindern, Jugendlichen und Erwachsenen mit geistiger Behinderung – Möglichkeiten der Prävention. Materialien der DGSGB, Bd. 15, S. 60–73. https://dgsgb.de/downloads/materialien/Band15.pdf (10.01.2023).

Schmidt, B. (2018): Psychopharmakotherapie bei erwachsenen Menschen mit geistiger Behinderung. Eine retrospektive Analyse der Verordnungsmuster von Psychopharmaka in einem spezialisierten akutpsychiatrischen Zentrum eines Versorgungskrankenhauses über einen Zeitraum von 10 Jahren (1997–2007). Dissertation. DOI: 10.17169/refubium-1278

Steinhausen, H. (2004): Epidemiologie, Klinik und Diagnostik der geistigen Behinderung. In: Häßler, F.; Fegert, J. (Hg.): Geistige Behinderung und seelische Gesundheit, S. 9–18. Stuttgart: Schattauer.